däv

Fach-Taschenbücher
für Lehre und Praxis

Wirth

# Stimmstörungen

Ft 30

# Stimmstörungen

**Lehrbuch für Ärzte, Logopäden, Sprachheilpädagogen und Sprecherzieher**

von

**Günter Wirth**

Deutscher Ärzte-Verlag GmbH · 1979

*Professor Dr. med. Günter Wirth*
*Ärztl. Direktor der Abteilung für Stimm- und Sprachstörungen sowie Pädoaudiologie*
*der Univ.-HNO-Klinik Heidelberg*
*Luisenstraße 5, Gebäude 9, 6900 Heidelberg*

ISBN 3-7691-1038-2

Medikamentennamen und -bezeichnungen, die als Warenzeichen eingetragen und geschützt sind, sind durch ein hinzugefügtes ® gekennzeichnet, soweit der Verfasser von dem bestehenden Warenzeichenschutz Kenntnis hat. Fehlt bei einem Medikamentennamen oder einer -bezeichnung das Kennzeichen ®, so kann daraus nicht entnommen werden, diese Bezeichnung sei ein freier Warenname.



Gesamtherstellung: Deutscher Ärzte-Verlag GmbH, Köln-Lövenich

# Inhaltsverzeichnis

## Allgemeiner Teil

## Spezieller Teil

# Vorwort

In den letzten Jahren haben Stimmstörungen in erheblichem Maße zugenommen. Insbesondere ist diese Zunahme bei in Sprechberufen tätigen Personen festzustellen. Vor allem Lehrer, Kindergärtnerinnen und Berufe, die mit intensivem Publikumsverkehr einhergehen, sind betroffen. Aber auch bei Sängern und Schauspielern treten immer wieder Stimmprobleme auf. Es muß daher die Forderung erhoben werden, bei allen Personen, die einen Sprechberuf ergreifen wollen, eine phoniatrische oder hals-nasen-ohren-ärztliche Eignungsuntersuchung vorangehen zu lassen. Auf diese Weise könnten in zahlreichen Fällen Schwierigkeiten im späteren Berufsleben vermieden werden. Durch Vermittlung einer optimalen Atem-, Stimm- und Sprechtechnik müssen schon vor Ergreifen eines Sprechberufes günstige Voraussetzungen geschaffen werden. Falls krankhafte Veränderungen am Stimmapparat feststellbar sind, sollte bereits zu diesem Zeitpunkt versucht werden, sie zu beseitigen. Die Behandlung der kranken Stimme muß in enger Zusammenarbeit zwischen Phoniatern, Hals-Nasen-Ohren-Ärzten, Logopäden, eventuell auch Psychotherapeuten, Internisten und Neurologen erfolgen. Zur Vermittlung der richtigen Atem-, Stimm- und Sprechtechnik — insbesondere bei Studenten, die sich auf einen Sprechberuf vorbereiten, — ist der vermehrte Einsatz von Sprecherziehern zu fordern.

Heidelberg, im Oktober 1978

*Günter Wirth*

# Allgemeiner Teil

## Einleitung

Die Stimmheilkunde beschäftigt sich mit den normalen und krankhaften Funktionen des Stimmapparates. Dazu gehören aber auch Kenntnisse über diejenigen Organe und Funktionen, die die Stimmbildung erst ermöglichen. Es handelt sich hier um das als Windkessel dienende Atmungsorgan, den Kehlkopf als Stimmerzeuger und das Ansatzrohr, d. h. die eigentlichen Artikulationsorgane. Ohne Atmung ist keine Stimmbildung und damit keine Sprache möglich.

# 1 Atmung

Die Atmung dient primär dem Gasaustausch in den Lungen. Ihr kommt damit eine lebenserhaltende Funktion zu. Erst später in der Phylogenese ist die Atmung zur Stimmerzeugung benutzt worden. Voraussetzung für das Verständnis der normalen und krankhaften Atmungsvorgänge sind daher zunächst anatomische Kenntnisse der Brustorgane und auch der Bauchmuskulatur.

## 1.1 Anatomie des Brustkorbes (Thorax) und der Atmungsmuskulatur

### 1.1.1 Knöcherner Brustkorb und Brustraum

Der **knöcherne Brustkorb** (Abb. 1) wird aus 12 Brustwirbeln, 12 Rippenpaaren und dem Brustbein gebildet. Schlüsselbein und Schulterblätter werden zum Schultergürtel gerechnet und sind nur indirekt an der Atmung beteiligt. Die Rippen sind hinten an den Brustwirbeln eingelenkt. Die sieben oberen Rippenpaare sind vorn durch knorpelige Enden mit dem Brustbein direkt verbunden. Das 8., 9. und 10. Rippenpaar stehen durch Knorpelgewebe untereinander in Verbindung und

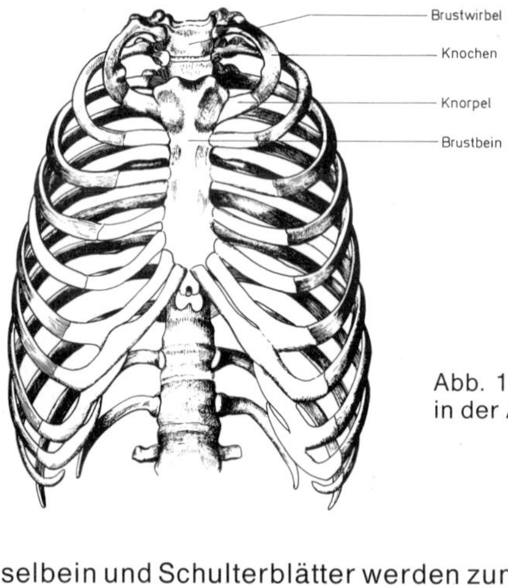


Abb. 1: Der knöcherne Brustkorb in der Ansicht von vorn.

somit indirekt mit dem unteren Anteil des Brustbeins. Das 11. und 12. Rippenpaar enden frei.

Der **Brustraum** ist durch Lunge, Luftröhre, Herz, große Gefäße (Aorta, V. cava, A. und V. pulmonalis), Speiseröhre und Nerven ausgefüllt. Er wird nach unten durch das **Zwerchfell** vom Bauchraum mit den Eingeweiden abgegrenzt.

Die Lungen (Abb. 2) sind zwischen der Innenwandung des Brustraumes ausgespannt; sie liegen dieser luftdicht an. Die rechte Lunge besteht aus *drei* Lappen (Ober-, Mittel- und Unterlappen), die linke Lunge aus *zwei* Lappen (Ober- und Unterlappen).

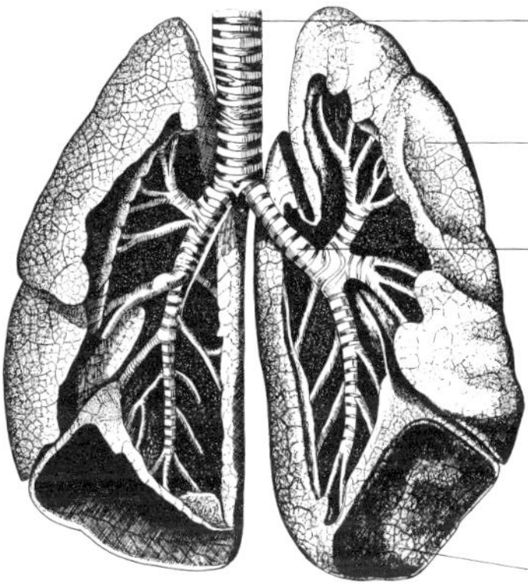


Abb. 2: Luftröhre, Bronchien und Lungenlappen in der Ansicht von vorn. Die beiden Lungen sind vorn etwas auseinander gelegt.

Das elastische Stützgewebe der Lungen enthält feine Bläschen *(Alveolen)*, die von feinsten Blutgefäßen umflochten sind. Hier geht der Gasaustausch vor sich. Von den Lungenbläschen gehen Kanälchen aus. Diese vereinigen sich zu immer größeren Kanälen: Bronchiolen, Bronchien, rechter und linker Hauptbronchus, Luftröhre.

Bei der **Einatmung** (Inspiration) wird der Brustraum hauptsächlich durch aktive Senkung des Zwerchfelles erweitert. Damit strömt Außenluft durch Nase, Mund, Rachen, Kehlkopf, Luftröhre, Bronchien und Bronchiolen in die Lungenbläschen ein (Unterdruck in den Lungenräumen). Bei Verengung des Brustraumes durch Rippensenkung und passive Zwerchfellhebung wird ein Überdruck in den Lungenräumen erzeugt. Die Luft strömt aus den Lungen durch den Atmungstrakt ab (**Ausatmung** = Exspiration).

| Einatmungsmuskeln: | Ausatmungsmuskeln: |
|---|---|
| Zwerchfell | Mm. intercostales interni |
| Mm. intercostales externi | Mm. subcostales |
| Mm. levatores costarum | M. transversus thoracis |
| M. sternocleidomastoideus | M. obliquus externus |
| Mm. scaleni | M. obliquus internus |
| M. sternothyreoideus | M. rectus abdominis |
| M. subclavius | M. transversus abdominis |
| M. pectoralis major | M. quadratus lumborum |
| M. pectoralis minor | |
| M. serratus lateralis | |
| M. serratus dorsalis | |
| M. latissimus dorsi | |
| M. sacrospinalis | |
| M. iliocostalis cervicis | |

### 1.1.2 Brustmuskulatur (Abb. 3)

a) Oberflächliche Brustmuskeln

**M. pectoralis major** (großer Brustmuskel): Vom Schlüsselbein, Brustbein und 2.—7. Rippenknorpel, vorderen Blatt der Scheide des M. rectus abdominis zum Oberarmknochen.

*Funktion:* Hilfsatemmuskel. Bei fixiertem Arm Zug der Rippen nach oben = Einatmung. Die Hauptfunktion ist die Senkung des Armes.

*Innervation:* Nn. thoracici ventrales (Äste des Plexus brachialis).

**M. pectoralis minor** (kleiner Brustmuskel): Vom Schultergelenk (Schulterblatt) fächerförmig zur 2.—5. Rippe. Er liegt unter dem großen Brustmuskel.

*Funktion:* Hilfsatemmuskel. Bei durch Aufstützen fixiertem Arm und Schultergürtel Zug der Rippen nach oben = Einatmung. Die Hauptfunktion ist die Senkung des Armes.

*Innervation:* Nn. thoracici ventrales.

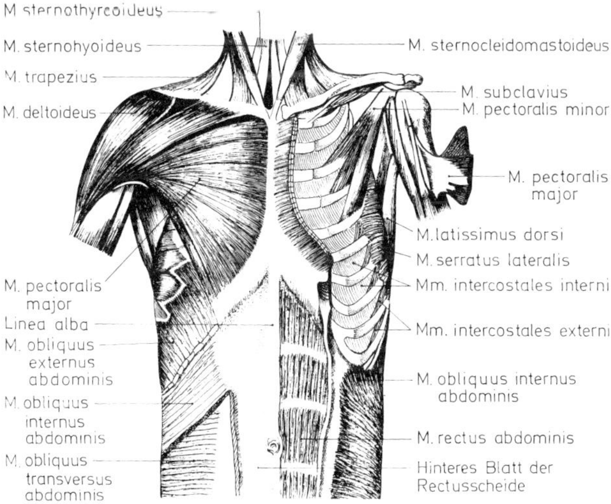


Abb. 3: Schichtenfolge der Brust- und Bauchmuskulatur in der Ansicht von vorn.

**M. subclavius** (Unterschlüsselbeinmuskel): Von der Knochenknorpelgrenze der 1. Rippe zur Unterfläche des Schlüsselbeines.

*Funktion:* Zieht die 1. Rippe nach oben = Einatmung.

*Innervation:* N. subclavius (Ast des Plexus brachialis).

**M. serratus lateralis** (seitlicher Sägemuskel): Von der 1.—9. Rippe rückwärts zum Schulterblatt.

*Funktion:* Bei fixiertem Schulterblatt Heben der Rippen = Einatmung.

*Innervation:* N. thoracicus longus (Ast des Plexus brachialis).

b) Tiefe Brustmuskeln

**Mm. intercostales externi** (äußere Zwischenrippenmuskeln): Vom unteren äußeren Rippenrand von hinten oben nach vorn unten an den oberen Rand der nächsten unteren Rippe.

*Funktion:* Rippenheber = Einatmung (Inspiration).

*Innervation:* Nn. intercostales.

**Mm. intercostales interni** (innere Zwischenrippenmuskeln): Vom unteren inneren Rippenrand nach unten hinten zum inneren Oberrand der nächsten unteren Rippe. Sie werden von den Mm. intercostales externi fast rechtwinklig überkreuzt.

*Funktion:* Im vorderen und mittleren Bereich des Brustkorbs Rippensenker = Ausatmung (Exspiration). Im seitlichen Bereich wegen umgekehrter Verlaufsrichtung der Rippen Rippenheber = Einatmung.

*Innervation:* Nn. intercostales.

**Mm. subcostales** (innere Rippenmuskeln): Sie befinden sich an den Innenflächen der Rippen und haben die gleiche Verlaufsrichtung wie die inneren Zwischenrippenmuskeln, überschlagen aber ein bis zwei Rippen.

*Funktion:* Rippensenker = Ausatmung.

*Innervation:* Nn. intercostales.

**M. transversus thoracis** (querer Thoraxmuskel): Er liegt an der Innenfläche der vorderen Brustwand und zieht von dem Außenrand der unteren Brustbeinhälfte fächerförmig an die Innenfläche der 2.—6. Rippe.

*Funktion:* Rippensenker = Ausatmung.

*Innervation:* Nn. intercostales.

**M. sternothyreoideus** (Brustbein-Schildknorpelmuskel): Von der Hinterfläche des Brustbeins zum Schildknorpel.

*Funktion:* Bei fixiertem Kehlkopf Heben des Brustbeins = *Einatmung.*
Die Hauptfunktion ist das Kippen des Kehlkopfes nach unten hinten = Entspannung der Stimmlippen.

*Innervation:* Ansa nervi hypoglossi.

**Diaphragma** (Zwerchfell Abb. 4): Spannt sich von der Umrahmung der unteren Brustkorböffnung und der Lendenwirbelsäule zur in der Mitte des Muskels gelegenen Sehne (Centrum tendi-

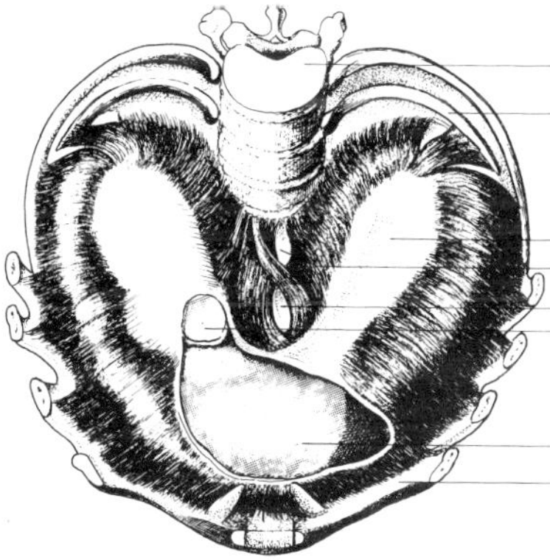


Abb. 4: Das Zwerchfell in der Ansicht von oben (Brustseite).

neum). Das Zwerchfell liegt quer zwischen Brusthöhle und Bauchhöhle. Es bildet nach oben eine rechte und linke Zwerchfellkuppel. Die rechte Kuppel kann bei Ausatmung bis an den Knorpel der 4. Rippe, die linke Kuppel bis an den Knorpel der 5. Rippe hinaufreichen.

*Funktion:* Wichtigster **Einatmungsmuskel.** Das Zwerchfell fördert in Ruhe zwei Drittel des Atemvolumens. Bei Kontraktion Abflachen der Kuppeln. Dadurch Volumenzunahme des Brustkorbes. Die Folge ist ein Unterdruck mit Einsaugen von Luft. Gleichzeitig bewirkt das Tiefertreten des Zwerchfelles eine Kompression der Baucheingeweide mit einer Vorwölbung des Bauches.

Beim Erschlaffen des Zwerchfelles Ausatmung. Die Aufwärtsbewegung des Zwerchfelles wird durch Kontraktion der Bauchmuskulatur unterstützt; diese drückt die Eingeweide ein- und aufwärts.

*Innervation:* N. phrenicus (Ast des Plexus cervicalis).

### 1.1.3 Bauchmuskulatur (Abb. 3 Seite 19)

**M. obliquus abdominis externus** (äußerer schräger Bauchmuskel): Er zieht von den acht unteren Rippen zur Crista iliaca des Darmbeinkammes sowie zum Leistenband und

Schambein. Die oberen Fasern verlaufen quer (transversal), die unteren Fasern schräg nach unten vorn.

*Funktion:* Abwärtsbewegung der unteren Rippen. Erhöhung des Eingeweidedruckes gegen das Zwerchfell = Ausatmung.

*Innervation:* Nn. intercostales.

**M. obliquus abdominis internus** (innerer schräger Bauchmuskel): Er wird vom äußeren schrägen Bauchmuskel überdeckt und zieht vom Leistenkanal und der Crista iliaca des Darmbeinkammes nach vorn zur 10.—12. Rippe.

*Funktion:* Thoraxsenker = Ausatmung.

*Innervation:* Nn. intercostales.

**M. rectus abdominis** (gerader Bauchmuskel): Er verläuft von der 5.—7. Rippe und dem Seitenrand des Brustbeines nach unten über den queren Bauchmuskel zum Schambein (Os pubis).

*Funktion:* Thoraxsenker = Ausatmung.

*Innervation:* Nn. intercostales.

**M. transversus abdominis** (querer Bauchmuskel): Er erstreckt sich von der Innenfläche des 7.—12. Rippenknorpels und Darmbeinkammes (Crista iliaca) zur Linea alba (Sehnengewebe in der Mitte der Vorderwand des Bauches). Er wird vom Internus und Rectus überdeckt.

*Funktion:* Rippensenker, Verkleinerung der Brusthöhle = Ausatmung.

*Innervation:* Nn. intercostales.

## 1.2 Physiologie der Atmung

### 1.2.1 Beschreibung der Atembewegungen (Bauch-, Brust-, Flanken- und Klavikularatmung) und deren Untersuchung

Bei der Ruheatmung wird durch die Nase geatmet, bei der Sprechatmung überwiegend durch den Mund. Die Stimmlippen bilden während der Ruheatmung bei In- und Exspiration ein längliches Dreieck (Lateralstellung).

**Bauchatmung** (Abdominalatmung). Die Einatmung erfolgt vor allem durch Kontraktion des Zwerchfelles. Die Zwerchfellbewegungen werden auf die vordere Bauchwand übertragen. Bei der Einatmung im Liegen hebt sich daher die vordere Bauchwand, bei der Ausatmung senkt sie sich. Das Zwerchfell kann nicht willkürlich innerviert werden.

**Brust- oder Rippenatmung** (Thorakal- oder Kostalatmung). Die Brustatmung kommt vorwiegend bei Frauen vor. Die Erweiterung des Brustkorbes und damit die Einatmung erfolgt in erster Linie durch Kontraktion und *Tiefertreten* des *Zwerchfelles,* in zweiter Linie durch aktives *Heben* der *Rippen.* Die Rippen bilden einerseits Halbringe mit verschiedenen Drehachsen. Die Drehung findet je nach Lage der Rippen in verschiedenen Richtungen statt.

Die *unteren* Rippen verlaufen zunächst steil nach unten. Sie krümmen sich dann nach oben und treten mit dem Brustbein in Verbindung. Die Drehachse der unteren Rippen verläuft von vorn nach hinten (sagittal). Der untere Teil des Brustkorbes wird daher hauptsächlich in einem queren *(transversalen)* Durchmesser erweitert = **Flankenatmung.**

Die *oberen* Rippen verlaufen weniger steil nach unten. Sie drehen sich um eine frontale Achse. Der obere Teil des Brustkorbes wird daher hauptsächlich in einem von vorn nach hinten gerichteten *(sagittalen)* Durchmesser erweitert.

Während bei der Ruheatmung Brustkorb und Bauchwand fast übereinstimmende Bewegungstendenzen zeigen, ist beim *Sprechen* normalerweise ein Asynchronismus zwischen Bauch- und Brustatmung zu beobachten. Die Exspirationsbewegung der Bauchwand beginnt bereits, wenn die Inspirationsbewegung des Brustkorbes noch nicht beendet ist.

Die **Flankenatmung** ist ein Teil der Brustatmung, wobei die Exkursionen der unteren Rippen dominieren. Sie trägt zur flachen Einstellung des Zwerchfelles bei. Auf diese Weise kann das Zwerchfell passiv gedehnt werden. Die Flankenatmung kann durch Auflegen der Hände auf den unteren seitlichen Brustkorbbereich geprüft werden.

**Die Kombination von Flankenatmung und Zwerchfellatmung ist der optimale Atemtyp (costoabdominale Atmung).** Gleichzeitig ist hiermit die tiefste Einatmung möglich.

**Klavikularatmung** (Schulter- oder Schlüsselbeinatmung). Es handelt sich hierbei um eine extrem ausgeprägte costale Atmung. Sie ist unphysiologisch. Sie kommt bei forcierter Atmung vor. Während der Einatmung wird hierbei der gesamte Schultergürtel gehoben, z. B. beim Asthma bronchiale. Die Clavicularatmung kann Ursache von Stimmstörungen sein.

Die Kombination von Brust- und Schulteratmung wird auch als Hochatmung bezeichnet. Die Kombination von Brust- und Bauch-Flankenatmung als Tiefatmung.

### Untersuchung der Atmung

Prüfung der *Flankenatmung:* Auflegen der Hände auf den unteren seitlichen Brustkorbbereich und einatmen lassen.

Prüfung der *Bauchatmung:* Hand auf den Bauch legen und ein- und ausatmen lassen.

Prüfung der Brustatmung: Bei Einatmung nur Thoraxerweiterung, die Bauchwand bewegt sich wenig oder sinkt ein.

Prüfung der *Klavikularatmung:* Bei Einatmung Heben des Schultergürtels.

### 1.2.2 Der Stützvorgang

*Der Stützvorgang dient dazu, den zur Phonation notwendigen subglottischen Druck auf den kritischen Druck (optimalen Betriebsdruck) zu reduzieren.*

Als Stütze bezeichnet man den Halt, den die Einatmungsmuskulatur dem Zusammensinken des Atembehälters entgegensetzt. Am Stützvorgang ist vor allem die Brust-Flankenmuskulatur beteiligt.

**Zwerchfellstütze:** Das Zwerchfell bleibt bei zunächst costaler Ausatmung bis zu acht Sekunden in Inspirationsstellung.

**Thoraxstütze:** Bei der Ausatmung verbleibt der Thorax in Inspirationsstellung, während das Zwerchfell aufwärts steigt. Die

Thoraxstütze ist unphysiologisch und Ursache von Stimmstörungen.

**Nachächzen** beim Singen ist die Folge übertriebenen Stützens. Es beruht auf plötzlichem Druckabfall infolge schnellen Ausströmens der Luft, wobei die Stimmlippen bei noch gespannter Atemmuskulatur sehr schnell von der Phonations- zur Inspirationsstellung übergehen.

Der Stützvorgang ist erschwert beim Singen hoher Töne und im Piano. Er ist besonders stark ausgeprägt beim Stakkato- und Legatosingen sowie beim Jodeln.

**Stärke des subglottischen Luftdruckes:** Eine Tonhöhensteigerung geht einem Anstieg des subglottischen Luftdruckes parallel, wenn die Lautstärke konstant bleibt. Auch eine Intensitätssteigerung der Stimme bewirkt eine Zunahme des subglottischen Luftdruckes, wenn die Tonhöhe konstant bleibt.

Bei normalem Sprechen wechselt der subglottische Druck und damit der Exspirationsdruck. *Störungen* dieses *Druckwechsels* können Stimmstörungen verursachen. Folgende sprachhistorische *Erscheinungen* werden dadurch erklärbar:

Der Wandel von Tonhöhenakzenten zu Stärkeakzenten bei indogermanischen Sprachen

Die Schließung offener Vokale nach Entzug des Akzentes bei romanischen Sprachen.

## 1.3 Untersuchung der Atmung

**Vitalkapazität** (Atemgröße). Man versteht hierunter die *gesamte Luftmenge, die nach tiefster Einatmung durch tiefste Ausatmung abgegeben werden kann.*

Sie setzt sich also zusammen aus *Atem-, Ergänzungs-* und *Vorratsluft*. Sie beträgt bei Mann 3000 bis 5000 $cm^3$, bei der Frau 2000 bis 4000 $cm^3$. Sie ist abhängig von Geschlecht, Größe, Körperform und Geübtheit. Vermindert ist die Vitalkapazität bei Erkrankungen der Lunge, z.B. beim Lungenemphysem.

Man unterscheidt folgende Lungenvolumina:

| | | |
|---|---|---|
| Vitalkapazität { | Inspiratorisches Reserve-Volumen | = 2500 $cm^3$ |
| | Atemzugvolumen | = 500 $cm^3$ |
| | Exspiratorisches Reserve-Volumen | = 1500 $cm^3$ |
| | Residualvolumen | = 1200 $cm^3$ |

*Bestimmung der Vitalkapazität:* Nach tiefster Einatmung wird maximal ausgeatmet und die Luft in das Spirometer geblasen. Bei unvollständigem Gaumenabschluß muß die Nase zugehalten werden.

Bei vollständigem Stimmlippenschluß hängt es von der Größe der Vitalkapazität ab, wieviel nach einem Atemzug gesprochen oder gesungen werden kann.

**Spirometrie.** Es handelt sich hierbei um die Bestimmung der Vitalkapazität mittels eines Atemmanometers (Spirometer). Dieses mißt die Menge der hineingeblasenen Luft.

**Atemminutenvolumen.** Man versteht hierunter die Luftventilation der Lunge in $cm^3$/min bei ruhiger Atmung. Das Atemminutenvolumen setzt sich aus Atemfrequenz mal Atemzugvolumen zusammen und beträgt ca. 9000 $cm^3$/min.

**Atemquotient.** Bei der Ruheatmung beträgt das normale Verhältnis zwischen Inspiration und Exspiration 1:1,5, bei der Sprechatmung 1:3 oder 1:4, d. h. die Einatmungsdauer ist verkürzt, während die Ausatmungsdauer verlängert ist. Die Ruheatmung des Zuhörers kann sich der Atmungsform des Sprechers angleichen = Respiratio auditoris.

**Atemgrenzwert.** Es handelt sich um das maximale, pro Minute ventilierbare Luftvolumen. Wegen Hyperventilationsgefahr wird jedoch nur 10—20 sec lang geprüft. Normal 70—80 l/min.

**Atemfrequenz.** Normal 16—20 Atemzüge/min. Beim Neugeborenen 62—68 Atemzüge/min. Die Atemfrequenz wird über das $CO_2$-Angebot am Atemzentrum im verlängerten Rückenmark (Medulla oblongata) und über $O_2$-Mangel am Glomus caroticum (parasympathisches Paraganglion am Teilungswinkel der A. carotis communis) gesteuert.

**Phonationsvolumen.** Es ist linear abhängig von der Vitalkapazität.

**Atemstoßprobe**. Ein Streichholz muß bei normaler Lungenfunktion in einer Entfernung von mindestens 60 cm ausgeblasen werden können.

**Spirographie** (Atemvolumenschreibung). Hierdurch werden registriert: das Atemvolumen, die Atemfrequenz, das Atemminutenvolumen, der Atemzeitquotient, die Vitalkapazität und der Atemstoßtest nach *Tiffenau*.

**Tiffenau-Test.** Es wird die Luftmenge festgestellt, die bei forcierter Exspiration in der 1. und 2. Sekunde nach maximaler Inspiration ausgeatmet werden kann. Anwendungsbeispiele:

*Obstruktive Ateminsuffizienz,* z.B. bei Einengung der Atemwege bei Asthma bronchiale oder Trachealstenose. *Tiffenau*-Test vermindert, Vitalkapazität normal.

*Restriktive Ateminsuffizienz,* z.B. bei verminderter Dehnbarkeit der Lunge bei Lungenfibrose. *Tiffenau*-Test normal, Vitalkapazität vermindert.

**Pneumographie.** Hierunter versteht man die Registrierung von Umfangsänderungen im Brust- und Bauchbereich. Zwei flexible Gummischläuche werden um Brustkorb und Bauch gelegt (Gürtelpneumograph). Die Gummischläuche tragen in der Mitte ein kleines Ableitungsrohr, das mit einer *Marey*'schen Schreibkapsel in Verbindung steht. Durch Kompression des Luftvolumens in den Gummischläuchen lassen sich die Atembewegungen mit Hilfe eines druckempfindlichen Manometers auf einem berußten Kymographion aufzeichnen.

Die Pneumographie dient zur Erkennung von pathologischer thorakaler Atmung, Tief- und Flachatmung, Änderungen der Atemfrequenz, verlängerter Ausatmungszeit und zitterigen Bewegungen.

Die mehrfache Kapselpneumographie führt zu besseren Ergebnissen.

**Pneumotachographie**. Bestimmt wird die aktuelle Strömungsgeschwindigkeit, d.h. die zu jedem Zeitpunkt der Atemphase herrschende Luftstromgeschwindigkeit.

**Messung der Brustumfangsdifferenz.** Sie soll mindestens 5 cm betragen.

Das **ausgeatmete Luftvolumen** ist abhängig:

- Von der *Stimmstärke:* Mit wachsender Stimmstärke steigt der subglottische Druck und der Luftverbrauch. Die Druckzunahme ist größer als die Zunahme des ausgeatmeten Luftvolumens.
- Von der *Form* des *Ansatzrohres*, d. h. von dem gesungenen Vokal: „a" hat hohen, „i" niedrigen Luftverbrauch.
- Von der *Art* der *Konsonanten:* Stimmlose Konsonanten haben einen höheren Luftverbrauch als stimmhafte Konsonanten.
- Von der *Singart:* Beim offenen Singen ist der Luftverbrauch größer als beim gedeckten Singen. Bleibt der Schalldruck beim Hinaufsingen konstant, nimmt der Luftverbrauch ab.
- Vom *Stimmeinsatz:* Bei weichem und besonders beim gehauchten Stimmeinsatz wird vor dem vollen Stimmklang schon Luft verbraucht. Beim harten Stimmeinsatz kein vermehrter Luftverbrauch.

*Vermehrter Luftverbrauch:* Bei der Sprache Gehörloser, bei unvollständigem Stimmlippenschluß (Internusschwäche oder Transversusschwäche), bei Stimmlippenlähmungen.

## 1.4 Pathologie der Atmung

### 1.4.1 Störungen der Sprechatmung

**Organische Ursachen.** Bei Lungentumoren, Lungenemphysem, Herz- und Gefäßerkrankungen ist die Vitalkapazität herabgesetzt. Bei Asthma bronchiale ist die Vitalkapazität zwar normal, aber die Exspirationsstärke ist vermindert. Beim Morbus *Bechterew* findet sich infolge fehlender Bewegungsmöglichkeit des Brustkorbes ausschließliche Zwerchfellatmung. In allen diesen Fällen ist die Tonhaltedauer (z.B. geprüft auf dem Vokal „o") verringert; d.h. es muß in kurzen Abständen eingeatmet werden = **respiratorische Dyspnoe.**

Bei *Lähmungen* der *Kehlkopfmuskeln* mit unvollständigem Stimmlippenschluß sowie bei *Gaumenspalten* mit vermehrtem Luftabfluß durch die Nase muß ebenfalls in kurzen Abständen eingeatmet werden = **phonatorische Dyspnoe.**

Bei *Zwerchfellähmung* findet sich ein paradoxer Zwerchfellbewegungsablauf, d. h. inspiratorische passive Aufwärtsbewegung des Zwerchfelles bei gleichzeitiger forcierter thorakaler Atmung.

**Funktionelle Ursachen.** Bei *Gehörlosen* beobachtet man ataktische Atembewegungen, phonatorische Luftverschwendung, zu hohe Sprechstimmlage und asymmetrische Bewegungen der beiden Zwerchfellhälften. Die Atemfrequenz beim Sprechen ist im Vergleich zum Normalsinnigen erhöht.

Beim *Stottern* ist, auch wenn keine Sprechstörungen mehr vorliegen, noch eine Störung des Zusammenspiels von Brust- und Bauchatmung vorhanden. Es kommt zu ungewöhnlich tiefen Inspirationen, tonischen Atemstillständen bei Ein- und Ausatmung sowie zu klonischen Bewegungen oder keuchendem Einatmen und hauchendem Ausatmen. Die Ruheatmung ist normal.

Bei der *spastischen Dysphonie* (krampfartige Stimmstörung) liegen eine Brusthochatmung sowie stoßartige Luftverschwendung vor.

### 1.4.2 Störungen der Singatmung

Es ist möglich trotz falscher Atemtechnik, längere Zeit gut zu singen. Die Stimmlippen werden aber zu übertriebener Anstrengung gezwungen, um die Schwäche der Atmung auszugleichen. Die Folge ist eine Ermüdung der Kehlkopfmuskeln.

**Organische Ursachen.** *Schwäche der Bauchmuskulatur.* Sie findet sich besonders bei Frauen. Ursachen sind Fettleibigkeit, Eingeweideptose, Rectusdiastase (Auseinanderweichen der geraden Bauchmuskeln) nach Schwangerschaft oder Bauchoperation. Kompensatorisch tritt eine zu starke Kontraktion der Brust-, Hals- und Gesichtsmuskulatur auf. Die Töne klingen daher unsicher, tremolierend.

**Funktionelle Ursachen.** *Übermäßiges Anheben des Brustkorbes.* Dabei findet man eine krampfartige Kontraktion der Bauchmuskeln mit steifer Gesamthaltung, Anspannung der Halsmuskulatur und Anschwellen der Halsvenen.

Sog. *umgekehrte Exspiration*. Bei der Ausatmung erkennt man eine zunehmende Vorwölbung der vorderen Bauchwand. Die Folge ist eine rasche Ermüdung beim Singen.

*Steifheit der Bauchmuskulatur*. Beim Stützvorgang findet eine zu starke Kontraktion der Bauchmsukulatur (eingezogener Bauch) statt. Die Folgen sind gepreßter Atem sowie unsicherer und abgeschnürter Klang der hohen Töne.

# 2 Kehlkopf

Die Lungen liefern einen stetigen Lufstrom bei der Phonation. Dieser versetzt die Stimmlippen in Schwingungen. Am Phonationsvorgang sind sowohl das knorpelige Kehlkopfgerüst durch Änderung seiner Einstellung beteiligt als auch die innere und äußere Kehlkopfmuskulatur.

## 2.1 Anatomie des Kehlkopfes

### 2.1.1 Knorpeliges Kehlkopfgerüst (Abb. 5)

Der Kehlkopf besteht aus:

Ringknorpel (Cartilago cricoidea). Er sieht siegelringähnlich aus mit der Platte nach hinten.

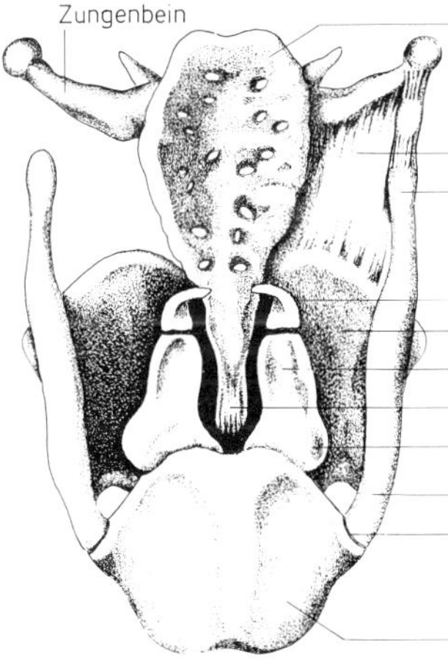


Abb. 5: Kehlkopfknorpelgerüst in der Ansicht von hinten.

Schildknorpel. (Cartilago thyreoidea Abb. 6) Das obere Ende der vorderen winkelbildenden Kante springt nach außen vor (Adamsapfel). Die hinteren, senkrechten Ränder der Schildknorpelplatten laufen nach oben und unten in die

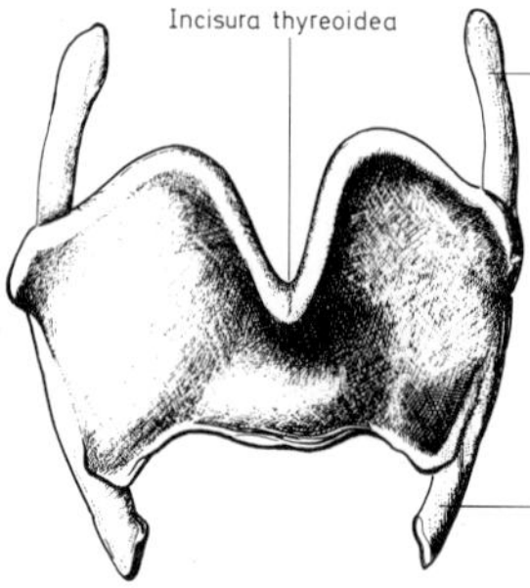


Abb. 6: Schildknorpel in der Ansicht von vorn.

Schildknorpelhörner aus. Die Enden der unteren Hörner sitzen den seitlichen Gelenkflächen des Ringknorpels auf. Hierdurch sind Kippbewegungen des Schildknorpels in sagittaler Richtung möglich. Zwischen Schildknorpel und dem darüberliegenden Zungenbein (Os hyoides) spannt sich eine Membran aus (Membrana hyothyreoidea).

Stellknorpel (Cartilagines arytaenoideae, Aryknorpel). Sie sitzen hinten auf dem oberen Rand der Ringknorpelplatte und sind mit ihr durch Drehgleitgelenke verbunden. Die drei Ecken der Grundfläche sind in Spitzen ausgezogen. Der nach vorn gerichtete Processus vocalis dient als Ansatz für das Stimmband, der nach der Seite gerichtete Processus muscularis als Ansatz für den M. cricoarytaenoideus lateralis und den M. cricoarytaenoideus posterior. Auf der Spitze der Pyramiden sitzen der funktionell bedeutungslose *Santorini*- und der *Wrisberg*-Knorpel.

Kehldeckel (Epiglottis). Die Spitze des Kehldeckels ist mit einem Band an der Innenseite des Schildknorpels befestigt. Die Basis ragt frei in den Rachen und bildet die vordere Umrandung des Kehlkopfeingangs.

### **2.1.2 Kehlkopfinneres** (Abb. 7)

Der supraglottische *Raum* reicht vom Kehlkopfeingang (freier Epiglottisrand, aryepiglottische Falten, Aryknorpel) bis zu den Taschenfalten. Zwischen Taschenfalte und Stimmlippe liegt der Eingang in den *Morgagni*-Ventrikel (Sinus *Morgagni).*

Es handelt sich hierbei um rudimentäre Reste der Brüllsäcke bei Affen. Eine schallverstärkende Wirkung beim Menschen ist zweifelhaft. Sie sollen jedoch mitbestimmend sein für die persönliche Klangfarbe der Stimme und für das sog. Decken eines Tones beim Kunstgesang.

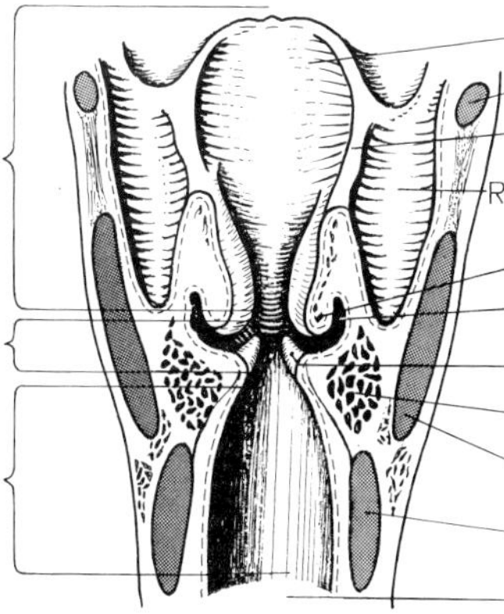


Abb. 7: Kehlkopfinneres in der Ansicht von hinten.

Der glottische *Raum* (Glottis = Stimmritze) liegt zwischen den Stimmlippen, in denen die Mm. vocales liegen.

Der subglottische *Raum* beginnt unterhalb der Stimmlippen und reicht bis zum unteren Rand des Ringknorpels.

Der sog. *Kehlraum* entspricht anatomisch weitgehend dem unteren Rachen (Hypopharynx). In ihm kommen die Klangabstufungen der Sprech- und Singstimme zustande.

Die *Recessus piriformes* liegen lateral von den aryepiglottischen Falten.

### 2.1.3 Kehlkopfmuskulatur

Die Außenmuskeln des Kehlkopfes dienen der Hebung, Senkung und Fixation des Kehlkopfes.

Die I n n e n m u s k e l n dienen ausschließlich dem Stimmorgan, indem sie die Aryknorpel bewegen.

### 2.1.3.1 **Äußere Kehlkopfmuskeln** (siehe Abb. 8 u. Abb. 9, Seite 35)

Abb. 8: Äußere Kehlkopfmuskeln, von der linken Seite gesehen.

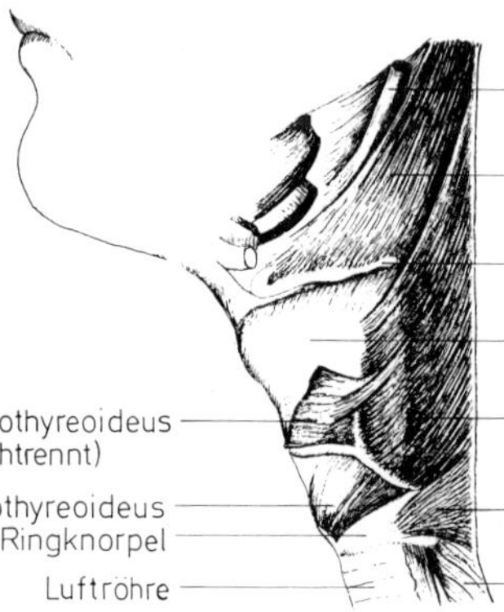


**M. constrictor pharyngis inferior** (unterer Schlundschnürer, auch M. laryngo-pharyngeus genannt): Vom Schildknorpel beiderseits zur Hinterwand des Pharynx.

*Funktion:* Fixation und Rückwärtsbewegung des Kehlkopfes.

*Innervation:* N. glossopharyngeus.

**M. stylopharyngeus** (Griffel-Schlundmuskel): Vom Griffelfortsatz (Processus styloides) der Schädelbasis zum oberen Rand des Schildknorpels und den Seitenrändern des Kehldeckels.

*Funktion:* Zug des Kehlkopfes nach oben.

*Innervation:* N. glossopharyngeus.

**M. sternothyreoideus** (Brustbein-Schildknorpelmuskel): Von der Innenfläche des Brustbeinkopfes (Manubrium sterni) zum hinteren Teil der Außenfläche der Schildknorpelplatten.

*Funktion:* Zug des Kehlkopfes nach unten, Kippen des Kehlkopfes nach hinten, passive Entspannung der Stimmlippen. Antagonist des M. cricothyreoideus.

*Innervation:* N. hypoglossus.

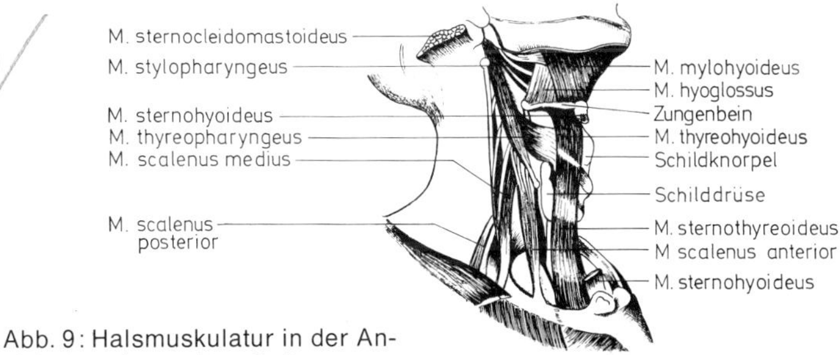


Abb. 9: Halsmuskulatur in der Ansicht von der rechten Seite.

**M. thyreohyoideus** (Schildknorpel-Zungenbeinmuskel): Fortsetzung des M. sternothyreoideus. Vom hinteren Teil der Außenfläche der Schildknorpelplatten zu den Seitenflächen des Zungenbeinkörpers.

*Funktion:* Bei fixiertem Zungenbein Zug des Kehlkopfes aufwärts, bei festgestelltem Kehlkopf Zug des Zungenbeins abwärts.

Abb. 10: Wirkung des M. cricothyreoideus bei festgestelltem Stellknorpel.

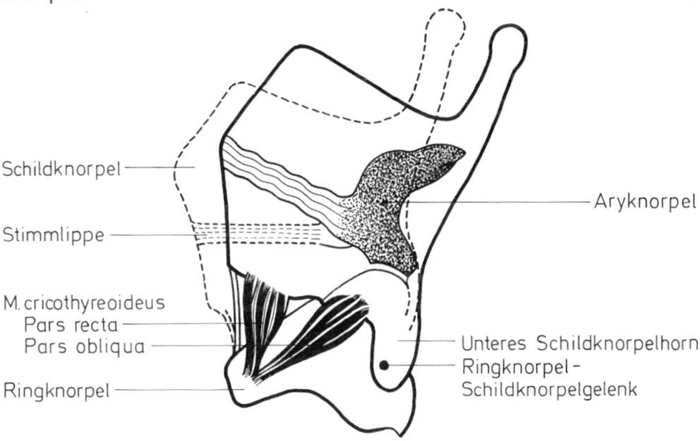

*Innervation:* N. hypoglossus.

**M. cricothyreoideus** (Ringknorpel-Schildknorpelmuskel) (Abb. 8, 10, 12).

Pars recta: Vom vorderen oberen Rand des Ringknorpels zum vorderen unteren Rand des Schildknorpels.

Pars obliqua: Vom seitlichen oberen Rand des Ringknorpelbogens schräg nach hinten oben zur rückwärtigen Unterkante und zum unteren Horn des Schildknorpels.

*Funktion:* Nähert visierartig den Schildknorpel an den Ringknorpel, passive Spannung der Stimmlippen (äußerer Stimmlippenspanner). Antagonist des M. sternothyreoideus.

*Funktionsausfall* (Abb. 11): Betroffene Stimmlippe schlaff, leichte Exkavation des freien Stimmlippenrandes bei Phonation; Singen hoher Töne nicht mehr möglich; Stimme leicht heiser, kraftlos.

*Innervation:* N. laryngeus superior (Ast des N. vagus).

Abb. 11: Funktionsausfall des rechten M. cricothyreoideus.

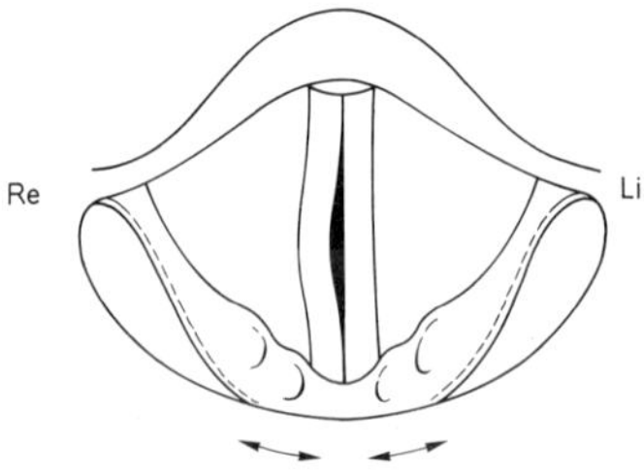


### 2.1.3.2 Innere Kehlkopfmuskeln (Abb. 12)

Die Innenmuskeln des Kehlkopfes dienen dem Stimmorgan. Sie bewegen die Aryknorpel.

Alle inneren Kehlkopfmuskeln werden vom N. laryngeus inferior = N. recurrens (Ast des N. vagus) innerviert.

- **Stimmlippenspanner**

Außer dem M. cricothyreoideus (äußerer Kehlkopfmuskel für die Grobspannung):

**M. thyreoarytaenoideus** (Schildknorpel-Stellknorpelmuskel). Der innere Teil des Muskels ist der **M. vocalis** (M. internus, Stimmlippenmuskel): Von der Innenfläche des Schildknorpels zum Processus vocalis des Aryknorpels. Er ist aus vielen kleinen Muskelfaserbündeln zusammengesetzt, die so angeordnet sind, daß bei Zusammenziehung des Muskels dessen äußerer Rand gerade bleibt und nicht zu einem Muskelbauch geformt wird.

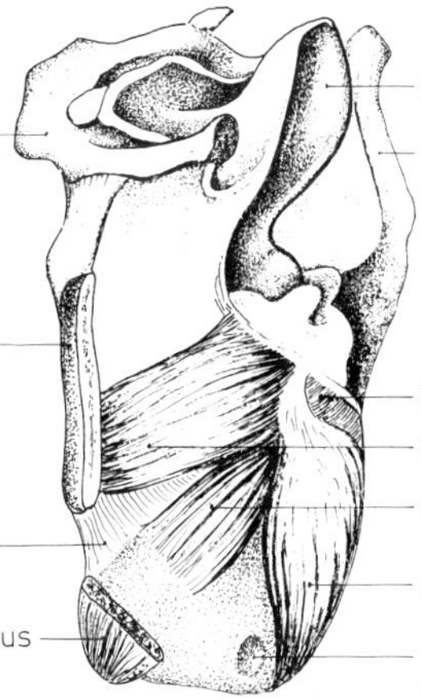


Abb. 12: Innere Kehlkopfmuskeln in der Ansicht von links — schräg, hinten, seitlich.

*Funktion:* Feinspannung der Stimmlippen, Verengung der Stimmritze (Rima glottidis), Feinregulierung des Tones. Zwischen den Stimmlippen entsteht der Hauchlaut „h“.

*Funktionsausfall* (Abb. 13): Bei Phonation ovalärer Glottisspalt *(Internusschwäche)* mit Heiserkeit.

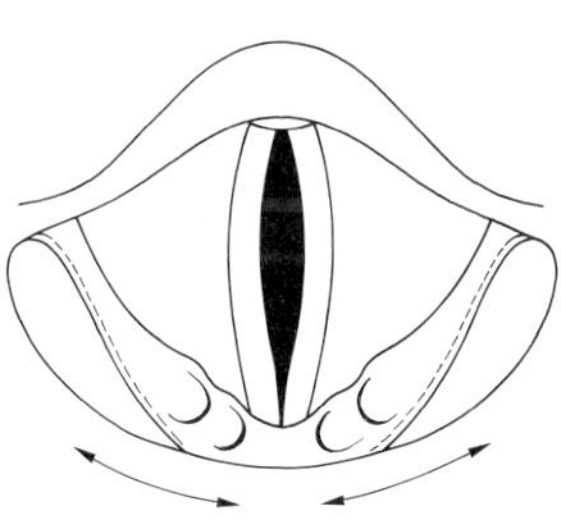

Abb. 13: Kleine ovaläre Spaltbildung bei Phonation infolge beidseitigem Funktionsausfall des M. vocalis.

- **Stimmritzenöffner**

**M. cricoarytaenoideus posterior** (Ringknorpel-Stellknorpelmuskel) auch M. posticus genannt: Von der Ringknorpelplatte zum Processus muscularis des Aryknorpels.

*Funktion* (Abb. 14a u. b): Öffnung der Glottis durch Zug am Processus muscularis des Aryknorpels nach hinten seitwärts. Die Processus vocales weichen dabei auseinander.

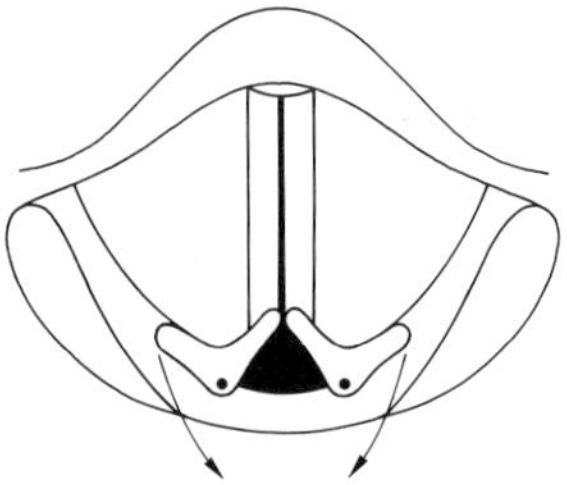

Abb. 14a: Zugrichtung des M. cricoarytaenoideus posterior.

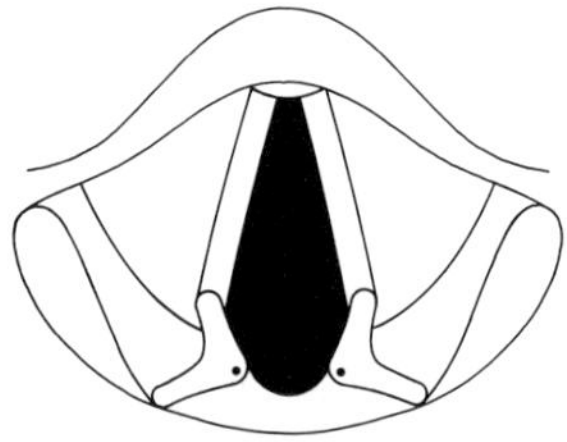

Abb. 14b: Stimmlippenstellung nach Kontraktion des M. cricoarytaenoideus posterior.

*Funktionsausfall* (Abb. 15): Die Glottis kann nicht mehr geöffnet werden. Bei beidseitiger Lähmung bleiben beide Stimmlippen in Paramedianstellung (dreieckförmiger Glottisspalt) fixiert. Atemnot, Stimme leicht heiser.

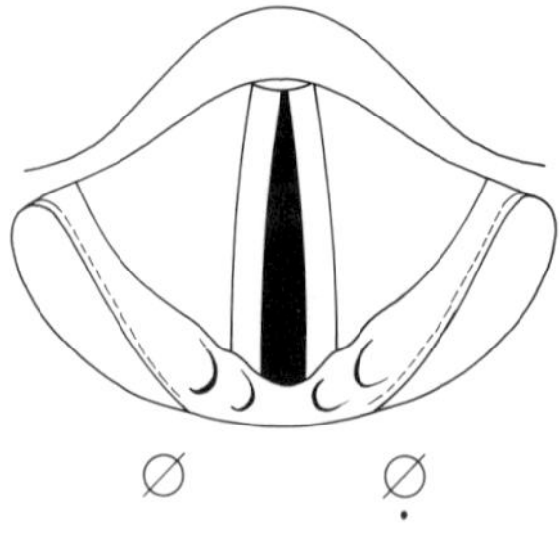

Abb. 15: Dreieckförmiger Glottisspalt bei Phonation infolge beidseitigem Funktionsausfall des M. cricoarytaenoideus posterior.

*Anmerkung:* Der M. cricoarytaenoideus lateralis zieht bei Respiration gleichzeitig beide Aryknorpel auseinander.

- **Stimmritzenschließer**

Außer dem bei den Stimmlippenspannern bereits erwähnten M. vocalis:

**M. cricoarytaenoideus lateralis** (Ringknorpel-Stellknorpelmuskel), auch M. lateralis genannt: Von den seitlichen Anteilen des Ringknorpels zum Processus muscularis des Aryknorpels.

*Funktion* (Abb. 16a u. b): Durch Zug am Processus muscularis des Aryknorpels nach vorn unten werden die vorderen zwei Drittel der Glottis (Pars intermembranacea) geschlossen.

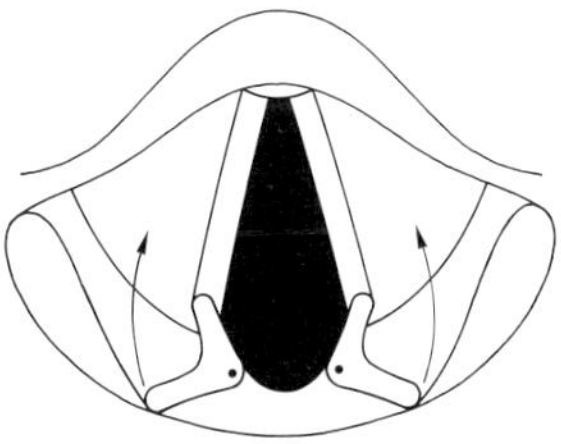

Abb. 16a: Zugrichtung des M. cricoarytaenoideus lateralis.

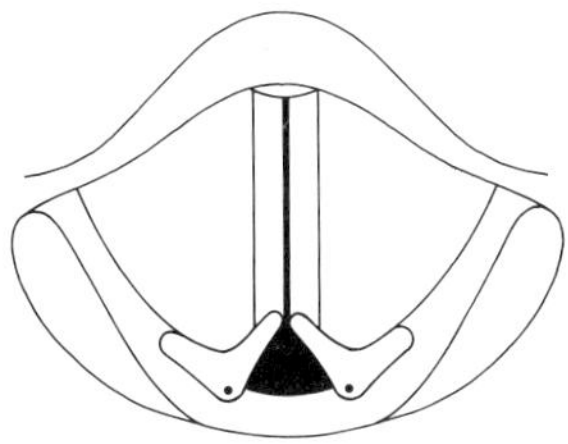

Abb. 16b: Stellung der Stimmlippen nach Kontraktion des M. cricoarytaenoideus lateralis.

*Funktionsausfall* (Abb. 17): Glottisschluß nicht mehr möglich. Bei beidseitiger Lähmung rhombusähnliche Glottisöffnung während der Phonation. Während der Ausatmung und der Kontraktion des M. posticus kann die Stimmritze nur bis zur Intermediärstellung der Stimmlippen geöffnet werden.

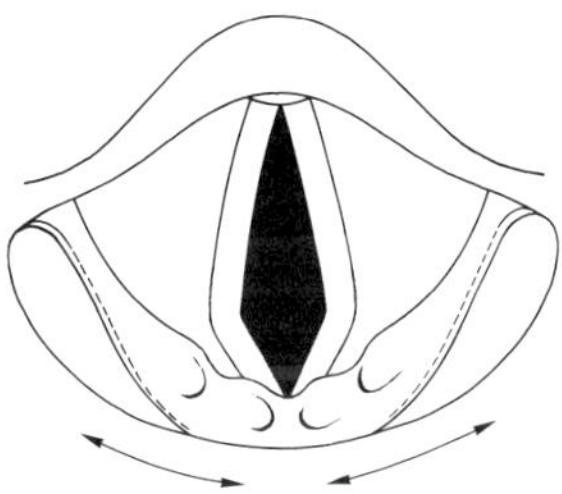

Abb. 17: Rhombusförmiger Glottisspalt bei Phonation infolge beidseitigem Ausfall des M. cricoarytaenoideus lateralis.

**M. arytaenoideus transversus** (M. transversus): Der Muskel zieht von einem Aryknorpel zum anderen.

*Funktion* (Abb. 18a u. b): Bei Kontraktion Schluß des hinteren Stimmritzendrittels (Pars intercartilaginea). Der Muskel wird dabei vom M. arytaenoideus obliquus unterstützt.

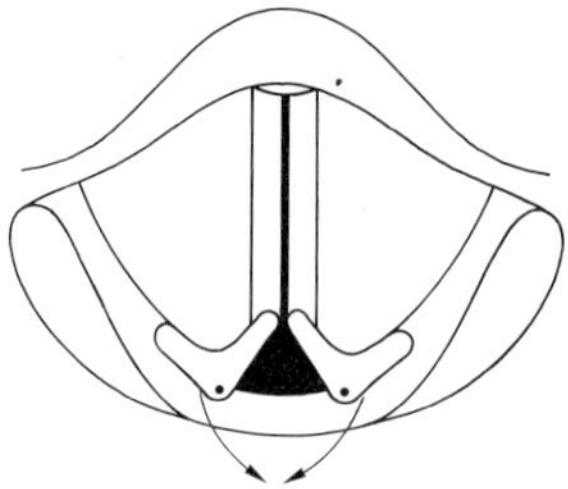

Abb. 18a: Zugrichtung des M. arytaenoideus transversus.

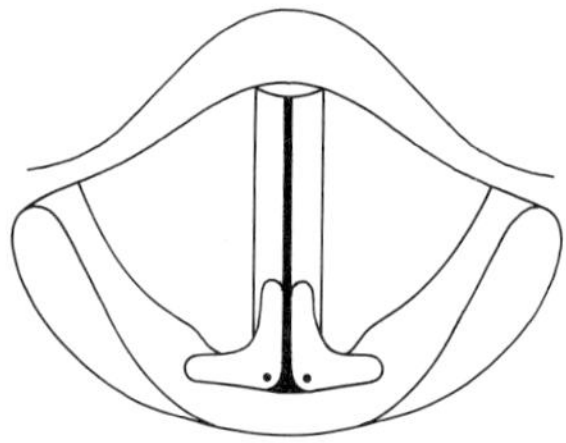

Abb. 18b: Stellung der Stimmlippen nach Kontraktion des M. arytaenoideus transversus.

*Funktionsausfall* (Abb. 19): Bei beidseitiger Lähmung findet sich bei Phonation ein nach hinten offener dreieckförmiger Spalt zwischen den Processus vocales der Aryknorpel. Stimme leicht heiser.

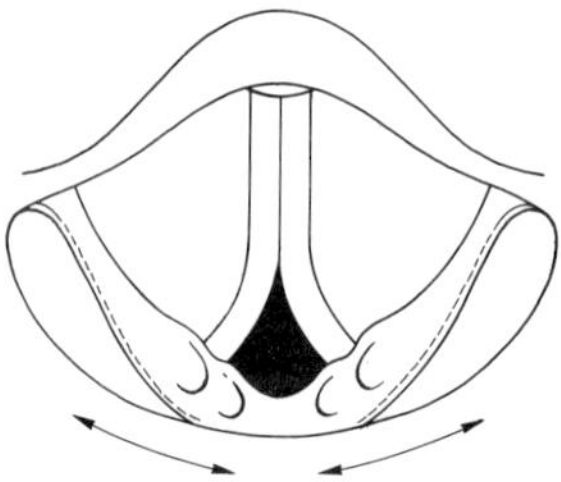

Abb. 19: Dreieckförmiger Glottisspalt im hinteren Stimmlippendrittel bei Phonation infolge beidseitigem Funktionsausfall des M. arytaenoideus transversus.

- **Taschenfaltenmuskel**

**M. ventricularis:** Er zieht von der lateralen oberen Aryknorpelfläche medial vom Sinus Morgagni teilweise nach vorn unten und teilweise nach oben Richtung Epiglottis.

*Funktion:* Zug des Aryknorpels nach vorn, Senkung der Epiglottis, Verlagerung der Taschenfalte nach medial.

*Innervation:* N. laryngeus superior.

Funktionsausfall: Bei komplettem Vagusausfall Anbildung der Taschenfaltenstimme erschwert.

### 2.1.4 **Kehlkopfnerven** (Abb. 20, 21, 22, siehe auch Seite 175)

Nukleäre und infranukleäre Lähmungen des N. vagus lassen sich bezüglich der Symptomatik und Befunde nicht von einander unterscheiden.

a) Der N. **laryngeus superior** geht im oberen Halsteil vom N. vagus (X) ab und versorgt mit einem äußeren Ast *motorisch* den **M. cricothyreoideus** und mit einem inneren Ast nach

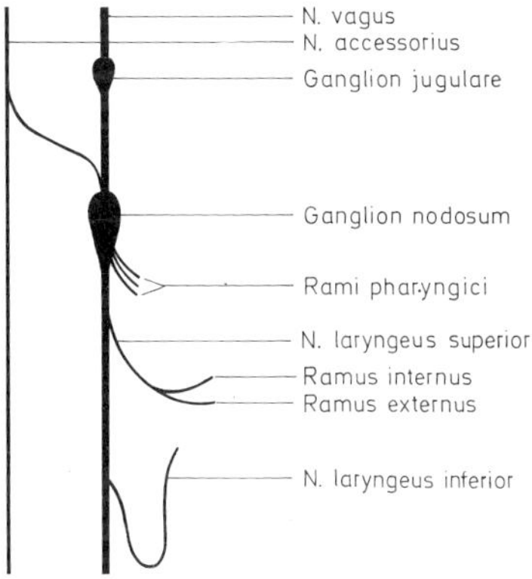


Abb. 20: Schematische Darstellung des Verlaufs des N. vagus und seine Beziehung zum N. accessorius.

Durchtritt durch die Membrana hyothyreoidea *sensibel* die obere Kehlkopfschleimhaut bis zur Stimmlippe.

*Lähmung:* Leichte Exkavation der Stimmlippe bei der Phonation, Stimmlippe schlaff. Geringe Heiserkeit und Stimmschwäche; hohe Töne können nicht mehr gesungen werden. Sensibilitätsstörungen der Kehlkopfschleimhaut.

b) Der N. **laryngeus inferior** (N. recurrens) zweigt im unteren Halsteil vom N. vagus (X) ab und tritt in den Brustraum ein. Der rechte Nerv zieht um die A. subclavia, der linke reicht noch tiefer herab und zieht um den Aortenbogen. Er ist daher bei Erkrankungen des Brustraumes stärker gefährdet. Beide Nerven steigen danach seitlich zwischen Trachea und Ösophagus wieder zum Kehlkopf hoch und versorgen *motorisch* die **innere Kehlkopfmuskulatur.** Der N. recurrens versorgt außer-

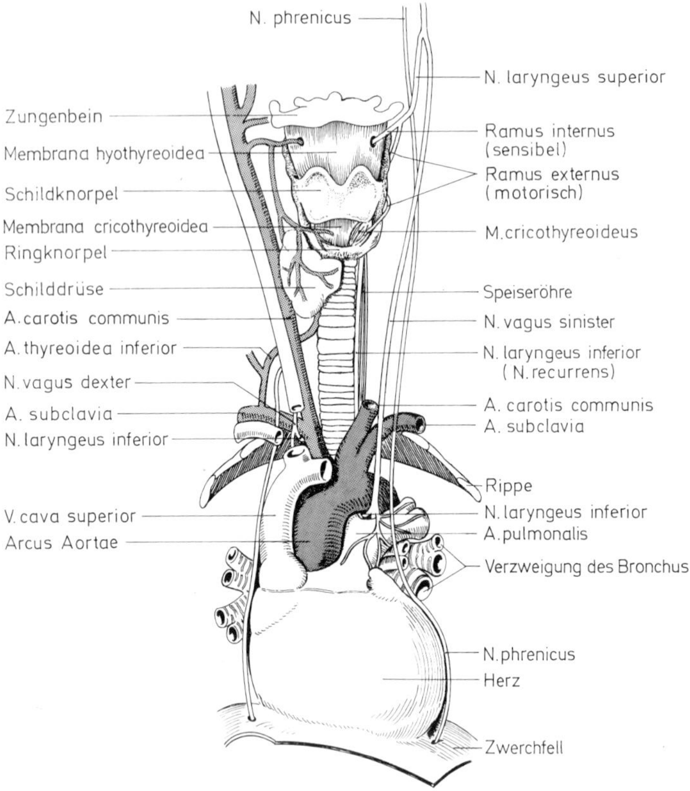


Abb. 21: Verlauf des N. vagus, des N. laryngeus superior und des N. laryngeus inferior, von vorn gesehen.

dem die Schleimhaut der subglottischen Region und der Trachea sensibel.

L ä h m u n g: Die Stimmlippe ist in P a r a m e d i a n - oder M e d i a n s t e l l u n g fixiert mit oder ohne Exkavation. Durch Ausfall der inneren Kehlkopfmuskeln, also des Stimmritzenöffners und des Stimmritzenschließers, müßte man eine Intermediärstellung der Stimmlippe erwarten. Der intakte äußere Kehlkopfmuskel (M. cricothyreoideus) zieht jedoch die gelähmte Stimmlippe durch seine Spannfunktion mehr in die Mittellinie.

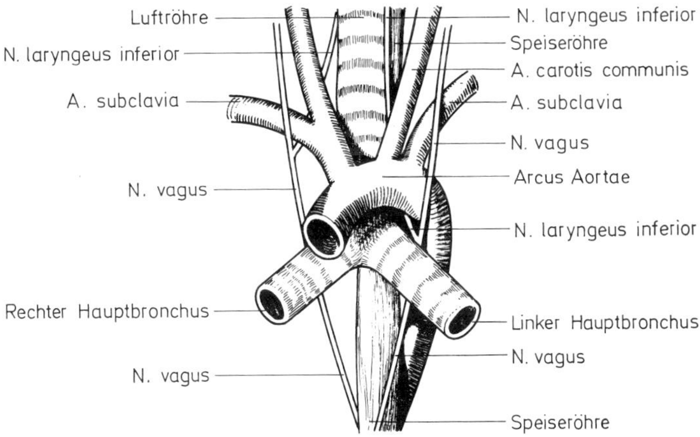


Abb. 22: Topographie des N. vagus, des N. laryngeus inferior, des Aortenbogens, der Speiseröhre und der beiden Hauptbronchien, von vorn gesehen.

*Einseitige Lähmung* mit Fixation einer Stimmlippe in Medianstellung (Abb. 23a): Stimme kaum heiser, keine Atemnot.

*Einseitige Lähmung* mit Fixation einer Stimmlippe in Paramedianstellung (Abb. 23b): Stimmer stärker heiser.

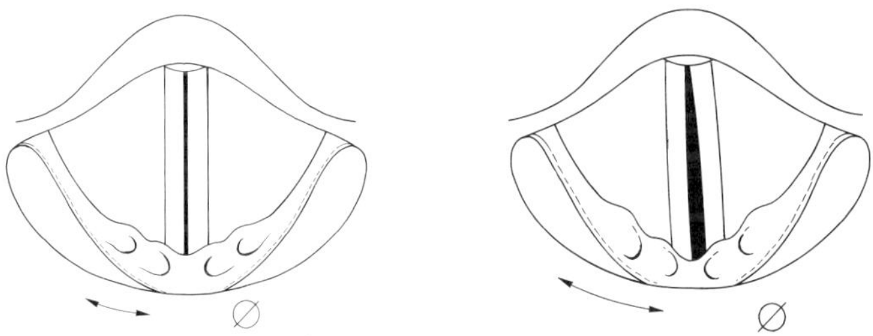

Abb. 23a: Fixation der linken Stimmlippe in Medianstellung.

Abb. 23b: Fixation der linken Stimmlippe in Paramedianstellung.

*Einseitige Lähmung* mit Exkavation der Stimmlippe (Atrophie der Muskulatur) (Abb. 23c): Fixation in Intermediärstellung, Aryknorpel nach vorn gekippt; Stimme aphonisch bei hohem Luftverbrauch (phonatorische Dyspnoe).

*Doppelseitige Lähmung* mit Fixation der Stimmlippen in Median- (Abb. 23d) oder Paramedianstellung (Abb. 23e): Stimme gut; Atemnot.

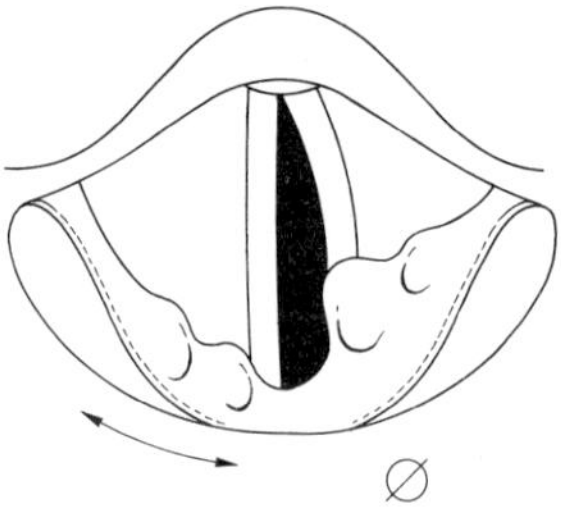


Abb. 23c: Exkavation der linken Stimmlippe bei nach vorn gekipptem Stellknorpel.

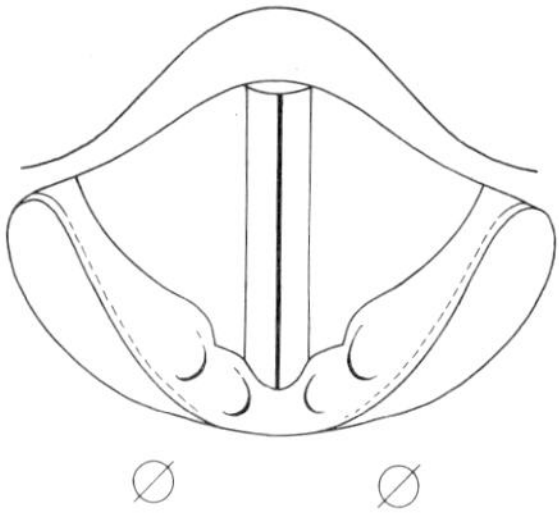


Abb. 23d: Fixation beider Stimmlippen in Medianstellung.

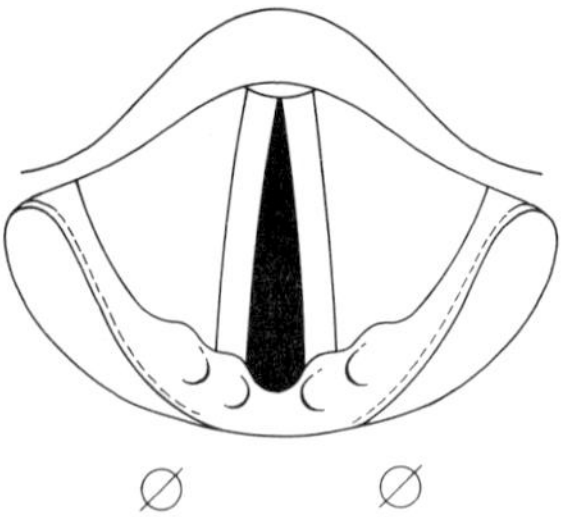


Abb. 23e: Fixation beider Stimmlippen in Paramedianstellung.

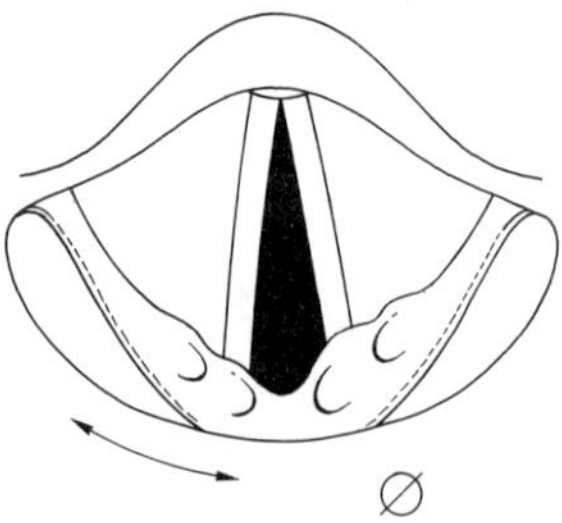


Abb. 24a: Fixation der linken Stimmlippe in Intermediärstellung.

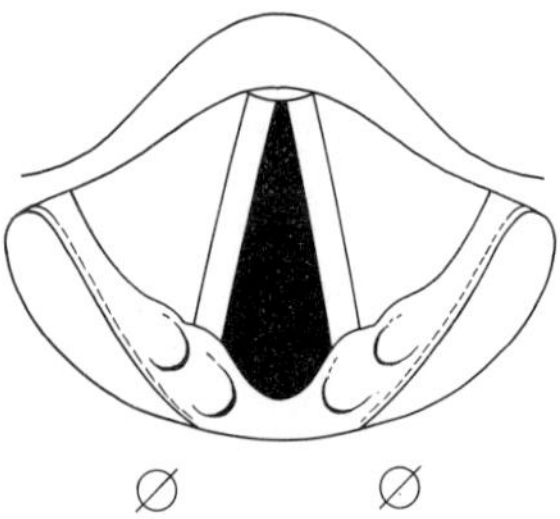


Abb. 24b: Fixation beider Stimmlippen in Intermediärstellung.

c) *Einseitige Lähmung* des **N. laryngeus inferior** und **superior** bzw. des N. vagus oberhalb des Abgangs beider Nerven (Abb. 24a): Stimmlippe in *Intermediärstellung* fixiert. Starke Heiserkeit.

*Doppelseitige Lähmung* (Abb. 24b): Stimme aphonisch, leichte Atemnot bei Anstrengungen.

d) *Kombinierte Lähmungen* einzelner Muskeln (Abb. 25, 26): Vocalis-Transversuslähmung, Vocalis-Lateralislähmung; siehe auch Seite 190.

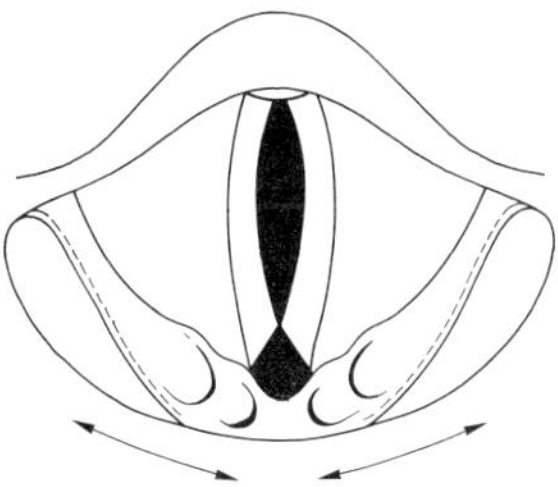

Abb. 25: Phonationsstellung der Stimmlippen bei Funktionsausfall des M. vocalis und des M. transversus beiderseits.

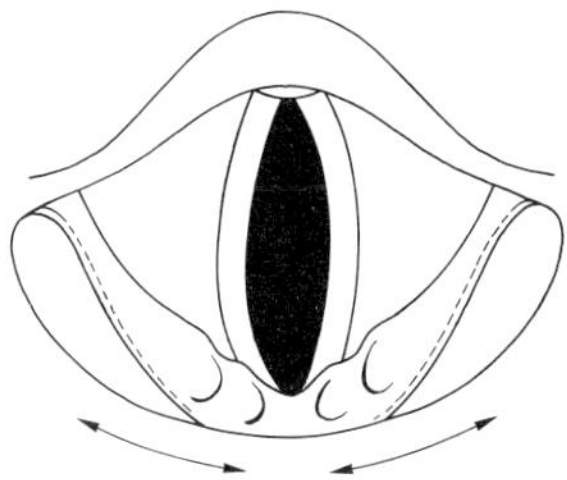

Abb. 26: Großer ovalärer Glottisspalt bei Phonationsstellung der Stimmlippen infolge doppelseitigem Funktionsausfall des M. lateralis und des M. vocalis.

## 2.2 Bewegungen des Kehlkopfes

Die Bewegungen des Kehlkopfes sind abhängig von anlagebedingten Faktoren (Kehlkopfhochstand), vom Atemtypus und von der stimmpädagogischen Erziehung.

Die Kehlkopfbewegungen werden eingeteilt in:

*Heben* des Kehlkopfes beim Schlucken, beim Einatmen sowie beim Singen hoher Töne.

*Senken* des Kehlkopfes beim Ausatmen, beim Singen tiefer Töne.

Ausgebildete Sänger singen aufsteigende Tonfolgen mit tiefgestelltem Kehlkopf. Die Einstellbewegung nach unten vor dem Singen kann größer sein als beim nicht ausgebildeten Sänger.

## 2.3 Untersuchungsmethoden des Kehlkopfes

### 2.3.1 Palpation des Kehlkopfes

Einlegen der Kuppe des Zeigefingers in den oberen Einschnitt des Schildknorpels (Incisura thyreoidea) sowie Abtasten der beiden Schildknorpelplatten. Geachtet werden muß dabei auf die Bewegungen des Kehlkopfes in vertikaler und sagittaler Richtung, auf Kehlkopfasymmetrien und Frakturen.

### 2.3.2 Indirekte Laryngoskopie

*Methodik:* Arzt und Patient sitzen einander in gleicher Höhe gegenüber. Die Lampe befindet sich neben dem rechten Ohr des Patienten. Der Arzt trägt einen Stirnreflektor mit in der Mitte perforiertem Hohlspiegel vor dem linken Auge. Die herausgestreckte Zunge des Patienten wird mit der linken Hand mittels eines Mulläppchens festgehalten. Mit einem auf der Glasseite erwärmten Kehlkopfspiegel, der in der rechten Hand gehalten wird, wird das Zäpfchen nach hinten oben geschoben. Sagt der Patient „hi", richtet sich der Kehldeckel auf; die Stimmlippen gehen dabei von der Respirationsstellung (Lateralstellung Abb. 27) in die Phonationsstellung (Medianstellung, Abb. 28) = Prüfung der respiratorischen Beweglichkeit. Im Kehlkopfspiegel werden die Seiten richtig wiedergegeben; vorn ist im Spiegel jedoch oben, hinten ist im Spiegelbild unten.

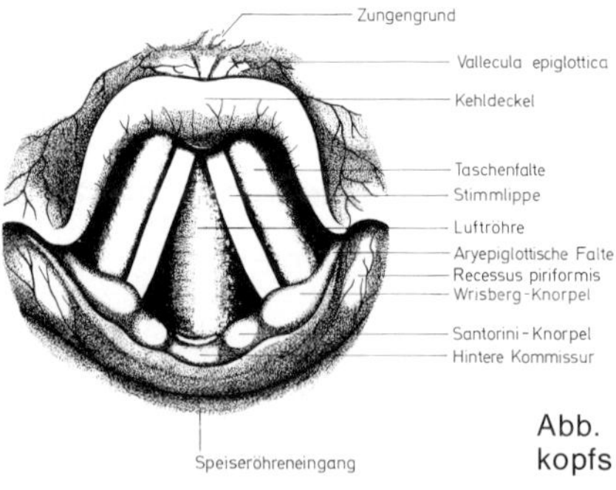


Abb. 27: Spiegelbild des Kehlkopfs bei Ein- und Ausatmung.

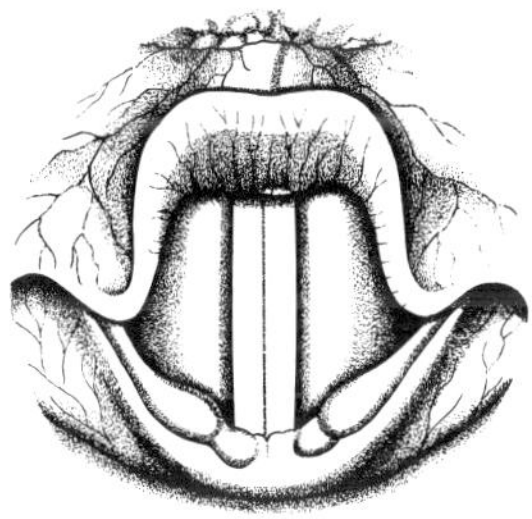

Abb. 28: Spiegelbild des Kehlkopfs bei Phonation.

### 2.3.3 Direkte Laryngoskopie

In Rückenlage des Patienten wird in Intubationsnarkose ein selbsthaltendes beleuchtetes Rohr (Laryngoskop) bis zum Kehlkopfeingang vorgeschoben. Betrachtung der Stimmlippen unter dem Mikroskop.

Auf diese Weise sind die Erkennung feiner Stimmlippenveränderungen (z. B. Zysten, höckerige Oberfläche, Leukoplakien usw.) sowie eine mikrochirurgische Abtragung von Polypen, Schreiknötchen usw. möglich.

### 2.3.4 Stroboskopie (στρόβος = Wirbel, σκοπεῖν = schauen)

Es handelt sich um die Betrachtung der für das bloße Auge zu schnellen Stimmlippenschwingungen mit von einem Stroboskop erzeugten kurzen Lichtblitzen während indirekter Laryngoskopie. Man sieht auf diese Weise scheinbar verlangsamte Stimmlippenschwingungen.

Methodik: Über ein unterhalb des Kehlkopfes befestigtes Mikrofon wird die Zahl der Lichtblitze mit der Zahl der Stimmlippenschwingungen synchronisiert. Die Stimmlippen scheinen in einer bestimmten Schwingungsphase still zu stehen (z. B. Schließungsphase) = **stehendes Bild** (Abb. 29 a).

Bei Verringerung oder Vermehrung der Zahl der Lichtblitze mit einem Fußhebel erhält man ein **bewegtes Bild** (Abb. 29 b). Gemäß dem *Talbot*'schen Gesetz verschmelzen die einzelnen Bilder miteinander. Je geringer die Differenz der beiden Frequenzen d. h. der Lichtblitze und der Stimmlippenschwingungen ist, desto langsamer erscheint der Schwingungsablauf.

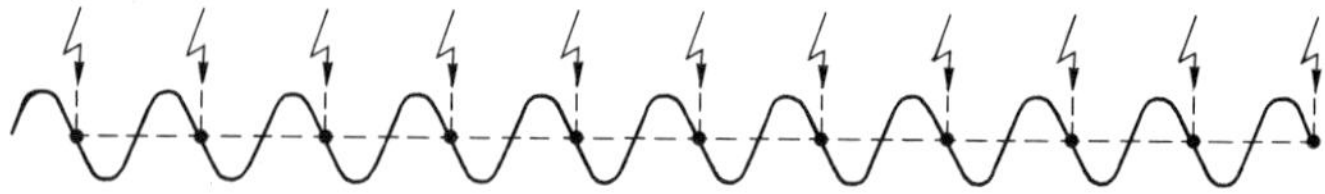

Abb. 29a: Frequenzübereinstimmung (stehendes Bild) bei gleicher Lichtblitzperiode und Schwingungsperiode.

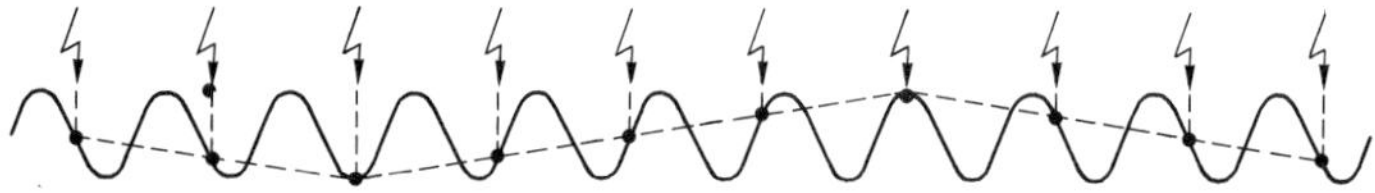

Abb. 29b: Frequenzdifferenz (bewegtes Bild): Lichtblitzperiode länger als Schwingungsperiode.

**Talbot'sches Gesetz:** Jeder Lichteindruck hinterläßt ein positives Nachbild von 0,2 sec Dauer. Zwei verschiedene Netzhauteindrücke können daher nicht mehr getrennt wahrgenommen werden, wenn das Intervall unterhalb von $^1/_5$ sec liegt.

Bei der *Stroboskopie* werden *festgestellt:* eine regelmäßige oder unregelmäßige Frequenz der Stimmlippenschwingungen, gleichzeitige oder nicht gleichzeitige Schwingungen, Schwingungsdifferenzen zwischen rechts und links, die Größe der Schwingungsamplituden, ein vollständiger oder unvollständiger Stimmlippenschluß, Stillstand einer Stimmlippe im ganzen Stimmumfang oder nur in einer bestimmten Tonhöhe, Schneller- oder Langsamerwerden der Schwingungen während des Haltens eines Tones, Veränderungen der Schwingungsart (während die eine Stimmlippe entgegenschlagende Schwingungen ausführt, bewegt sich die andere von oben nach unten), eine Infiltration einer Stimmlippe durch Entzündung oder Tumoren = phonatorischer Stillstand der Stimmlippe (eine Unterscheidung von gut- und bösartigen Tumoren ist nicht möglich) sowie die Prognose bei Stimmlippenlähmungen (fehlende oder vorhandene Randkantenverschiebung, siehe Seite 56).

Bei *Aphonie* ist eine stroboskopische Untersuchung nicht möglich.

### 2.3.5 Hochgeschwindigkeitsfilm

Der Hochgeschwindigkeitsfilm eignet sich ebenfalls zur Untersuchung der Stimmlippenschwingungen. Der Film nimmt 5000 bis 10000 Bilder pro Sekunde auf, die man später in Zeitlupe ablaufen lassen kann.

### 2.3.6 Elektroglottographie

Sie eignet sich zur Untersuchung der Stimmlippenschwingungen bei geschlossenem Mund.

*Methodik:* Befestigung von zwei Elektroden auf der Haut im Bereich der beiden Schildknorpelplatten. Der Kehlkopf stellt für einen Wechselstrom hoher Frequenz einen kapazitiven Widerstand dar; dieser wird entsprechend den Stimmlippenbewegungen verändert.

Die Änderungen des Widerstandes werden nach elektrischer Verstärkung am Bildschirm eines Kathodenoszillographen sichtbar gemacht.

Die *respiratorische* Glottographie dient zur Registrierung der Stimmlippenbewegungen. Die *phonatorische* Glottographie soll Stimmlippenschwingungen registrieren.

Ferner werden mittels der Elektroglottographie *Änderungen* des gesamten *Kehlkopfquerschnittes* registriert.

Seitenunterschiede der Stimmlippenbefunde können nicht differenziert werden. Ebenso ist eine Zuordnung bestimmter Glottogrammkurven zu bestimmten Stimmstörungen nicht möglich.

### 2.3.7 Elektromyographie

Ableitung von Potentialschwankungen einer motorischen Einheit (Vorderhornzelle im Rückenmark mit ihrem Nerv und den von ihm innervierten Muskelfibrillen) mit einer in einen Muskel eingestochenen Nadelelektrode.

Bei *extrazellulärer* Ableitung werden die durch Depolarisation der Muskelfasermembran entstehenden Potentiale registriert. Diese treten bei jeder Willkürinnervation spontan auf. Die *intrazelluläre* Registrierung dient nur Forschungszecken.

Die Untersuchung der *äußeren* Larynxmuskeln erfolgt durch Einstich von außen (transkutan). Die *inneren* Kehlkopfmuskeln werden über die direkten oder indirekten Untersuchungsmethoden des Kehlkopfes erreicht oder auch direkt durch das Ligamentum cricothyreoideum. Die Elektromyographie gibt Aufschlüsse über das Zusammenspiel der Muskeln bei der Phonation, beim Singen, bei der Atmung und bei Stimmstörungen. Außerdem ermöglicht sie eine Unterscheidung zwischen einer neurogenen und myogenen Parese.

### 2.3.8 Röntgenuntersuchung

**Übersichtsaufnahmen** des Kehlkopfes in sagitalem und frontalem (seitlichem) Strahlengang werden angefertigt zur Erkennung von Frakturen, zur Feststellung von Ossifikationsherden in den Kehlkopfknorpeln sowie zur Darstellung von Verlagerungen oder Verdrängungen des Kehlkopfes bei Laryngozelen und Fremdkörpern (z. B. Granatsplittern).

**Schichtaufnahmen** (Tomographie): Überlagerungen z. B. durch die Wirbelsäule werden vermieden.

**Laryngographie:** Vor der Röntgenuntersuchung wird die Kehlkopfschleimhaut mit einem Kontrastmittel besprüht. Dadurch Darstellung der Konturen des lufthaltigen Kehlkopflumens, z. B. zur Beurteilung der Ausdehnung von Tumoren.

**Röntgenkinematographie:** Hierunter versteht man das Filmen von Durchleuchtungsbildern zur Aufzeichnung und Dokumentation des physiologischen und pathologischen Stimm- und Sprechaktes.

## 2.4 Schutzfunktion des Kehlkopfes

### 2.4.1 Schluckakt

Beim Schlucken erfolgt ein reflektorischer Verschluß des Kehlkopflumens, da der Speiseweg den Luftweg kreuzt. Der Kehlkopf wird beim Schlucken nach oben und vorn gezogen. Dadurch drückt der Zungengrund auf den Kehldeckel. Dieser legt sich vor den Kehlkopfeingang. Der Speisebrei gelangt daher seitlich über die Recessus piriformes in die Speiseröhre.

Der **Verschluß** des **Kehlkopfes** ist auf drei Ebenen möglich:

- Aneinanderlegen der *aryepiglottischen Falten* am Kehlkopfeingang, wobei sich hinten die Aryknorpel berühren.

Der vordere Teil des Kehlkopfes wird vom Zungengrund und von der Epiglottis bedeckt.

- Aneinanderlegen der *Taschenfalten.*
- Aneinanderlegen der *Stimmlippen.*

**Störungen des Schluckaktes:**

Bei *Sensibilitationsstörungen* des N. glossopharyngeus und N. laryngeus superior bei Hirntumoren, multipler Sklerose, Bulbärparalyse.

Bei *motorischen* Störungen durch Lähmung, vor allem des N. vagus und des N. glossopharyngeus mit Fixation der Stimmlippen in Intermediärstellung.

Nach *operativen* Eingriffen wie horizontaler Teilresketion des Kehlkopfes (Entfernung des Kehldeckels), Entfernung eines Aryknorpels (Arytaenoidektomie) oder Laterofixation einer Stimmlippe. Eine Kompensation tritt immer ein; wenn der Kehldeckel und ein großer Teil des Zungengrundes entfernt werden, kann jedoch über längere Zeit hinweg ein Verschlucken bestehen bleiben.

### 2.4.2 Atmung

Beim Eindringen von Fremdkörpern erfolgt ein reflektorischer Verschluß des Kehlkopfes. Eingedrungene Fremdkörper werden meist durch Husten beseitigt. Der *Hustenreflex* wird durch Berührung der Kehlkopfschleimhaut oder der unteren Luftwege ausgelöst.

**Störungen des Hustenreflexes:**

- Herabsetzung der Schleimhautsensibilität verursacht eine *Minderung* oder Aufhebung des Hustenreflexes. Der Speichel gelangt dann in die tieferen Luftwege. Die Folge ist eine Lungenentzündung.
- *Steigerung* des Hustenreflexes bei nervösem Kehlkopfhusten. Bei manchen Personen setzt ein Hustenanfall ein bei Berührung der Gehörgänge, der Nasen- oder Rachenschleimhaut. Häufiges Husten oder Hüsteln ist oft Ausdruck einer seelischen Fehlhaltung oder Konfliktsituation.

- *Gewohnheitsräuspern.* Nach Abklingen einer Kehlkopfentzündung wird dauerndes Räuspern beibehalten; Kinder wollen sich damit liebevolle Zuwendung auch nach Gesundung sichern; oder es handelt sich um eine seelische Fehlhaltung.

### 2.4.3 Störung der Atemfunktion

**Funktioneller inspiratorischer Stimmritzenkrampf:** Die Stimmlippen nähern sich anfallsweise oder gewohnheitsmäßig bei Einatmung einander, so daß Atemnot vorgetäuscht wird (inspiratorischer Stridor). Die Atemnot hört im Schlaf auf. Die Ausatmung ist im Gegensatz zur doppelseitigen, organisch bedingten Stimmlippenlähmung mit Fixation der Stimmlippen in Paramedian- oder Mediananstellung frei.

**Glottiskrampf** (Laryngismus stridulus): Die Atmung steht still, Violettfärbung der Lippen, bleigraue Gesichtsfarbe, Bewußtlosigkeit. Anschließend Lösung des Krampfes. Der Glottiskrampf tritt bei Gemütserregungen rachitischer Säuglinge auf oder bei latenter, organisch bedingter Tetanie.

**Kehlkopfohnmacht** (Ictus laryngis): Nach einem Kitzelgefühl im Kehlkopf können Hustenanfall oder Glottiskrampf und plötzlicher Bewußtseinsverlust von einigen Sekunden Dauer vorkommen. Die Ursache ist unbekannt. Wahrscheinlich handelt es sich um eine Überempfindlichkeit der Kehlkopfnerven und ihrer bulbären Zentren. Das Krankheitsbild wurde jedoch auch nach Kehlkopfexstirpation beobachtet.

# 3 Physiologie der Stimme

## 3.1 Akustische Grundlagen der Stimmbildung

**Ton:** Einfache pendelartige (periodische) Sinusschwingung (= Sinuston oder reiner Ton). Ein Ton im musikalischen Sinne ist physikalisch ein Klang.

**Klang:** Zusammengesetzte periodische Schwingungen (Superposition von Sinusschwingungen), die aus einer Grundfrequenz (Grundton) und Partialtönen (Obertönen) bestehen. Die Partialtöne sind ganzzahlige Vielfache des Grundtones, z. B. 1:2:3:4. Man spricht daher auch von einem harmonischen Klang bzw. von der Naturton- oder Obertonreihe.

Das Ohr wertet Klänge als Einheit von bestimmbarer Tonhöhe, obwohl sie eine komplexe Vielfachheit von zusammengesetzten Partialtönen verschiedener Tonhöhen darstellen. Da im Vergleich mit dem Sinuston die Periodizität des Vorganges gewahrt bleibt, d. h. in einer bestimmten Häufigkeit pro Zeiteinheit abläuft, besitzt ein Klang für unser Ohr eine bestimmte Grundtonhöhe, d. h. eine in Hz ausdrückbare Frequenz. Die Grundfrequenz braucht im zusammengesetzten Spektrum eines Stimmklanges nicht enthalten zu sein, um wahrgenommen zu werden.

**Klangfarbe:** Sie wird durch die unterschiedliche (Intensität) Stärke, Anzahl und Ordnung der Partialtöne bestimmt.

**Geräusch:** Es besteht aus aperiodischen Schwingungen, d. h. aus harmonischen und unharmonischen Teiltönen, z. B. bei den Zischlauten.

**Weißgeräusch:** Hierunter versteht man ein Geräusch, das sich aus allen denkbaren Frequenzen im Hörbereich zusammensetzt.

**Frequenz:** Anzahl der Stimmlippenschwingungen pro Zeiteinheit (Hz).

**Amplitude:** Größe der Auslenkung des Massenpunktes von der Mittellage beim Schwingen.

**Resonator:** Schwingungsfähiges Gebilde, das von außen angeregt in seiner Eigenfrequenz schwingt unter ständiger Abnahme der Amplitude. Das Ansatzrohr wirkt als Resonator. Es wird durch die darin befindlichen Luftmoleküle in Schwingungen versetzt.

**Resonanz:** Wirken auf einen Resonator Luftschwingungen in seiner Eigenfrequenz ein, so wird er zum Mitschwingen (= Resonanz) angeregt. Die Amplitude steigt bis zu einem Höchstwert an. Auf diese Weise entstehen die Formanten im Ansatzrohr.

**Formant:** Der durch die Stimmlippenschwingungen erzeugte Klang, d. h. der sog. *primäre Kehlkopfton* (das Klangspektrum reicht von 50 bis 1500 Hz, nach anderer Ansicht finden sich periodische Klanganteile bis 8000 Hz und höher), gelangt in das Ansatzrohr. Durch Resonanz erfolgt eine Verstärkung von zwei Teiltönen *(= Koppelfrequenz).* Die übrigen Teiltöne werden gedämpft. Auf diese Weise entsteht ein Vokalspektrum. Die Formantbereiche für die einzelnen Vokale sind unabhängig von der Tonhöhe.

Die Frequenzen der beiden Amplitudenmaxima (Formanten) entsprechen einer bestimmten Vokalfarbe, z. B. der des Vokales a. Durch eine Änderung der Stellung der Artikulationsorgane kann das Ansatzrohr (Resonator) verändert werden. Dadurch erfolgt eine Resonanz in anderen Frequenzbereichen, d. h. es tritt eine Änderung des Vokalspektrums ein; so resultiert z. B. der Vokal o.

Für die Klangfarbe eines Vokales sind 2 Formanten verantwortlich: 1 Hauptformant und 1 Nebenformant. Ein Vokal klingt um so heller, je höher das Stärkemaximum innerhalb eines Formantbereiches liegt. Die Vokalfarbe wird dunkler, wenn tiefere Teiltöne außerhalb des typischen Formantbereiches verstärkt werden.

## 3.2 Phonationstheorien

**Die myoelastische aerodynamische Theorie** *(Johannes Müller)* besagt, daß die Stimmlippen ein unterhaltenes Vibrationssystem mit reinen passiven, vom Luftstrom bewirkten Vibrationen bei bestehender Muskelelastizität darstellen. Die Stimmlippen werden beim Phonieren zwar über das Zentralnervensystem eingestellt, dann aber passiv wie gegenschlagende Polsterpfeifen mittels bestimmter Atemdrucke bewegt (Relaxationsschwingungen).

**Die neurochronaxische Theorie** *(Husson)* geht von aktiven tetanischen,rhythmischen Kontraktionen der Vocalisfibrillen unter Zubilligung von Kontraktionsverstärkungen durch den subglottischen Druck und Mitschwingungen durch Fibrillenelastizität aus. Sie wird heute abgelehnt.

## 3.3 Stimmlippenlänge, Schwingungsablauf

**Stimmlippenlänge.** Die Verlängerung der Stimmlippen vom tiefsten zum höchsten Ton beträgt 5 mm. Sopran- und Tenorstimmen haben kurze, breite Stimmlippen, Alt- und Baßstimmen lange, schmale Stimmlippen.

Die Angaben über die Länge der Stimmlippen variieren stark. Diese soll vom Ansatz im Schildknorpelwinkel bis zur Spitze des Processus vacalis beim Mann 13 bis 16 mm, bei der Frau 11 bis 13 mm betragen. Während der Mutation wachsen die Stimmlippen beim Mann bis zu 1 cm, bei der Frau 3 bis 4 mm.

**Schwingungsablauf** (Abb. 30). Bevor die Stimmlippen durch den subglottischen Luftdruck angeblasen werden, stellt sich der Kehlkopf mit seinem Muskelapparat auf die gewünschte Tonhöhe ein **(Phonationsstellung).** Über das Nervensystem sind reflektorisch unter Einschaltung des Gehörs schnelle Änderungen der Muskelinnervation möglich. Die Bewegungsform der Stimmlippen setzt sich aus einer horizontalen und einer vertikalen Komponente zusammen. Zusätzlich lassen sich eine eigene, gesetzmäßig ablaufende Formänderung und eine Verschiebung der Schleimhaut an den Stimmlippenrändern erkennen = **Randkantenverschiebung** (Abb. 31).

**Öffnungsphase:** Die Stimmlippenöffnung verläuft von unten nach oben. Zunächst wird eine kleine Öffnung entweder in der Mitte der Stimmlippen im hinteren oder vorderen Abschnitt oder hinten und vorn gleichzeitig sichtbar; diese verbreitert sich, bis die maximale Öffnung erreicht ist.

**Schließungsphase:** Im Moment des explosionsartigen Austritts der Luft aus der Glottis sinkt der Druck; die Luft strömt von

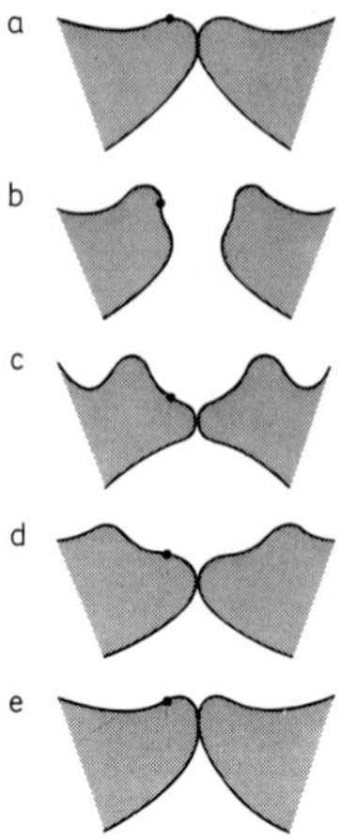


Abb. 30: Aus horizontaler und vertikaler Komponente zusammengesetzte Bewegungsform der Stimmlippen nach *Schönhärl* ff.
a) Ausgangsstellung,
b) Öffnungsphase,
c) Beginn der Schließungsphase,
d) Schließungsphase,
e) Stimmlippenschluß.

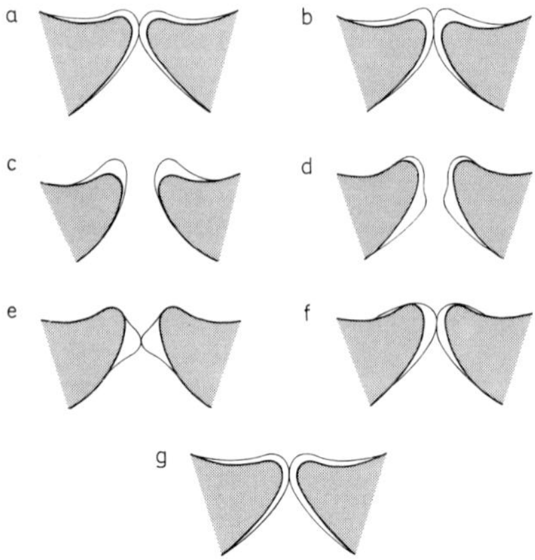


Abb. 31: Randkantenverschiebung während der Öffnungs- und Schließungsphase der Stimmlippen nach *Schönhärl*.

unten nach. Das *Rückschwingen* der Stimmlippen wird erreicht:

- Dadurch, daß der Luftstrom die medialen Flächen der Stimmlippen wieder zusammensaugt *(Bernoulli*-Effekt oder aerodynamisches Gesetz genannt: Ansteigen der Luftgeschwindigkeit an der durch die Stimmlippen gebildeten Enge; dadurch Entstehung eines Unterdruckes an den Seiten).
- Durch die Eigenelastizität der Stimmlippen.

Zu Beginn der Schließungsphase stehen die oberen Teile der Stimmlippen am weitesten auseinander: die unteren (subglottischen) Teile werden bereits angesaugt. Somit legen sich die Stimmlippen von unten nach oben aneinander.

Die Glottis ist während einer halben Schwingungsphase geschlossen. Bei Verstärkung der Tonintensität wird die Schließungszeit kürzer.

## 3.4 Leistungen der Stimme

### 3.4.1 Tonhöhe

Die Tonhöhe hängt ab von der Zahl der Stimmlippenschwingungen pro Sekunde (= Grundfrequenz des produzierten Klanges), z. B. 440 Schwingungen pro Sekunde = 440 Hz = Kammerton $a^1$ (Tonhöhe des Neugeborenenschreies). Der höchste erreichbare Ton ist $e^4$ = 2.610 Hz, der tiefste erreichbare Ton $F_1$ = 43 Hz. Von Bassisten wird noch D (72,6 Hz) verlangt.

Die Zahl der Stimmlippenschwingungen pro Sekunde, d. h. die Frequenz hängt ab: vom Elastizitätskoeffizienten, der schwingenden Masse, der Stimmlippenspannung, der Atemstromgeschwindigkeit, dem Anblasedruck und der Stimmlippenlänge.

Mit steigender Tonhöhe erfolgt eine Streckung und Anspannung der Stimmlippen unter Beteiligung folgender Muskeln: M. sternothyreoideus, M. cricothyreoideus, M. cricoarytaenoideus lateralis, M. arytaenoideus transversus und M. cricoarytaenoideus posterior, der die Aryknorpel nach hinten fixiert. Schwingungsamplituden und Randkantenverschiebung nehmen ab.

Bei *tiefen* Tönen ist die Stimmritze bei leichter Außenrotation der Aryknorpel leicht geöffnet.

In der *Mittellage* stehen die Stimmlippen fast parallel, die Stimmritze ist geschlossen.

Bei *hohen* Tönen ist die Stimmritze wieder etwas geöffnet; die Stimmlippen schwingen nicht mehr durch, es schwingt nur noch die Schleimhaut. Man spricht von Randkantentönen **(Falsett).**

**Isotonische Kontraktionsphase** des M. vocalis: Vor dem Anblasen der Stimmlippen wird die Kehlkopfmuskulatur auf die gewünschte Tonhöhe eingestellt. Zunächst erfolgt eine isotonische Kontraktion des M. vocalis, d. h. die Länge des Muskels bzw. der Stimmlippe ändert sich bei gleichbleibender Spannung. Die Streckung der Stimmlippen erfolgt durch die oben genannten Muskeln. Dann wird der Stellknorpel durch die inneren Kehlkopfmuskeln fixiert. Anschließend:

**Isometrische Kontraktionsphase** des M. vocalis: Anspannung ohne weitere Verkürzung der Stimmlippe. Hierdurch Regulation der inneren Spannung der Stimmlippe.

*Anmerkung:* Vereinfacht ausgedrückt wird die Tonhöhe bestimmt durch das Verhältnis: elastische Stimmlippenspannung zu Druck des Ausatemstroms.

### 3.4.2 Mittlere Sprechstimmlage

Sie befindet sich im unteren Drittel des individuellen Stimmumfangs.

Bei Männern zwischen A und d (e) = 110 — 147 (165) Hz. Als physiologisch wird auch G—c angenommen.

Bei Frauen zwischen a und $d^1$ ($e^1$) = 220 — 294 (330) Hz.

### 3.4.3 Stimmumfang (Abb. 32)

Er beträgt in der Regel 1⅓ bis 2½ Oktaven (musikalischer Stimmumfang). Der tiefste erreichbare Ton ist das Kontra-F ($F_1$) = 43 Hz, der höchste erreichbare Ton ist das $e^4$ = 2.607 Hz.

In Opern und Oratorien wird von Bassisten nach unten noch D (72,6 Hz) verlangt. Bei Sängerinnen kommen Pfeiftöne um

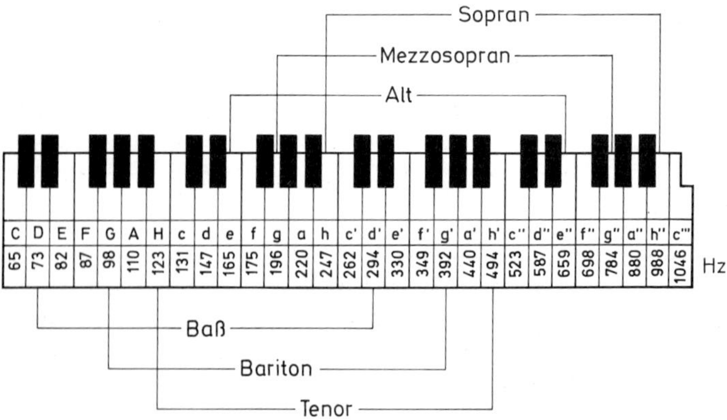


Abb. 32: Durchschnittliche Werte des Stimmumfanges und der Stimmlage bei Erwachsenen nach *Böhme*.

4000 Hz vor. Die laryngealen Pfeiftöne der Kinder reichen bis $g^4$ (3100 Hz).

Die untere Begrenzung des Stimmumfangs bei Baß, Bariton und Tenor ist die dritte Umkehrung des G-Dur-Dreiklanges (= D, G, H). Die obere Begrenzung liegt etwas über zwei Oktaven höher.

Die untere Begrenzung des Stimmumfangs bei Alt, Mezzosopran und Sopran ist der E-Moll-Dreiklang (= e, g, h). Die obere Begrenzung liegt etwa zwei Oktaven höher.

Den größten Stimmumfang findet man bei Sopran- und Baßstimmen.

### 3.4.4 Stimmstärke

Sie hängt ab von der Schwingungsamplitude. Die Schwingungsamplitude wiederum hängt ab von der Luftstromstärke und von der Stimmlippenspannung. Beim Forte-Singen wird die Stimmlippenspannung stärker, die Schwingungsamplitude größer. Außerdem erfolgt eine Dickenzunahme der Stimmlippen. Neue hohe Teiltöne treten auf, die im Piano nicht vorhanden sind. Mit zunehmender Stimmstärke wird der Öffnungsquotient (Verhältnis von offenem zu geschlossenem Anteil innerhalb einer Schwingungsperiode) kleiner. Übersteigt der Luftdruck eine bestimmte Grenze, so wird der Ton wieder leiser, da die Rückstellkraft der Stimmlippen nicht mehr stark genug ist, um dem Luftdruck entgegenzuwirken. Die Stimmlippen treffen nicht mehr in der Mittellinie zusammen. Die Amplitude wird kleiner, der Ton somit leiser. Durch Behinderung der Schwingungsanzahl wird der Ton gleichzeitig etwas tiefer. *Die Schwingungsamplituden sind bei tiefen Tönen größer als bei hohen Tönen.*

Bei Sopranstimmen wurde beim Liedgesang in 1 m Entfernung eine maximale Lautstärke von 102 dB gemessen.

Mit zunehmender Stimmstärke nimmt der subglottische Druck zu. Die Atemvolumina nehmen hierbei weniger zu als der Druck. Im Piano sind die Atemvolumina größer als bei lautem Singen, da die Stimmlippen weniger zusammengepreßt werden. Von der Stimmstärke hängt auch das Auftreten von Obertönen ab.

### 3.4.5 Tonhaltedauer

Sie hängt ab vom verfügbaren Luftvolumen, seiner dosierten Freigabe und vom Stimmlippenschluß.

Normal: Beim Mann 25 sec, bei der Frau 17 sec.

Eine Tenorarie aus Händels Messias enthält die längste auf einem Atemzug zu singende Phrase; sie dauert 18 Sekunden.

### 3.4.6 Stimmgattungen

Bei Männern: Baß, Bariton, Tenor. Bei Frauen: Alt, Mezzosopran, Sopran.

Jede Stimmlage unterscheidet sich nach oben ungefähr durch eine Terz im Grundton.

Bei großen Chören unterscheidet man 8 Stimmgattungen: 1. und 2. Sopran, 1. und 2. Alt usw.

Für die Oper ist besonders die Klangfarbe, Stärke und Beweglichkeit der Stimme von Bedeutung. Es werden daher folgende Zuordnungen vorgenommen:

Baß — Baßbuffo; Heldenbariton — lyrischer oder italienischer Bariton; lyrischer Tenor — Tenorbuffo.

Hochdramatischer Sopran — jugendlich-dramatischer Sopran — Koloratursopran — Soubrette. Das Altfach wird nicht unterteilt.

Ein lyrischer Tenor muß in der Höhe $c^2$—$d^2$ erreichen, ein jugendlicher Held $c^2$, ein schwerer Held $b^1$. Der Stimmumfang eines Soprans muß g—$c^3$ ($f^3$) betragen, beim Mezzosopran g—$c^3$, Alt f—$c^3$, Bariton F—$d^2$, Baß D—$g^1$.

Die *Bestimmung* der Stimmgattung erfolgt nach der mittleren Sprechstimmlage, der Kaustimme, der unteren Stimmgrenze, der Klangfarbe, der Körpergröße, der Stimmlippenlänge und der Verteilung der Register.

### 3.4.7 Stimmregister

Während des Aufwärts- und Abwärtssingens gibt es bestimmte Stellen, die schwierig zu überwinden sind beziehungsweise einer besonderen Aufmerksamkeit bedürfen. Werden diese Schaltstellen nicht beachtet oder ist kein allmählicher Ausgleich zu den Tönen jenseits der schwierigen Stellen möglich, so läßt sich die Stimme in der gleichen Funktion nur noch wenige Tonschritte weiterführen. Danach ergibt sich eine deutlich wahrnehmbare Klangänderung, die als Sprung auffällt.

Unter Register versteht man daher eine Reihe von aufeinanderfolgenden, unter sich gleichartigen Stimmklängen, die das musikalisch geübte Ohr von einer anderen, daran anschließenden Reihe ebenfalls unter sich gleichartiger Klänge an bestimmten Stellen der Tonskala abgrenzen kann. Die gleichartigen Klänge beruhen auf analogem Obertonverhalten, der Schwingungsweise der Stimmlippen, einem bestimmten Koppelungsmechanismus zwischen Kehlkopf, Ansatzrohr und Luftröhre, charakteristischen Resonanz- und Abstrahlungsbereichen.

**Einteilung der Stimmregister.** Man unterscheidet *Kehl-* oder *Strobaßregister* (unterhalb E), *Brust-, Mittel-* und *Kopfregister*. Darüber liegt das *Fistelregister* (Falsett) bei Männern oder das *Pfeifregister* (Flageolett) bei Kindern und Frauen. Normalerweise werden bei der Umgangssprache das Brustregister und das Mittelregister verwendet.

**Brustregister** (Bruststimme): Die Vibrationsempfindungen werden vor allem im Bereich des Brustkorbs ausgelöst. Die Stimme ist obertonreich, Vibrationen sind an der Brustwand tastbar, die Glottis ist bei jeder Schwingung nur kurz geöffnet, die Stimmlippen legen sich breit aneinander, der Stimmlippenschluß ist vollständig.

**Mittelregister:** Bei vollem Grundton wenig Obertöne. Der schwingende Teil der Stimmlippen ist verkürzt; die Glottis bleibt hinten geschlossen. Die Stimmlippen sind dünner und länger. Es handelt sich um einen Bereich der Überlappung von Kopf- und Brustregister. Man spricht auch von amphoteren Klängen, das heißt von Klängen, die im Brust- oder im Kopfregister gesungen werden können. Es ist also nicht sicher, ob ein Mittelregister wirklich existiert.

**Kopfregister** (Kopfstimme): Die Vibrationsempfindungen werden im Kopfbereich wahrgenommen. Der Stimmklang ist obertonarm, die Stimmlippen schwingen nur noch mit den Rändern. Kein Glottisschluß mehr, es bleibt eine spindelförmige Öffnung; hoher Luftverbrauch. Die Stimmlippen sind schmal, gespannt.

**Fallsettregister:** Es wird unterschiedlich definiert. Manche Autoren fassen es als Pianoform des Kopfregisters auf. Falsett bedeutet „falsche Stimme“, das heißt Männerstimme mit weiblichem Klangcharakter. Aus dem Falsett läßt sich beim lyrischen Tenor die Kopfstimme entwickeln. Der Stimmklang ist obertonarm. Nur die vorderen $^{2}/_{3}$ der Stimmlippen schwingen. Ein Glottisschluß ist wieder vorhanden. An das Falsett kann sich beim Mann noch die Fistelstimme anschließen.

**Flageolett-** oder Pfeifregister (Kurzregister): Es handelt sich um extrem hohe Töne der Frauenstimme. Sie werden von Koloratursopranen verwendet.

**Registerbruchstellen** (Registerwechsel oder Registergrenzen): Sie sind bei ausgebildeten Sängern nicht hörbar. Eine Prüfung erfolgt durch leises Aufwärtssingen auf dem Vokal „o“.

**Registerausgleich:** Man nimmt an, daß um die höchstmöglichen Tonhöhen zu erreichen, auch die Stimmlippen ihre größtmögliche Länge haben müssen. Im Brustregister soll die Längsspannung des M. vocalis im Vergleich zum M. cricothyreoideus überwiegen, während im Kopf- oder Falsettregister die Spannung der Stimmlippen durch den M. cricothyreoideus überwiegt; die Stimmlippen müssen im Kopf- oder Falsettregister in ihrer Spannung nachgeben, um ihre größtmögliche Länge zu erreichen. Der Registerausgleich gelingt daher beim Aufwärtssingen, wenn die muskuläre Neueinstellung des Vokalissystems erfolgt, ehe der zu zunehmender Stimmlippenspannung führende Kippmechanismus des Schildknorpels sein Maximum erreicht hat. Beim Sänger sind Registerübergänge völlig verwischt und nicht herauszuhöhren. Beim nicht ausgebildeten Sänger erfolgt an der oberen Grenze des Brustregisters ein „Umstellen“ auf eine andere Klangfarbe zwischen d und f.

### 3.4.8 Stimmeinsätze

*Unter Stimmeinsatz versteht man den akustischen Effekt, der sich aus der Stimmlippeneinstellung zu Beginn der Phonation ergibt.* Die Stimmeinsätze werden unterteilt nach dem Stimmlippenverhalten, dem Gehör und den Klanganalysen in:

**Gehauchten Einsatz.** Hörbares, h-artiges Reibegeräusch beim Übergang der Stimmlippen von der Exspiration (Hauchstellung) zur Phonation. Annäherung der Stimmlippen aneinander ohne vollständige Berührung.

**Weichen Einsatz.** Zunächst schmaler eliptischer Glottisspalt infolge vorsichtiger Adduktion der Stimmlippen. Durch allmählich sich verstärkenden Atemdruck erfolgen dann gleichmäßig zunehmende Stimmlippenschwingungen. Bevorzugt wird der weiche Stimmeinsatz beim Gesang und Sprechen.

**Harten** (festen, scharfen) **Einsatz.** Schon vor der Phonation fester Verschluß der Stimmritze. Dadurch extremer Atemdruck unter der Glottis. Nach Sprengen der Stimmlippen entweicht der Ton mit hörbarem Knall *(Glottisschlag);* ein harter Stimmeinsatz wird z. B. bei der Kommandostimme angewandt.

**Gepreßten Einsatz.** Die Stimmlippen werden aneinandergepreßt, der Kehlkopf wird gehoben, der Kehldeckel gesenkt. Erhöhter Atemdruck. Die Stimme klingt rauh, gequetscht, tief. Der gepreßte Einsatz kommt in semitischen Sprachen vor, er besitzt dort Phonemwert und wird in der Schrift besonders gekennzeichnet.

*Physiologisch ist ein weicher bis gerade eben fester Stimmeinsatz* (weicher Glottisschlag); pathologisch ein harter Stimmeinsatz (harter Glottisschlag, Sprengeinsatz).

Entsprechend den oben beschriebenen Stimmeinsätzen gibt es auch drei verschiedene Arten des **Phonationsendes:**

*Gehauchtes Absetzen.* Im Anschluß an die Stimmgebung öffnet sich die Stimmritze, so daß ein Atemgeräusch hörbar wird.

*Weiches Absetzen.* Mit dem Aufhören des subglottischen Drukkes klingt der Ton ohne Geräusch allmählich ab.

*Festes Absetzen.* Am Ende der Phonation wird die Glottis fest verschlossen. Der Ton bricht plötzlich ab.

### 3.4.9 Stimmklang

*Die* Klangfarbe *ist abhängig von der Anzahl und Stärke der im Klang enthaltenen Obertöne.* Die Klangfarben entstehen im Ansatzrohr. Vokale sind bestimmte Klangfarben der im

Ansatzrohr resonatorisch verstärkten, vom Kehlkopf abgestrahlten Grundfrequenz und ihrer Vielfachen.

*Nasale* Klangfarbe entsteht, wenn das Gaumensegel während der Vokal- oder Konsonantenbildung der Phonationsluft den Zutritt zur Nasenhöhle freigibt.

*Helle* Klangfarbe entsteht bei geöffnetem Ansatzrohr.

*Dunkle* Klangfarbe entsteht bei verengter Mundöffnung und bei durch Tiefertreten des Kehlkopfes verlängertem Ansatzrohr.

**Gedecktes Singen** bedeutet eine geringe Verdunkelung der Vokalbildung in höherer Tonlage zur Vermeidung einer zu hellen Klangfarbe und zur Erleichterung des Registerausgleichs (Brustregister — Kopfregister). Beim Baß erfolgt der Ausgleich bei $c^1/d^1$, beim Bariton bei $d^1/e^1$, beim Tenor bei $e^1/f^1$, bei Frauen eine Oktave höher. Beim Decken findet man:

ein Tiefertreten des Kehlkopfes
ein Aufrichten der Epiglottis
eine Kippung des Schildknorpels nach vorn unten mit Verlängerung und Spannung der Stimmlippen
eine Erweiterung des Ansatzrohres; der Mund wird mehr geschlossen
ein Anheben des weichen Gaumens
ein Nachvornbewegen des Zungenrückens.

Die Stimme klingt dann weich und farbenreich und hat einen größeren Reichtum an Obertönen. Gedecktes Singen erhöht den Luftverbrauch. Eine übertriebene Anwendung schadet der Stimme.

**Offenes Singen** (italienische Singweise): Hierbei wird die Epiglottis gesenkt und der Kehlkopf steigt nach oben; damit tritt eine Verkleinerung des Ansatzrohres ein.

**Knödeln:** Der Knödelton entsteht durch eine nach *hinten* verlagerte Sprechstimme. Die Knödelstimme kann künstlich durch Druck auf den Hals in der Gegend des Zungenbeines von vorn schräg nach hinten oben erzeugt werden (Annäherung des Zungengrundes an die hintere Rachenwand).

**Stimmansatz** (Tonansatz): Es handelt sich um das Verhältnis von Sitz oder Lage der Organe im Ansatzrohr zu den Stimmlippen beim Sprechen. Die Sprechstimme soll vorn sitzen, jedoch nicht vorn gebildet werden. Vorn sitzen bedeutet eine optimale und physiologische Ausnutzung des Ansatzrohres im Bereich der Mundhöhle.

Bei zu starker Hebung des Zungengrundes: *klosiger* Stimmansatz.

**Nuscheln:** Es wird durch eine zu geringe Kieferöffnungsweite beim Sprechen verursacht.

**Einfluß des Kehlraumes auf die Klangfarbe der Stimme.** Der sog. Kehlraum beginnt oberhalb der Stimmlippen und geht oben ohne scharfe Grenzen in den Mesopharynx über. In ihm liegt der Kehldeckel. Er wird begrenzt vorn vom unteren Teil des Zungengrundes, seitlich und hinten von den unteren Teilen der Rachenwand (Hypopharynx). Im Kehlraum werden die Klangabstufungen der Sprech- und Singstimme gebildet. Seine Gestaltformung hängt besonders mit der Gefühlswelt zusammen, weniger mit der logisch-begrifflichen Sphäre der Sprache.

### 3.4.10 Genauigkeit der Stimme

*Hierunter versteht man die Fähigkeit, einen Ton bestimmter Höhe zu bilden und zu halten.* Diese ist abhängig von der Musikalität des einzelnen Menschen. Das Tongedächtnis kann durch Nachsingenlassen eines Tones geprüft werden. Unter *absolutem Gehör* versteht man die Fähigkeit, einen gehörten Ton in seiner Höhe zu bestimmen.

Ungenauigkeiten der Intonation bezeichnet man als *Detonieren* (zu tief singen) und *Distonieren* (zu hoch singen).

Beim Singen von vorgeschriebenen Intervallen zu einem gleichzeitig erklingenden Ton sind die Fehler deutlich größer als beim Nachsingen des gleichen Tones. Das Treffen der Quint bereitet die größten Schwierigkeiten. Die Schwankungen bei langem Festhalten eines Tones betragen im Bereich von $c^1$ und $c^2$ nur ½—2 Schwingungen in der Sekunde.

### 3.4.11 Tragfähigkeit der Stimme

Es handelt sich um die Fähigkeit der Stimme, weitgehend unabhängig von ihrer Lautstärke einen Raum zu füllen. Bei der Sprechstimme spricht man von *Durchschlagskraft*.

Im einzelnen sind die Bedingungen für eine große Tragfähigkeit der Stimme noch unbekannt. Man weiß, daß Geräuschanteile im Stimmklang die Tragfähigkeit der Singstimme und die Durchschlagskraft der Sprechstimme vermindern. Günstig sind mit sparsamem Luftverbrauch erzeugte Töne sowie eine Weichwandigkeit und Entspanntheit des Ansatzrohres. Weiterhin besteht eine Abhängigkeit von der „Diffusität“ des Raumes oder Saales. Eine große Diffusität wird z. B. durch Unregelmäßigkeiten der Raumwände (Verzierungen) erzielt. Hierbei kommt es zu einer weiten Streuung des Schalles infolge Reflexion von den Wänden. Der Schall trifft dann aus allen Richtungen gleichmäßig das Ohr.

Zusätzliche Bedeutung kommt auch dem *Nachhall* zu. Gelangt der reflektierte Schall (Nachhall) innerhalb von 50 msec nach dem direkten Schalleindruck an das Ohr, so wird dieser verstärkt. Andernfalls hat er eine die einzelnen Silben verschlingende Wirkung.

Musik erfordert eine große Diffusität (Nachhallzeit), während für das Verständnis von Sprache eine große Deutlichkeit, also eine kleinere Diffusität, günstig ist. In einem stark gedämpften Raum klingt die Stimme zwar leise, aber die Sprache ist gut verständlich.

## 3.5 Schwellton, Vibrato, Tremolo, Triller

**Schwellton** (Mesa di voce)

Man versteht hierunter ein *allmähliches Lauter- und Leiserwerden eines auf gleicher Höhe gehaltenen Tones.* Dabei Zu- und Abnahme der Stimmlippenspannung und der Schwingungsamplituden. Beim Anschwellen senkt sich der Kehlkopf, beim Abschwellen hebt sich der Kehlkopf. Die Luftröhre dehnt sich beim Anschwellen nach hinten aus (Pars membranacea). Beim Anschwellen nehmen die Teiltöne zu, die höheren Frequenzen treten hervor. Ein zusätzliches Vibrato ist möglich. Der Schwellton gilt als eine der schwierigsten gesangstechnischen Leistungen.

**Vibrato**

Hierbei handelt es sich beim Halten eines Tones um einen *5—7mal pro Sekunde erfolgenden Wechsel von Tonhöhe* (1/2 Ton), Lautstärke (2—5 dB) und Klangfarbe. Dieser Wechsel kann auf einer rhythmisch-elastischen Ausatmung beruhen, d. h. er wird von der Zwerchfellbewegung hergeleitet. Weiterhin können Kippbewegungen des Kehlkopfes zu Grunde liegen oder Schwingungsüberlagerungen der Grundschwingung der Stimmlippen. Je größer die Lautstärke, desto geringer brauchen die Tonhöhenschwankungen zu sein, um hörbar zu werden. Dadurch wird der Eindruck großer Klangfülle und Gefühlswelt vermittelt. Vibrato von geringerer Frequenz (3—4,5 Perioden pro Sekunde) wenden Varietésänger und Sänger der Negrospirituals an.

**Tremolo**

Es stellt eine unschöne Abart des Vibratos dar. 8—12 mal erfolgt ein Wechsel der Tonhöhe pro Sekunde mit größeren Tonhöhenunterschieden. Es kann sich dabei um ein ungewollt übermäßiges Vibrato handeln oder um einen abgeschwächten Triller.

**Triller**

Der Tonhöhenwechsel beträgt bis zu plus oder minus 1 Ganzton. Der Intensitätswechsel kann doppelt so schnell wie der Tonhöhenwechsel sein. Der Triller beruht auf rhythmischen Kontraktionen und Erschlaffungen von Larynx und Epiglottis.

## 3.6 Klangfarbe der Stimme

### 3.6.1 Flüsterstimme

Strömt Phonationsluft durch die im hinteren Bereich dreieckförmig geöffnete Glottis (Flüsterdreieck), so entsteht die Flüsterstimme. Der Geräuschcharakter kommt durch aperiodische Schwingungen der Stimmlippenränder zustande. Der Luftverbrauch ist erhöht. Die Flüsterstimme ist wegen der ungünstigen Schwingungs- und Ausatmungsverhältnisse unphysiologisch und *darf nicht zur Schonung der Stimme empfohlen werden.*

### 3.6.2 **Pseudoflüsterstimme** oder Mundflüstern

Kehlkopflose können die im Mund vorhandene Luft in geflüsterte Laute umformen, ohne von unten her anblasen zu können.

### 3.6.3 Bauchrednerstimme

Die Stimme wird so verstellt, daß die Illusion erzeugt wird, sie entstehe an einem anderen fernen Ort. Dabei sind Veränderungen des Ansatzrohres (Verkleinerung) entscheidend. Daher erfolgen eine maximale Kontraktion der Gaumenbögen mit Abschluß des Nasenrachenraumes, ein Zurückziehen der Zunge mit Druck auf das Zungenbein, eine maximale Senkung des Kehlkopfes, ein Senken der Epiglottis. Die Stimmlippen schwingen bei starker Glottisverengerung nur mit den Rändern (= eine Art Flageoletton). Hierdurch Wegfall einer Reihe von Obertönen. Die Sprechstimmlage liegt eine Oktave höher. Außerdem werden paradoxe Zwerchfellbewegungen gefunden. Sichtbare Sprechbewegungen mit den Lippen werden vermieden.

### 3.6.4 Jodelstimme

Es handelt sich um ein plötzliches Tonspringen mit weichem Stimmeinsatz vom Brust- zum Kopfregister und zurück unter Überspringen des Mittelregisters. Ein Vokal wird dazu benötigt (meist das Phonem Jo). Der Kehlkopf tritt nach unten, die supraglottischen Räume erweitern sich, der Kehldeckel wird aufgerichtet. Die Jodelstimme ist obertonreicher als die gewöhnliche Singstimme. Verwendung findet beim Jodeln auch die Thoraxstütze.

### 3.6.5 Die gute und die schöne Stimme.

Bei der Beurteilung der Güte einer Stimme handelt es sich um ein mit dem Verstand getroffenes Urteil. Die Schönheit einer Stimme wird dagegen gefühlsmäßig begründet. *Eine schöne Stimme braucht nicht unbedingt eine gute Stimme zu sein.* Die schöne Stimme besitzt emotionale Qualitäten, die den ästhetischen Genuß hervorrufen. Dieser wiederum ist abhängig vom jeweiligen Kulturkreis. So wird in Japan die Knödelstimme, im Nahen Osten das höchste genäselte Falsett, in Indien, Indonesien und Polynesien die Fistelstimme für schön gehalten.

Die gute Stimme ist frei von Nebengeräuschen, Druck, Dauer- und Fehlüberspannungen. Sie fließt resonanzreich, weich und anstrengungslos; sie kann jedoch infolge fehlender gemüthafter Beimischungen kalt klingen.

## 3.7 Die Stimme in den verschiedenen Lebensaltern

### 3.7.1 Stimmentwicklung

Die reflektorischen Neugeborenenschreie werden eingeteilt in:

- **Elementare Schreie.** Neugeborene schreien meist auf einer Tonhöhe von 440 Hz (Kammerton $a^1$). Es kommen jedoch Schreie in einem Bereich bis zu fünf Oktaven (a bis $f^4$) vor. Säuglingsschreie um 750 Hz findet man bei geistigen Schäden. Zwei Stimmregister lassen sich unterscheiden: Bruststimme und Kehlkopfpfeifen. Die Dauer der Neugeborenenschreie beträgt 0,2 bis mehr als 2 Sekunden, meist 0,5—0,8 Sekunden. Der Stimmumfang beträgt 2—3 Halbtöne.

Im Stimmspektrum der Vokale ist der Grundton im Vergleich zu Erwachsenen abgeschwächt, oder er fehlt; die höheren harmonischen Töne sind verstärkt. Typisch ist ein ausgeprägter dritter Formant. Der Stimmklang ähnelt dem Vokal a oder einem offenen e.

Ursachen: Höhere Kehlkopflage, kleinere Resonanzhöhlen, höherer Phonationsdruck, kürzere Öffnungsphasen der Stimmritze.

- **Modifizierte Schreie.** Man unterscheidet Inspirationsschreie, gepreßte Schreie und die sog. gedrosselte Meckerstimme.

- **Höhenerscheinungen.** Es handelt sich um bizarre Schreie, die durch rasche Veränderungen der Tonhöhe entstehen, z. B. Kehlkopfpfeifen, klonische Schreie, Jodeln, Trillern.

Laute wohliger Empfingung liegen tiefer als die sog. Unlustschreie.

Später auftretende Klänge des **Lallens** haben ein anderes Spektrum als Säuglingsschreie. Der Grundton ist bei Vokalen vorhanden, die tieferen Klanganteile sind ausgeprägter.

Einflüsse des Milieus auf die Qualität der Stimme (heisere Stimme, z. B. der Mutter) äußern sich bereits Ende des ersten Lebensjahres.

Bis zum Alter von 6 Jahren zeigt der Stimmumfang die Tendenz, sich nach unten auszuweiten; erst später dann auch nach der Höhe zu. Mädchen sind Jungen etwas voraus. Kinder vor der Pubertät verfügen durchschnittlich über einen Stimmumfang von anderthalb Oktaven.

### 3.7.2 Mutation (Stimmwechsel, Stimmbruch)

Ursache: Produktion männlicher Hormone durch die Keimdrüsen.

Bereits vor der Mutation, ab dem 9. Lebensjahr, kann die Stimme langsam tiefer werden **(Prämutation).** Kurz vor Beginn der Prämutation ist oft die Stimme glanzvoll, der Stimmumfang relativ groß. Während der Pubertät tritt dann eine hormonell gesteuerte *Stimmlippenverlängerung* bei Jungen im Alter von 12—13 Jahren bis zu 1 cm, bei Mädchen im Alter von 11—12 Jahren bis zu 3—4 mm ein. Die Stimmlippen werden auch breiter. Die Dauer der Mutation bei Jungen beträgt $^{1}/_{2}$—1 Jahr, bei Mädchen 6 Wochen bis 3 Monate. Die *mittlere Sprechstimmlage* sinkt bei Jungen um eine Oktave, bei Mädchen um eine Terz. Der *Stimmumfang* wird auf zwei Oktaven erweitert. Die Atemkapazität wird größer durch das Wachstum des Brustkorbs. Der Hals wird länger und umfangreicher. Der Kehlkopf tritt tiefer und wächst bei Knaben in anterior-posteriorer Richtung; der weibliche Kehlkopf wächst mehr in die Höhe. Manchmal findet man eine Rötung der Stimmlippen, der hintere Teil der Glottis kann bei Phonation dreieckförmig (*Mutationsdreieck* Abb. 33) oder sanduhrförmig geöffnet sein. Der Stimm-

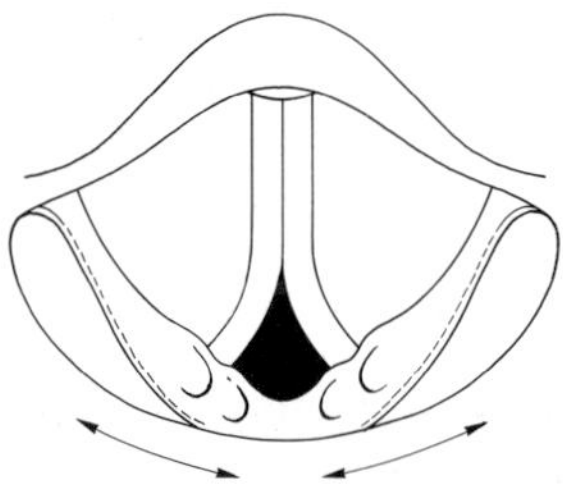

Abb. 33: Mutationsdreieck.

wechsel kann sich als Stimmbruch bemerkbar machen. Die Stimme kippt eine Zeitlang vom Brust- zum Falsettregister und umgekehrt.

Durch *Chorsingen* kann sich der Mutationsbeginn hinauszögern. Während der Mutation soll kein *Gesangunterricht* genommen werden. Bei unauffälligem Kehlkopfbefund kann jedoch im Brustregister gesungen werden. Die Mutation der Singstimme dauert länger als die der Sprechstimme. Beginn des Gesangstudiums bei Männern ab dem 18., bei Frauen ab dem 17. Lebensjahr. Aus Sopranknabenstimmen werden $^{2}/_{3}$ Bässe und $^{1}/_{3}$ Tenöre, aus Altstimmen $^{3}/_{4}$ Bässe und $^{1}/_{4}$ Tenöre.

Stimmwechsel der *Gehörlosen:* Späteres Einsetzen, allmählicher und unvollkommener Verlauf. Ursache ist das mangelnde Vorbild der tiefen Männerstimme.

### 3.7.3 Altersstimme (Greisenstimme)

**Ursachen:** Involutionseinflüsse, insbesondere des endokrinen Systems (Keimdrüsenatrophie).

Lunge: Verkleinerte Vitalkapazität sowie vergrößertes Residualvolumen.

**Folgen:** Ab dem 60. Lebensjahr Beginn des Alterns der Stimme beim Mann. Erstarrung der Gelenke, Verkalkung und Verknöcherung der Kehlkopfknorpel, insbesondere des Schildknorpels, nicht der Processus vocáles (Ossifikation beginnt bereits im 16. Lebensjahr, bei Frauen etwas später, Schildknorpel beim Mann frühestens mit 50 Jahren, bei der Frau mit 76 Jahren vollständig verknöchert), Muskelschwäche.

**Befund:** Atrophie der Innenweichteile des Kehlkopfes, verminderte Spannung der Stimmlippen mit ovalärem Glottisspalt bei Phonation (*hypofunktionelle Dysphonie,* auch senile Myasthenie genannt). Der Kehlkopf tritt wegen Muskelerschlaffung tiefer. Atrophie der Taschenfaltendrüsen mit Austrocknung der Kehlkopfschleimhaut. Abnahme des Stimmumfangs und der Stimmintensität. Bei Männern Überschnappen der Stimme in die Fistellage (Greisendiskant), flattern und tremolieren. Die mittlere Sprechstimmlage ist erhöht (die Greisinnenstimme wird dagegen tiefer). Die obere Tongrenze verändert sich bei Männern und Frauen dagegen kaum. Die Tonhöhe kann nicht mehr gehalten werden, die Singstimme detoniert und wird zittrig (hypofunktionelle Symptome). Minderung der Resonanz, Veränderung der Timbres. Das Klimakterium kann bei der Frau das Ende der sängerischen Laufbahn einleiten.

**Therapie:** Versuch mit Elektrotherapie (Exponentialstrom) und gleichzeitigen Stimmübungen.

## 3.8 Stimme und Gehör

Die Eigenkontrolle durch das Hörorgan ist für die Stimme und Sprache wichtig. Das Ohr steuert alle Sprechbewegungen. Der gewünschte Ausdruck und die tatsächliche phonische Leistung können so verglichen werden. Beim *Lombard*'schen Lese-Versuch (Ausschaltung des Gehörs mittels zwei Lärmtrommeln) erfolgt physiologischerweise eine Zunahme der Stimmstärke. Der *Lombard*'sche Lese-Versuch wird gleichzeitig als Simulationstest bei simulierter Taubheit oder psychogener Heiserkeit benutzt. Stottern läßt bei Vertäubung der Ohren nach (audioartikulatorischer Reflex).

Eine Steuerung der Stimmgebung erfolgt auch auf Grund von taktilen Empfindungen im Bereich der Schleimhaut des Ansatzrohres, von Dehnungsrezeptoren und Eigenreflexen. Beim Sprechen wird die Stimmgebung überwiegend vom Gehör gesteuert. Weiterhin beeinflussen räumliche Verhältnisse die Qualität und Quantität der stimmlichen Leistung.

Beim Musikhören oder beim stillen Lesen von Tonfolgen erfolgen unbewußt Einflüsse auf den Stimmapparat sowie auf den Ablauf von Atmung und Herzschlag.

## 3.9 Berufliche Verwendung der Stimme

**Kommandostimme:** Zuerst lange, tiefe Einatmung durch Mund und Nase. Beginn der Stimmgebung mit einem Schwellton, d. h. einem weichen Stimmeinsatz, dann anschwellenlassen der Stimme unter Benutzung der Atemstütze.

Häufiger Fehler: Harter Stimmeinsatz, zu hohe Sprechstimmlage.

**Stimme des Vortragenden:** Die Sprechstimmlage ist um einige Töne erhöht. Ein dramatischer Effekt wird durch plötzliche Verdunkelung der Stimme, Senkung der Tonhöhe und Verminderung der Stimmstärke erzielt.

## 3.10 Stimmhygiene bei Stimm- und Sprechberufen

Sprechen mit weichen Stimmeinsätzen, Vermeiden einer zu hohen Sprechstimmlage (normal im unteren Drittel des Stimmumfangs), Anwendung der costoabdominalen Atmung (bei Kindern ist costale Atmung physiologisch). Bei nicht geschulten Stimmen findet man bei der Sprechatmung oft ein Überwiegen der costalen Atemform gegenüber der abdominellen Atmung. Keine Überforderung der Stimme. Große Gesangspartien sollten höchstens zwei- bis dreimal wöchentlich gesungen werden. Fettleibigkeit führt zu Zwerchfellhochstand und dadurch zu Kurzatmigkeit.

*In einem Stimm- oder Sprechberuf Tätige (besonders Lehrer) sollten sich bezüglich ihrer Eignung vor Beginn der Ausbildung einer phoniatrischen oder hals-nasen-ohrenärztlichen Untersuchung unterziehen.*

In der Schule sollten keine Lieder geübt werden, die den durchschnittlichen Stimmumfang überschreiten. Schulsingen nach Eintritt der Pubertät ist ungünstig. Bestimmte Stimmübungen sind auch während der Mutation vorteilhaft und zwar in der Lage zwischen f und $d^1$. Gesangsausbildung bei Männern ab 17 Jahren, bei Frauen ab 16 Jahren. Männerstimmen können ab 40 bis 45 Jahren, Frauenstimmen ab 35 Jahren ihre künstlerische Eignung verlieren. Bei der Stimmschulung darf mit der Ausbildung der Höhe nicht zu früh und zu intensiv begonnen werden. Sonst entsteht zunächst eine passagäre Arbeitshyperämie der Stimmlippen, später eine chronische Heiserkeit. Eine Klangverschlechterung tritt beim Sprechen auf durch zu geringe oder zu weite Mundöffnung, durch schlechte Zungenstellung und defektes Gebiß.

# 4 Stimmdiagnostik

## 4.1 Vorgeschichte

Bei der Erhebung der **Vorgeschichte** ist auf folgende Punkte zu achten:

Familienanamnese, Stimme in der Kindheit, Mutation, Allgemeinerkrankungen, Erkrankungen von Hals, Nase und Ohren, psychische Belastungen, Stimmgebrauch, Stimmerziehung, Sprecherziehung, Chorgesang, Beginn der Stimmstörung, vermutliche Ursache der Stimmstörung, ihre Behandlung.

Trockenheit im Hals, Schleim, Druckgefühl, Kloßgefühl, Brennen, Schmerz, Räusperzwang, Ermüdung oder Versagen beim Sprechen, Umkippen der Stimme.

Wurde die Stimmstörung selbst oder nur von anderen bemerkt, fühlt sich der Patient durch die Stimmstörung behindert.

## 4.2 Funktionelle Stimmprüfung

Die **funktionelle Stimmprüfung** erstreckt sich auf folgende Untersuchungen

**Klangfarbe** der Sprechstimme, Rufstimme und Singstimme (s. Tabelle 1):

| | | | |
|---|---|---|---|
| krächzend | piepsend | halsig | stumpf |
| kratzend | pfeifend | kehlig | hart |
| knarrend | röchelnd | flatternd | kalt |
| rasselnd | brummend | schwebend | klangarm |
| prasselnd | blechern | wacklig | dünn |
| schmirgelnd | gellend | zittrig | muffig |
| fauchend | kreischend | matt | schwer |
| hauchig | tonlos | grell | belegt |
| verhaucht | gepreßt | flach | schneidend |
| scheppernd | abgeschnürt | hohl | verschleiert |
| scherbelnd | gestopft | fädig | |
| gesprungen | kloßig | rauh | |
| nasal | gaumig | scharf | |

Tabelle 1: Heiserkeitsformen (nach *Nessel*)

Bei mangelhaftem Glottisschluß klingt die Stimme hauchig, reibend, rasselnd.

**Stimmeinsätze:** Nach tiefer Einatmung Mund öffnen lassen; Patient darf erst auf ein Zeichen hin mit der Phonation beginnen. Unterscheidung der verschiedenen Stimmeinsätze durch das Gehör. Mit dem Stethoskop, das man vor dem Kehlkopf ansetzt, kann ein harter Stimmeinsatz erkannt werden. Eine mehrmalige Prüfung nacheinander ist erforderlich.

**Mittlere Sprechstimmlage** (Indifferenzlage): Die mittlere Sprechstimmlage liegt im unteren Drittel des Stimmumfangs. Die Untersuchung erfolgt während des Zählens von 1 bis 20 oder stimmhaften Kauens. Hierbei wird die Tonhöhe auf dem Klavier bestimmt. Anschließend Bestimmen der Sprechstimmlage beim freien Sprechen.

**Stimmumfang:** Der physiologische (absolute) Stimmumfang reicht vom tiefsten Brummen bis zum summend nach oben erreichbaren Fistelton. Die Bestimmung erfolgt auf dem Klavier.

**Stimmregister:** Beurteilung während leisen Aufwärtssingens auf dem Vokal „o". Feststellung der einzelnen Registerbruchstellen mit dem Gehör.

**Tonhaltedauer:** Die Bestimmung kann auf drei verschiedene Arten erfolgen.

- Nach tiefer Einatmung möglichst langsam flüsternd in der Mundstellung des Vokales „a" oder „o" ausatmen lassen. Die Länge der Ausatmung wird mit der Stoppuhr gemessen.
- Nach tiefer Einatmung „m" summen lassen.
- Vokal „o" in Höhe der mittleren Sprechstimmlage mit mittlerer Lautstärke singen lassen.

Die Tonhaltedauer beträgt normalerweise über 20 Sekunden.

**Schwelltonverhalten** (Registerprobe): Ton zum Forte anschwellen und wieder zum Piano abklingen lassen; zunächst in der Höhe, dann in der Tiefe; dann auf- und abwärts schwellen lassen über den gesamten Stimmumfang. Achten auf Gleich-, Ungleichmäßigkeit und Abbrechen.

**Stimmgattung:** Das Einordnen der Stimmgattung ist schwierig. Maßgebliche Kennzeichen sind die individuellen Höhen- und Klangunterschiede der Stimmen. Bestimmung nach:

- *Stimmumfang:* Groß = Baß und Sopran, klein = Tenor.
- *Registerverteilung.* Grenzen von Brust- und Mittelregister:

| | |
|---|---|
| Baß | d, $d^1$ |
| Bariton | e, $e^1$ |
| Tenor | f, $f^1$ |
| Alt | $d^1$, $d^2$ |
| Mezzosopran | $e^1$, $e^2$ |
| Sopran | $f^1$, $f^2$ |

- Mittlere *Sprechstimmlage:*

| | |
|---|---|
| Baß | G—A (G—Gis) |
| Bariton | B—c (A—B) |
| Tenor | c (A—c) |
| Alt und Mezzosopran | unterhalb gis |
| Sopran | h—$c^1$ |

Die mittlere Sprechstimmlage kann infolge unvollständiger Mutation oder unzweckmäßigen Stimmgebrauches überhöht sein; hierdurch sind Fehlbeurteilungen möglich.

- *Stimmklang:* Bei Tenor und Sopran hell.
- *Körpergröße:* Tenor, Sopran = kurz, breit;
  Alt, Baß = lang, schmal.
- *Gaumenform:* Tenor, Sopran = hoch, schmal;
  Baß, Alt = breit, flach.

*Zäpfchen:* Baß breit, Tenor schmal.

*Kehlkopf:* Baß groß, breiter Winkel der Schildknorpelplatten, Kehlkopftiefstand, Trachea weit einsehbar.

*Stimmlippen:* Baß 24—25 mm, Sopran 14—17 mm. Schlanke Stimmlippen bei lyrischen Stimmen, breite Stimmlippen bei kräftigen, dramatischen Stimmen.

*Form des Brustkorbes:* Tenor quadratisch, tief von vorn nach hinten; Baß lang, flach.

Muß man bei großen Stimmumfängen zwischen Tenor und Baß unterscheiden, so ist bei einer unteren Tongrenze oberhalb von F die Stimmgattung Tenor anzunehmen. In Zweifelsfällen entscheidet das Gehör des Gesangspädagogen durch Bewertung des spezifischen Timbre der zu untersuchenden Stimme. Auch subjektive Empfindungen des Sängers sind zu berücksichtigen, welche Töne ihm liegen und ihn am wenigsten ermüden.

**Kehlkopfdruckprobe nach Gutzmann:** Der Patient phoniert einen Vokal auf einer bestimmten Tonhöhe; gleichzeitig übt der Untersucher einen leichten Druck mit dem Daumen auf den oberen Rand des Schildknorpels aus (Verkleinerung des Spatium cricothyreoideum und Entspannung des M. cricothyreoideus). Bei plötzlichem Nachlassen des Druckes schlägt die Stimme um ½ bis 1 Ton in die Höhe; sie geht aber sofort wieder in die Normalstellung zurück. Pathologisch ist eine Tonerhöhung um eine Terz mit nur allmählicher Normalisierung der Tonhöhe bei weiterem Phonieren zu bezeichnen; man findet sie z. B. bei postmutationellen Veränderungen des Stimmklanges.

**Beurteilung der Rufstimme:** Rufen lassen von „Komm", „Hallo".

**Beurteilung der Singstimme:** Sie erfolgt während des Singenlassens eines Liedes. Die Singstimme ist z. B. ungestört, gestört, zeigt Registerbrüche, Tremolo, oder man findet ein Atemvorschieben.

**Prüfung der Musikalität:** Kinder oder Erwachsene müssen auf einem Klavier angegebene Töne mitsingen oder mitsummen. Weiterhin sollen rhythmische Fähigkeiten, das Tongedächtnis für Melodien und das Tontreffvermögen überprüft werden. Das musikalische Training muß bei der Auswertung berücksichtigt werden. Mangelhafte musikalische Begabung ist ein zentralsensorisches Phänomen. Viele stimmgestörte Patienten sind unmusikalisch. Unter **relativem** Tongehör (musikalisches Gehör) versteht man die Fähigkeit, Töne in ein festes Frequenzintervall zu anderen Tönen zu bringen. Als **absolutes** Tongehör wird die Fähigkeit bezeichnet, einen Ton nach seiner Schwingungszahl zu erkennen.

**Stimmbelastungsteste:** Bei Sprechbelastungen Erwachsener tritt nach 4—6 Stunden eine physiologische Stimmermüdung ein. Sie ist abhängig vom Lärmpegel der Umgebung und von der Stimmintensität. Der Patient muß bei der Prüfung 30 bis

45 Minuten intensiv und laut lesen bei einem Störgeräuschpegel von 65 dB.

**Beurteilung der Sprechstimmstärke:** Z. B. schwach, leise, kräftig, laut, überlaut.

**Beurteilung des Sprechstimmvolumens** (Resonanz, Klangfülle): Z. B. zart, dünn, gefüllt, überladen.

Ein weiter Abstand zwischen Zäpfchen und Rachenhinterwand weist auf einen großen Resonanzraum hin. Eine dicke und im hinteren Teil sich hochwölbende Zunge behindert die Weite des mittleren Rachens.

Weiterhin gehören zur funktionellen Stimmprüfung die Prüfung der Sprechmelodie, des Lautungsniveaus (Dialekt, Umgangs-, Hochlautung), des Sprechtempos und des Sprechstimmansatzes (Artikulationsverhalten).

## 4.3 Apparative Verfahren zur Objektivierung der Stimmdiagnostik

**Sonagraphie:** Elektroakustische Analyse des Frequenzaufbaus der Stimme und Sprache.

*Methodik:* Aufnahme der Stimme oder Sprache über Mikrophon (auch über Tonband möglich), Überspielung parallel oder später auf den Sonagraphen. Auf dem Sonagraphen wird das sprachwichtige Spektrum zwischen 85 und 8000 Hz aufgezeichnet (Ordinate). Die Zeitdauer des Sprechvorgangs wird auf der Abszisse abgelesen. Die Spektralintensität erkennt man an der unterschiedlichen Ausdehnung der Schwärzung auf dem Sonagramm.

*Untersuchung der Stimme* durch sprechen lassen von Vokalen in der Reihenfolge u, o, a, e, i.

*Untersuchung der Sprache* durch Testwörter, z. B. Schokoladenpudding (alle Vokale vorhanden sowie stimmhafte und stimmlose Konsonanten).

Es ist auch eine Objektivierung der Akzente möglich. Bei Stimmverstellungen bleiben individuelle Muster im Sonagramm weitgehend erhalten.

Als Analysendiagramme können auch Konturenspektogramme (Voiceprint) verwendet werden.

**LOMBARD'scher Versuch:** Ausschaltung des Gehörs mit 2 Bárány'schen Lärmtrommeln. Dadurch ist über das Gehör keine Kontrolle der Stimme mehr möglich. Die Stimme wird lauter. Bei psychogener Dysphonie oder Aphonie tritt oft eine Normalisierung der Stimme ein.

**Suchtonverfahren:** Gleichzeitig mit dem zu prüfenden Klang wird auf elektroakustischem Weg ein sog. Suchton erzeugt, der einen Frequenzbereich von 0—16000 Hz abtastet. Sooft der Suchton mit einem der Teiltöne des zu analysierenden Klanges zusammenfällt, erhält man einen Ausschlag des Galvanometers. Durch die Weite seines Ausschlages wird auch die Intensität des betreffenden Teiltones gekennzeichnet.

# 5 Behandlung von Stimmstörungen durch die perkutane Elektrotherapie

## 5.1 Perkutane Elektrotherapie der Kehlkopfmuskulatur

Ziel der Elektrotherapie ist eine Verhinderung der Inaktivitätsatrophie der gelähmten Muskulatur sowie eine *Kräftigung einer zu schwachen Kehlkopfmuskulatur. Die Nervenregeneration kann hierdurch nicht beschleunigt werden.*

Die Elektrotherapie bei Nervenschädigungen ist in ihrer Bedeutung umstritten. Gesichert ist, daß die Reinnervierung nicht beschleunigt und die Muskelatrophie nicht verhütet wird; letztere verläuft vielleicht verzögert. Eine relative Indikation für die Elektrotherapie sind die Totallähmungen. Therapeutisch sind allein Exponentialströme zu verwenden.

### 5.1.1 Stromarten

**5.1.1 Stromarten** (galvanischer Strom, faradischer Strom, Rechteckstrom, Exponentialstrom).

Folgende Stromarten kommen in Frage:

**Galvanischer Strom** (= konstant fließender Gleichstrom, Abb. 34). Eine Muskelkontraktion unter physiologischen Bedingungen ist bei Anwendung von galvanischem Strom nicht möglich.

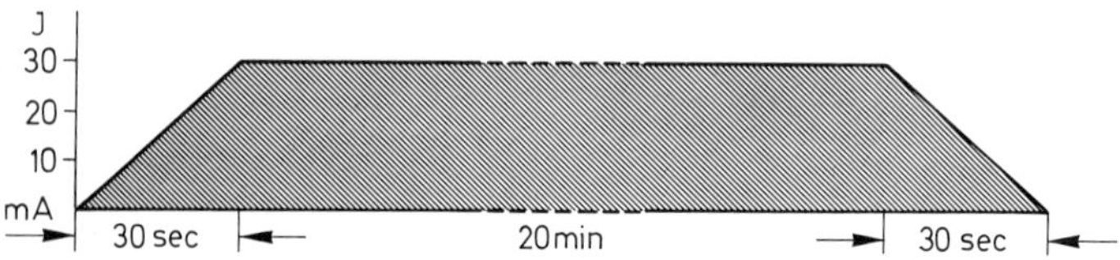


Abb. 34: Konstanter galvanischer Strom. Langsames Einschleichen über mehrere Sekunden; langsames Ausschleichen über mehrere Sekunden (nach *Gillert*).

Er hat jedoch eine *hyperämisierende* und *analgesierende* Wirkung. Durch Einwirkung von galvanischem Strom für einige Minuten Dauer soll eine Herabsetzung der Reizschwelle für Exponentialstrom eintreten.

*Indikation:* Neuralgien und Neuritiden des N. laryngeus superior. Vorbereitung der Exponentialstromtherapie.

**Faradischer Strom** (= niederfrequenter Wechselstrom, Abb. 35). Nur die steil nach oben verlaufende Zacke (Schließungsimpuls) ist wirksam. Es ist keine Konstanz der Impulsfrequenz und Impulsdauer gegeben. Die größte Reizwirkung liegt bei 50 Impulsen pro Sekunde; diese führt jedoch zur tetanischen Dauerkontraktion der Muskulatur. Da die faradische Erregbarkeit bei fortschreitender Entartung infolge der kurzen Impuls- und Pausenzeiten erlischt, ist der faradische Strom nur für leicht geschädigte Muskeln geeignet.

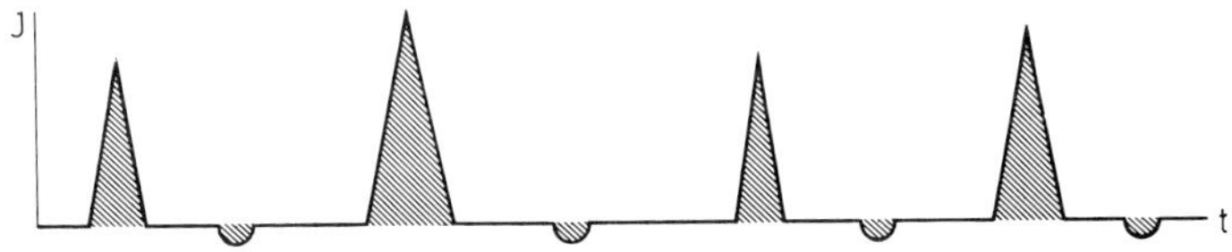


Abb. 35: Faradischer Strom in seiner ursprünglichen Form. Spitzenstromstärke, Impuls- und Pausendauer unregelmäßig (nach *Gillert)*.

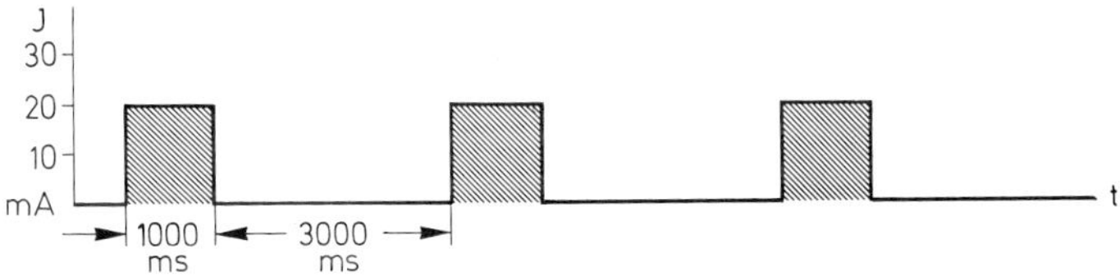


Abb. 36: Rechteckimpulse; steiler Anstieg, gleichbleibende Stromstärke während der Impulsdauer, steiler Abfall (nach *Gillert)*.

**Rechteckstrom** (Abb. 36). Er entsteht durch plötzliches Schließen und Öffnen des Stromkreises eines galvanischen Stromes.

Der Rechteckstrom wirkt schmerzauslösend auf die sensiblen Nervenendigungen. Gesunde Muskeln reagieren früher und stärker als gelähmte. *Eine selektive Reizung der geschädigten Muskeln ist somit nicht möglich*. Gesunde und gelähmte Muskeln können gereizt werden, wenn auch mit sogenannten Stromschmerzen.

**Exponentialstrom** (= Dreieckstrom, Abb. 37). Es handelt sich um eine Weiterentwicklung der galvanischen Reizstromtherapie. Benutzt werden Gleichstromimpulse, deren Anstieg

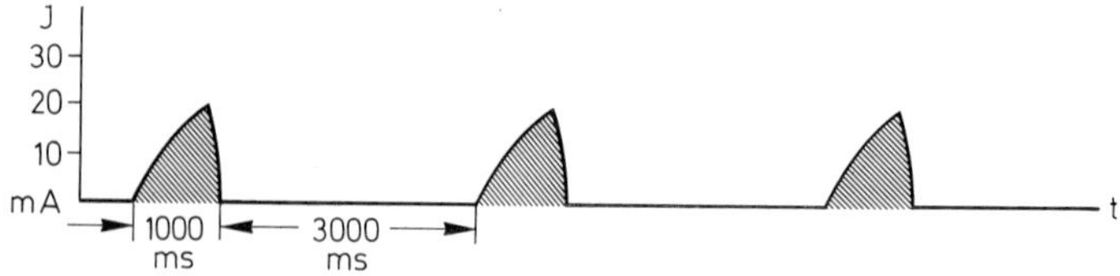


Abb. 37: Dreieckimpulse (Exponentialstrom); schräger Anstieg, einschleichender Impuls (nach *Gillert*).

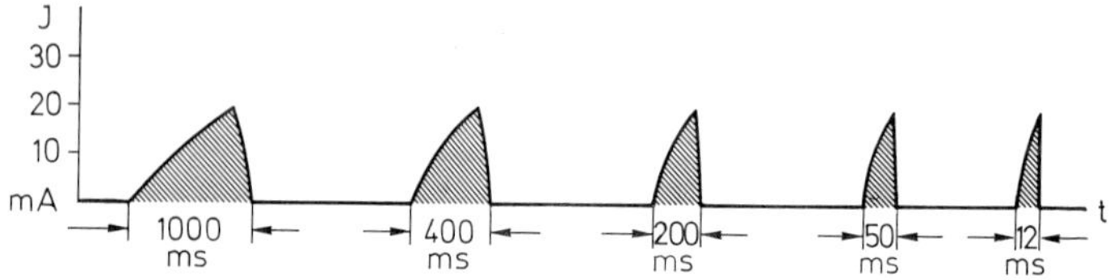


Abb. 38: Steilerwerden des Anstiegs bei Verkürzung der Impulsdauer (nach *Gillert*).

schräg in Form einer flachen Kurve verläuft, die einer mathematischen Exponentialgleichung entspricht.

**Vorteil:** Infolge des allmählichen Impulsanstiegs ist der Exponentialstrom *nicht schmerzhaft*, da die sensiblen Nervenendigungen schwächer gereizt werden. Gesunde Muskeln akkommodieren; daher erfolgt keine Kontraktion. Somit ist eine selektive Reizung entarteter Muskeln möglich, da geschädigte Muskeln keine Akkommodationsfähigkeit besitzen.

### 5.1.2 Therapeutisches Vorgehen

Anlegen von zwei Metallelektroden an beide Schildknorpelhälften (transversal), oder Anlegen einer kleinen Elektrode vor dem Kehlkopf und einer großen Elektrode in den Nacken (sagittal). Zwischen Metallelektroden und Haut wird eine mit Leitungswasser angefeuchtete oder in Kochsalzwasser getränkte Zwischenschicht (z. B. Flanell) gelegt. Während der Elektrotherapie müssen gleichzeitig Stimmübungen oder Hustenstöße erfolgen.

*Eine Elektrotherapie ohne gleichzeitige Stimmübungen ist zwecklos.*

Ein allgemeingültiges Behandlungsschema läßt sich nicht aufstellen. Vor Behandlungsbeginn kann die Einstellung der erforderlichen Stromdosis anhand des stroboskopischen Schwingungsablaufs (strombedingte Amplitudenverkürzungen, Erhöhung der Frequenz der Stimmlippenschwingungen mittels eines an ein Stroboskop angeschlossenen Reizstromgerätes) erfolgen. Die Stromempfindlichkeit des Patienten ist abhängig von der Gewöhnung und dem Hautwiderstand (Fettgewebe, Faszie).

Die *Impulsfähigkeit* darf nach *Böhme* nicht über 30 Impulse pro Sekunde liegen, nach *Gillert* nicht über 6, da sonst tetanische Kontraktionen auftreten. Die Behandlungen sollten täglich durchgeführt werden, höchstens über 15 bis 20 Minuten.

Bei Lähmungen entzündlicher Genese, z. B. bei idiopathischen (rheumatischen) Stimmlippenlähmungen beginnt man mit der Exponentialstrombehandlung erst nach Abklingen der Entzündungsvorgänge. In den ersten 5—6 Tagen nach Auftreten der Parese werden daher nur *galvanische Dauerdurchströmungen zur Hyperämisierung angewendet von jeweils 5 Sekunden Dauer mit Pausen von 20 Sekunden. Die Stromstärke wird so weit erhöht, bis ein leichtes Prickeln auf der Haut spürbar ist.*

*Ab der zweiten Krankheitswoche zunächst 5—7 Minuten galvanischer Strom; angeblich soll dadurch die Reizschwelle herabgesetzt werden. Anschließend Exponentialstrom von 500 msec Dauer mit Pausen von 2000 msec Dauer. Die Exponentialstromdauer kann allmählich auf 50 msec verkürzt werden. Die erforderliche Stromstärke* wird ermittelt, indem man von Null mA beginnend die Stromstärke so weit erhöht (3—12 mA), bis ein unangenehmes Gefühl (Stechen, Kribbeln) auftritt.

**Indikation für die perkutane Elektrotherapie:** Funktionelle und organische hypofunktionelle Dysphonien (Internus-, Transversusschwächen) sowie alle Formen von Stimmlippenlähmungen.

### 5.1.3 Stimmübungen während der Elektrotherapie der Kehlkopfmuskulatur

*Summübungen* auf „m"; dann mit Vokalen: mo, ma usw.; mom, mam usw.; nong, nang usw.

Die Übungen werden in der unteren Mittellage begonnen und später nach oben und unten ausgedehnt.

*Vokalübungen.* Vokale auf langem Atem gleichmäßig durchziehen: a, e, i, o, u, au, eu, ei; später Crescendo und Decrescendo.

Anschließend Aufbau einzelner Wörter: A-bend, Gna-de usw. *Kräftigungsübungen:* Krap, krop usw.; Rufübungen: Komm! Hallo! Hustenstöße.

## 5.2 Perkutane Elektrotherapie der vom N. facialis innervierten Gesichtsmuskulatur

**Ursachen** von Facialisparesen: sog. Idiopathische Paresen, traumatische Paresen, otogene Paresen als Entzündungs- oder Traumafolge.

**Pathophysiologie:** Nach Durchtrennung oder Zerreißung des N.facialis (= Neurotmesis) im Bereich des 3. Knies (= Übergang vom tympanal-Mastoid-Abschnitt) tritt nach 12—18 Stunden ein Axonzerfall auf. Die elektrische Erregbarkeit des Axons ist damit erloschen (= Axonotmesis). Es stellt sich sofort eine Lähmung der mimischen Muskulatur ein. Peripher der Nervenschädigung bleibt der Nerv zunächst elektrisch erregbar (= Neuropraxie). Der Axonzerfall schreitet in die Peripherie fort. Nach 3 Tagen steigt die Reizschwelle bei peripherer Reizung mit 1 msec Rechteckstrom (Nerve Excitability Test) auf Werte über 3,5 mA an. Nach 5 Tagen ist der Nerv peripher elektrisch nicht mehr erregbar. Auch die motorische Endplatte degeneriert nun. Nach 10 bis 12 Tagen zeigen die führungslos gewordenen Muskelfasern spontan unkoordinierte Entladungen, die im Elektromyogramm als Fibrillationen sichtbar werden.

Bei einer Teilschädigung des N.facialis (z. B. Ödem) läßt sich der noch aktive Faserquerschnitt mit dem Nerve Excitability Test oder genauer mit dem Maximal Stimulation Test abschätzen.

Ganz allgemein gilt für die **Elektrotherapie** des N.facialis folgendes. Nur Exponentialströme von 100 msec Dauer sollen verwendet werden. Es muß sich um *Einzelreizungen* von Muskelgruppen handeln mit 10—15 Muskelkontraktionen jeder Muskelgruppe in jeder Sitzung. Zu starker Strom und die Verwendung der bipolaren Technik mit 2 Bandelektroden führen zu einem unerwünschten Überspringen auf die gesunde Antagonistenmuskulatur. So kann es bei zu langer Anwendung zu Kontrakturen der vom N.facialis innervierten Muskulatur kommen.

Die Elektrotherapie sollte *dreimal* wöchentlich durchgeführt werden. Wenn keine Reinnervierungspotentiale auftreten, kann nach 3 Monaten die Behandlung abgebrochen werden; treten Reinnervierungspotentiale auf, so kann je nach der Schädigungshöhe eine Behandlung bis zu 24 Monaten sinnvoll sein.

### 5.2.1 Monopolare Elektrodentechnik.

Die differente Elektrode (= *Reizelektrode* = Kathode = Minuspol) wird direkt an den Muskel- oder Nervenreizpunkt geführt. Die *indifferente* Elektrode (= Anode = Pluspol) wird am Arm angebracht. Die Reizung des Muskels kann direkt an dem Muskelreizpunkt (Abb. 39, 40) erfolgen oder *indirekt* über seinen motorischen Nerv (*Nervenreizpunkt* [Abb. 41]).

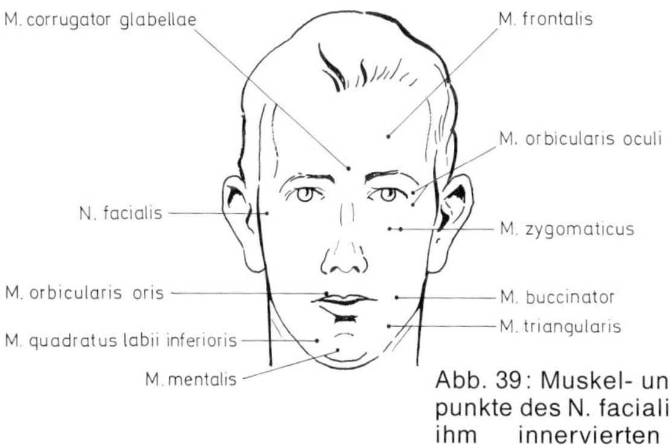


Abb. 39: Muskel- und Nervenreizpunkte des N. facialis und der von ihm innervierten Muskulatur (nach *Gillert*).

Bei kompletter Entartungsreaktion, dem Zeichen einer schweren Schädigung, ist es besser, die *Anode* als Reizelektrode zu verwenden; man erzielt bei gleicher Stromstärke einen besseren Effekt. Kommt keine Muskelzuckung zu Stande, so kann die indifferente Elektrode an der nicht gelähmten Stirnseite befestigt werden.

Abb. 40: Die vom N. facialis innervierte mimische Gesichtsmuskulatur.

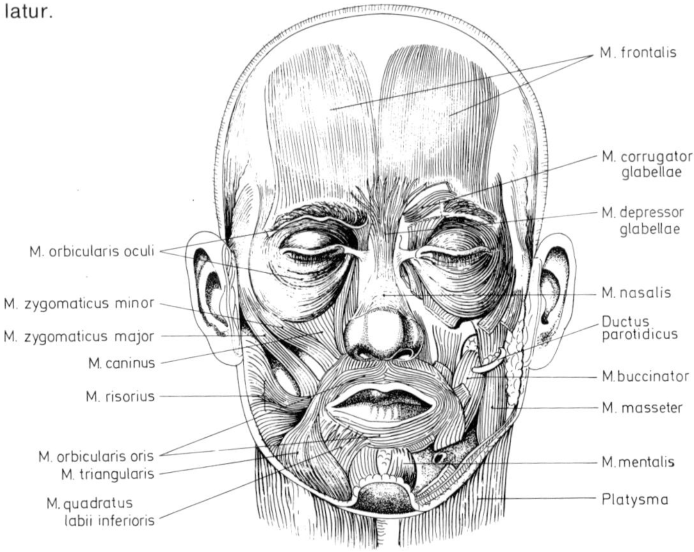


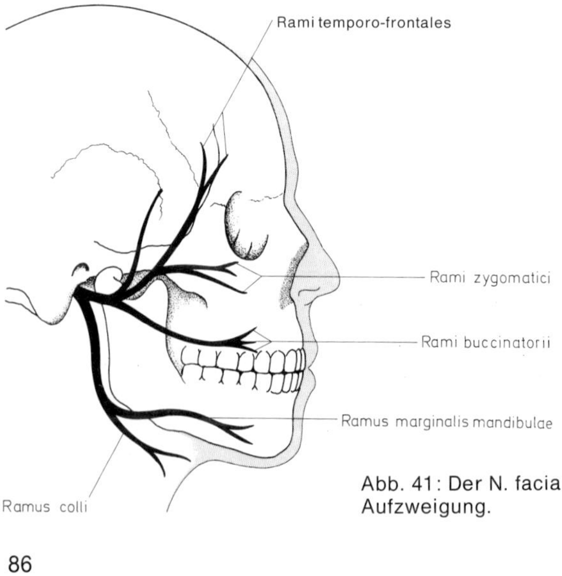


Abb. 41: Der N. facialis und seine Aufzweigung.

Der denervierte Muskel ist nur noch direkt über seine Muskelfasern zur Kontraktion zu bringen.

**Aufsuchen der Reizpunkte:** Entlanggleiten mit der Reizelektrode auf der Haut bis die Muskelzuckung am deutlichsten wahrgenommen wird. Beim *Aufsetzen* der differenten Elektrode auf die Haut oder beim Entlanggleiten auf der Haut *darf kein Strom fließen*.

Die Elektrotherapie mit aktiven Innervationsversuchen (Intensionsübungen) dient der *Bahnung* der willkürlichen Innervation. Die erforderliche Stromstärke schwankt zwischen 0 und 12 mA. Es sollten anfangs 10—15, später 20—30 und evtl. mehr Exponentialstromstöße pro Muskelgruppe hintereinander mit 1—2 Sekunden Pause ein- oder zweimal täglich gegeben werden; später genügen drei Sitzungen pro Woche, bis Muskelkontraktionen willkürlich ausgeführt werden können. Danach aktive mimische Übungen vor dem Spiegel in stündlichen Abständen von etwa 5 Minuten Dauer.

*Beginn der Elektrotherapie ab der zweiten Krankheitswoche.*

### 5.2.2 Anhaltspunkte für die Impulsdauer und Pausendauer nach Gillert

| Zustand der Muskulatur | Impulsdauer in msec | Pausendauer in msec |
|---|---|---|
| Schwerste Entartung | 400—600 | 2000—5000 |
| Schwere Entartung | 150—400 | 1000—3000 |
| Mittlere Entartung | 50—150 | 500—1000 |
| Geringe Entartung | 10—50 | 50—150 |
| Normale Erregbarkeit | 0,5—1,0 | 20 |

### 5.2.3 Ermittlung der günstigsten Impulsdauer, Pausendauer und Stromstärke

**Ermittlung der günstigsten Impulsdauer** (Abb. 38). Reizung mit Dreieckimpulsen von 1000 msec Dauer bei einer Pausendauer von 2000 msec; die Stromstärke wird von null mA beginnend langsam erhöht, bis eine eben sichtbare Muskelzuckung auftritt. Nun wird die Impulsdauer auf 400 msec verkürzt, ohne die Stromstärke zu verändern. Die Zuckung wird kräftiger, da bei der Verkürzung der Impulsdauer der Impulsanstieg automatisch steiler wird (dies gilt für alte Neuroton-Geräte, z.B. vom Typ 510 und 621). Dann wird bei 400 msec Impulsdauer die Stromstärke so weit vermindert, bis die Schwellenzuckung wieder erreicht wird; denn *je kürzer die Impulsdauer, desto weniger Strom wird für die Schwellenzuckung benötigt* = günstigste Impulsdauer.

*Je stärker der Schädigungsgrad, desto länger die Impulsdauer* — also 100 bis 800 msec und länger. Bei eintretender *Reinnervation* sollte die Impulsdauer *verkürzt* werden, und zuletzt geht man von Dreieckimpulsen auf *Schwellstrom* über.

Bei modernen Geräten, z.B. Neuroton 626 und 627, können Impulsdauer und Impulsanstieg getrennt eingestellt werden.

Praktisch geht man so vor, daß man mit Impulsdauer und Stromstärke so weit zurückgeht, bis der Strombedarf wieder ansteigt.

Die **Pausendauer** sollte wenigstens doppelt so lang sein wie die Impulsdauer; am besten sollte sie aber das Drei- bis Fünffache betragen.

Die **erforderliche Stromstärke** kann nur durch Beobachtung und Erfahrung ermittelt werden. Sie liegt meist bei dem doppelten mA-Wert, der bei der günstigsten Impulsdauer gefunden wurde, bzw. sie ist dann erreicht, wenn eine deutliche, eben sichtbare Muskelkontraktion auftritt.

Nach einer 4—6wöchigen Behandlung kann die Impulsdauer und damit die Pausenlänge verkürzt werden, z.B. die Impulsdauer auf 150—200 ms und die Pausenlänge auf 500—1000 ms.

### 5.2.4 Anwendung von Schwellstrom (Abb. 42).

Eine Impulsfrequenz von 6 bzw. 30 Impulsen pro Sekunde wirkt tetanisierend auf den Muskel (siehe auch Seite 83). Man muß daher die tetanisierende Wirkung durch Schwellstrom vermeiden. In genau regulierten Abständen läßt man die Stromstärke von Null bis zur jeweils erforderlichen Spitzenstromstärke an- und abschwellen.

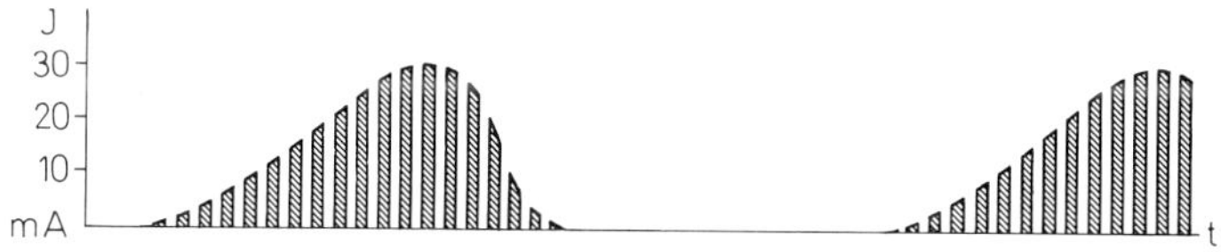


Abb. 42: Schwellstrom; rhythmisches An- und Abschwellen der Stromstärke; die einregulierte Impulsfrequenz verläuft unabhängig von der Schwellfrequenz (nach *Gillert*)

### 5.2.5 Übungen während der Elektrotherapie der vom N. facialis innervierten Gesichtsmuskulatur

Mund breitziehen lassen, Mund spitzen, Augen schließen, Stirn runzeln lassen.

Aktive mimische Übungen nach der Elektrotherapie der vom N. facialis innervierten Gesichtsmuskulatur: Zusätzlich zu den oben genannten Übungen Lippenübungen: Blasen, Backen aufblasen, pfeifen. Übungen wie fa, fe usw.; paf, flap, bap usw.

*Anmerkung:* Die elektrische Gaumensegelsonde findet gelegentlich Anwendung bei Schwäche oder Lähmung des weichen Gaumens sowie bei der postoperativen Behandlung der Gaumenspalten.

### 5.2.6 Prognose

Bei idiopathischen Facialisparesen und nach laterobasalen Frakturen ist eine Funktionsrückkehr bis zu ½ Jahr möglich. Nach Durchtrennung der Nerven mit anschließender Nervennaht bis zu 1 Jahr; allerdings können postoperativ in der Regel infolge einer heteromorphen Reneurotisation nur sog. Massenbewegungen (Synkinesen) ausgeführt werden.

# 6 Funktionelle Stimmbehandlungsmethoden

## 6.1 Grundlagen der Stimmtherapie nach Fernau-Horn

*Fernau-Horn* fand das Prinzip der Kehlfederung, auf der ihre Stimmtherapie basiert, auf empirischem Weg. Die wissenschaftliche Untermauerung erfolgte durch experimentelle Untersuchungen von Schilling. Die Methode nach Fernau-Horn kann bei *sämtlichen primär- und sekundär-funktionellen Stimmstörungen* sowie zahlreichen *postoperativen Stimmstörungen* angewandt werden.

### 6.1.1 Atemübungen nach Fernau-Horn

Bei *fehlender Bauchatmung* (kein Mitgehen der Bauchdecke bei der Atmung) oder bei *konträren Bauchdeckenbewegungen* werden folgende Übungen durchgeführt, um die Bauchatmung zu erlernen:

**Bauchschnellen.** Es handelt sich um eine Vorübung. Die Bauchdecke im Sitzen mit krummem Rücken und vorfallenden Schultern weich rückwärts und vorwärts hinein- und hinausschnellen lassen, ohne dabei zu atmen.

**Blasebalgübung.** Während die Bauchdecke weich herausfedert, durch den leicht geöffneten Mund einatmen. Danach auf f — f — f — t langsam ausatmen. Das Zwerchfell tritt nach oben, die Bauchwand flacht ab. Brustkorb und Schultergürtel müssen vollkommen ruhig gehalten werden. In der Bauchmuskulatur darf keine Spannung auftreten.

**Atemwurfübung.** Hierdurch werden die Federung der Halsmuskulatur, der Tiefstand des Kehlkopfes und die Weite des Resonanzraumes ermöglicht.

Zuerst ruhige Einatmung mit weichem Heben der Bauchdecke. Die Bauchdecke wird dann mit einem kurzen, federnden Ruck schnell eingezogen. Dabei spricht man leise „hop“, hält die Lippen einen Augenblick geschlossen, dann wird mit der Aussprache des „p“ die Luft herausgelassen. Der Bauch kehrt nunmehr in die Ruhelage zurück. Mit den Fingerspitzen werden die Bewegungen kontrolliert. Der Brustkorb muß ruhig bleiben.

**Flankenatmungsübung.** Nach ruhiger Einatmung durch den Mund kräftig ausatmen. Die Hände unterstützen die Ausatmung durch starken seitlichen Druck auf die unteren Rippen. Die Fingerspitzen liegen an den vorderen Rippenbögen und die Daumen im Rücken möglichst nahe der Wirbelsäule. Nach einer Atempause Lockerung des Drucks auf die Flanken und langsames Einatmen durch den Mund. Durch Heben der Rippen wird die untere Partie des Brustkorbes erweitert. Die vordere Bauchwand flacht ab. Die Differenz zwischen Ein- und Ausatmungsstellung über dem untersten Rippenbogen soll 10—20 cm betragen.

**Flankenstützübung** (Vergrößerung des *Atemhaltungsvermögens*). Die Rippen sinken infolge ihrer Schwere bei der Ausatmung zu rasch herunter, daher zu schnelles Ausatmen. Zur *Kräftigung* der *Zwischenrippenmuskulatur* dient folgende Übung:
Nach tiefer Flankeneinatmung werden die Fingerspitzen unter die tiefsten Stellen der vorderen Rippenbögen gelegt, so daß diese nicht heruntersinken können. Man zählt nun flüsternd oder mit leiser Stimme etwa 5—10 Sekunden lang, später länger; hierbei dürfen sich die Flanken nicht senken. Am Ende der Übung atmet man kräftig aus und läßt die Rippen heruntersinken.

**Kombinierte Atmung** (Zwerchfell-Flankenatmung). Über die Bauchwand gibt das Zwerchfell, je nach Bedarf, allmählich (legato oder stakkato) den Atem ab; die Bauchwand sinkt ein. Mittels der Zwischenrippenmuskulatur wird der für die Länge einer Phrase noch erforderliche Atem zurückgehalten. Die Bauchdecke ist die einzige Stelle des Atemapparates, an der die Atemluft dosierbar abgegeben werden kann. Die Flankenmuskulatur ist die einzige (richtige) Muskelpartie, mit der der Atem bewußt zurückgehalten werden kann. *Das Erlernen dieser kombinierten Atmung ist daher für Sprechberufe unerläßlich.*

### 6.1.2 Übungen zur Weitung des Kehl- und Rachenraumes nach Fernau-Horn

Voraussetzung für die Entwicklung einer gesunden Stimme und für die Schulung einer schwachen oder überanstrengten Stimme ist die Weiträumigkeit der Schallräume, d. h. des Kehlraumes und des darüberliegenden Rachenraumes während der Stimmgebung. Die Weite des Rachens ist abhängig vom Stand und von der Beweglichkeit des Zungenbeins. Das Zungenbein ist durch Muskeln mit dem Kehlkopf, mit dem Kinn und mit dem Brustbein verbunden.

Diese Schallräume sind eng bei hochstehendem Kehlkopf, zurückliegendem Zungenbein und darunter vorspringendem Kehlkopf sowie einem spitzen Winkel zwischen Kinn und Halslinie, flachem Mundboden, stark ausgebildetem Zungengrund, großen Mandeln und unzweckmäßigen Muskelverspannungen. Enge Schallräume verleiten zum sog. *Forcieren* und steigern dadurch die Stimmbeschwerden.

Bei der reinen Tonfunktion im *Sprechen* (Vokale) und *Singen* soll der *Kehlkopf* möglichst tief stehen. Bei allen palatalen und gutturalen Lauten hebt sich der Kehlkopf. Beim Sprechen geht der Kehlkopf also rasch hinauf und hinunter = *federnde Bewegung. Fehlende Federung, d.h. feststehender Kehlkopf ist die Ursache von Stimmschäden* (Randrötungen, Pachydermien, Knötchen).

Ziel der Übungen ist es, eine *Weitung des Kehlraumes und Rachenraumes durch Tiefstellung des Kehlkopfes bei der reinen Tonfunktion im Sprechen und Singen zu erreichen.*

Zunächst **Vibrationsmassage** ohne Phonation zur Kräftigung der Fixationsmuskulatur des Kehlkopfes (Mm. sternothyreoidei usw).

**Gähnübungen.** Beim Gähnen mit geschlossenem Mund ziehen der M. geniohyoideus und der M. sternohyoideus nach dem Gesetz vom Parallelogramm der Kräfte das Zungenbein schräg nach unten. Dieser Bewegung folgt der Kehlkopf; er tritt tiefer. Kehlkopf- und Rachenräume werden geweitet (Abb. 43).

Man legt die Fingerspitzen in den Halswinkel unmittelbar vor das Zungenbein. Die Lippen werden geschlossen. Durch die Nase einatmend versucht man langsam ins Gähnen zu kommen, ohne den Unterkiefer zu senken. Das Zungenbein rückt schräg nach vorn und abwärts, so daß der Halswinkel verschwindet und die Halslinie sich weich vom Kinn zum Kehlkopf nach unten rundet. Das Gaumensegel hebt sich, der Kehldekkel richtet sich auf, der Kehlkopf tritt tiefer. Die optimale Einstellung für eine ungehinderte Tonbildung ist erreicht.

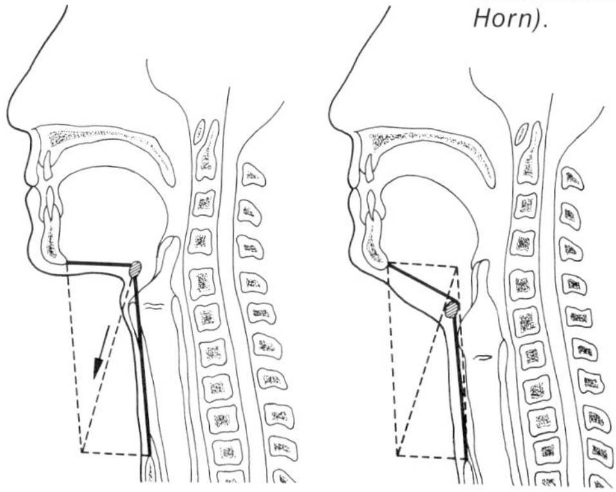

Abb. 43: Durch Gähnen bewirkte Schallraumweitung (nach *Fernau-Horn*).

**Übung der Federung.** Federung bedeutet automatische Wiedertiefstellung des Kehlkopfes während der vokalischen Sprachelemente. Der Kehlkopf hebt sich bei allen palatalen und gutturalen Lauten (d, t, n, l, s, z, sch, g, k, ch). Läßt man „holla", „hilf" oder „halt" rufen, so wird die Bauchwand mittels Atemwurf schnell eingezogen, das Zwerchfell entspannt sich ruckartig und versetzt das Brustbein in Vibrationen; diese wirken als mechanischer Reiz auf die am Brustbein und der ersten Rippe ansetzenden Mm. sternohyoidei und sternothyreoidei (Kehlkopfherabzieher). Der Kehlkopf bleibt unten, d. h. der Ton „sitzt". Sobald die Kehlkopffederung selbstätig zu wirken beginnt, wird der Atemwurf mit den Bauchdecken abgebaut.

**Pleuelübung.** Ein stark ausgebildeter Zungengrund kann zu weit hinten im Rachen liegen und auf den Kehldeckel drücken. Beim Sprechen, besonders bei den dunklen Vokalen a, o, u, kann sich der Zungengrund so stark zurückschieben, daß die Klangfarbe des Vokals leidet. Bei den Pleuelübungen wird der Unterkiefer leicht gesenkt, der vordere Zungenrand hinter die unteren Schneidezähne gelegt und die Zunge bei ruhigstehendem Unterkiefer federnd vor- und zurückbewegt.

### 6.1.3 Übung der Stimmeinsätze mit Federung nach Fernau-Horn

Die Güte des Tones hängt von der Beherrschung der Atmung ab und von der Exaktheit, mit der die Stimmlippen in die Tonstellung (Stimmritzenverschluß) gehen. Unvollständiger Stimmlippenschluß hat eine verhauchte Stimmgebung, zu starker Stimmlippenschluß, eine harte, scharf oder knarrend klingende Stimme zur Folge. *Grundlage einer Stimmschulung ist demnach das Erlernen eines exakten Verschlusses der Stimmritze.*

### 6.1.3.1 Die drei Arten des Stimmeinsatzes

a) **Sog. Schließeinsatz oder Einsatz nach stimmlosen Konsonanten.** Zuerst tritt Atemluft durch die Stimmritze aus, dann schließen sich die Stimmlippen und werden in Schwingung versetzt. Dieser Einsatz kommt bei allen Wörtern vor, die mit einem stimmlosen Konsonanten beginnen = zweiphasiger Stimmeinsatz.

b) **Stelleinsatz oder Einsatz mit stimmhaften Konsonanten.** Die Stimmlippen schließen im gleichen Augenblick, in dem die Ausatmung einsetzt = einphasiger Stimmeinsatz.

c) **Sprengeinsatz oder Einsatz mit Vokal.** Erst Stimmlippenschluß, dann Ausatmung. Die Atemluft staut sich unter den fest geschlossenen Stimmlippen. Der Stimmeinsatz erfolgt mit einem deutlichen kleinen Knall. Es handelt sich um einen *zweiphasigen* Stimmeinsatz, d. h. zuerst Verschluß, dann Öffnung.

*Übungen mit kurzen Vokalen zu:*

a) *Stimmeinsatz nach stimmlosen Konsonanten:*
Atemwurf und Federung erfolgen immer auf den Vokal. Ho, hoft, hopt, hokt, host, homt, hont, holt, hort usw. mit den übrigen Vokalen, z. B. hö, höft, höpt... sowie mit den Anfangskonsonanten f, sch, z, p, t, k, b.

b) *Stimmeinsatz mit stimmhaften Konsonanten:*
Atemwurf und Federung erfolgen im Augenblick des Vokalbeginns.
Ho, hoft, moft, mopt, mokt, most, momt, mont, molt, mort, usw. mit den übrigen Vokalen, z. B. möft, möpt...

Dieselben Reihen werden dann mit den stimmhaften Anfangskonsonanten n, l, r, w, s, j und den Konsonantengruppen bl, pl, br, pr, dr, tr, fl, fr, gl, gr, kl, kr, schw geübt.

*Übungen mit langen Vokalen zu:*

a) *Stimmeinsatz nach stimmlosen Konsonanten:*
Hof, hop, hok, hos, hom, hon, hol, hor usw. mit den übrigen Vokalen, z. B. hös, höp...
Die gleichen Übungsreihen auch mit den Doppellauten ei, au, eu sowie mit den stimmlosen Anlautkonsonanten f, sch, s, p, t, k, b, d, g.

b) *Stimmeinsatz mit stimmhaften Konsonanten:*
Mof, mop, mok, mos, mom, mon, mol, mor usw. mit den übrigen Vokalen, z. B. möf, möp...

Anschließend werden die gleichen Reihen mit den anderen stimmhaften Konsonanten n, l, usw. geübt.

c) *Stimmeinsatz mit Vokal:*

Es handelt sich um den schwierigsten Einsatz.

Als Vorübung *stimmloser Vokaleinsatz:* Abknallübung *(Ventiltönchen).*

Verwendet wird der Vokal a. Man läßt ihn mit ganz leiser Stimme bei weit geöffnetem Mund und in Gähnstellung des Rachens zart anlauten.

Oder man flüstert bei völlig zurückhaltendem Atem ohne jede Stimmgebung sehr langsam die Wörter „am anderen Abend", dann hört man deutlich zu Beginn jedes dieser Wörter einen mehr oder minder deutlichen Knall. Die Stimmlippen sind geschlossen und werden bei jedem anlautenden Vokal durch einen einzigen kleinen Atemdruck für einen Augenblick auseinandergedrängt, ohne zu schwingen, und schließen sich dann sofort wieder.

Bei der Übung des *Abknalls* ist zu achten auf: Einstellung einer offenen Vokalform (a, o, ö, ä), Weitung der Kehle mittels Gähnvorstellung, Anhalten des Atems mit abgestützten Flanken und leicht eingezogener Bauchdecke.

„Abknallen" des gleichen Vokales 5 bis 10 mal hintereinander langsam und taktmäßig. Es dürfen weder ein Hauchgeräusch noch ein Reibegeräusch während der Übung zu hören sein.

1. Phase (stumm): Vokalform einstellen, Kehle weiten, Atem anhalten.

2. Phase (tönen): Ohne Änderung von Mund-, Kehl- und Atemeinstellung den Ton fallen lassen.

Kurzer Vokal:
Oft, opt, okt, ost, ompt, ont, olt, ort;
dann mit den übrigen Vokalen, z. B. öft, öpt...

Langer Vokal:
Of, op, ok, os, om, on, ol, or;
dann mit den übrigen Vokalen, z. B. öf, öp...

Vokaleinsatz in Wörtern:
Ab und an, Arm in Arm, aus Übermut, eifrige Arbeit, im Unmut, ohne Aufenthalt, Übel über Übel.

### 6.1.3.2 Kombination von Konsonanten- und Vokaleinsätzen

Verbindung von Silben aus allen drei Gruppen miteinander, z. B.:

Kurze Vokale: Ho, hoft, moft, oft usw.
Lange Vokale: Ho, hof, mof, of usw.

### 6.1.3.3 Stimmeinsatz- und Stimmabsatzübungen mit Akzentverschiebung

Am Satzende fällt die Sprachmelodie, die Stimme wird tiefer und leiser. Dabei wird zuweilen „abgeknarrt"; besonders hörbar ist das Abknarren der Stimme, wenn am Phrasen- oder Satzende stimmhafte Laute stehen (Vokale oder stimmhafte Konsonanten), auch wenn noch ein „t" folgt.

Übungen zur Vermeidung des Abknarrens werden zuerst mit Betonung der *dritten* Silbe, dann der *zweiten* Silbe und zuletzt der *ersten* Silbe durchgeführt:
..!, .!., !..
A wa lam, ma a sar, a ra bal, wa gla an, a bra wang. Dann mit den übrigen Vokalen: E we lem usw.

Die Gefahr des Abknarrens ist noch größer am Ende einer Phrase mit mehr als zwei unbetonten Silben.

Betonungsfolgen: ...!, ..!., .!.., !...
A ba la wan, ma gla a sart.

Dann mit den übrigen Vokalen:
E be le wen, me gle e sert usw.

### 6.1.4 Übung der Vokalformen nach Fernau-Horn

Der Vokalklang ist abhängig von der Tonbildung (Atemführung, Kehlstand, Stimmeinsatz) und der Vokalform (Einstellung der Artikulationsorgane). Bei zu wenig geöffnetem Mund (Zahnreihen stehen dicht zusammen) ist der Vokalklang flach und gedrückt, die Aussprache undeutlich. Dies gilt besonders für e, i, ü (enge Vokalformen). Bei diesen Vokalen ist eine starke Hebung der Zunge erforderlich, damit erfolgt ein Anheben des Kehlkopfes und eine Einengung des Resonanzraumes. Bei Übung der Vokale e, i, ü muß daher auf die Vokalform und den Kehlstand geachtet werden.

Bei den runden Vokalen o, ö (kurz offen oder lang geschlossen) und u, ü beobachtet man zwei *Fehler:*

Der Mund wird zu weit geöffnet,
die Lippen werden gespitzt zusammengezogen.

*Folge:* Der Vokal klingt stumpf, besitzt keine Tragfähigkeit; ein Ausgleich erfolgt durch Forcieren der Stimme.

Kleinere Unterschiede im Öffnungsgrad bestehen auch zwischen langen und kurzen Vokalen, z. B. Mut — Mutter.

#### Ableitung der Vokalformen der deutschen Hochsprache

Ausgangspunkt ist der Grundvokal **ä**; die Artikulationsorgane sind hier völlig entspannt, zwischen oberer und unterer Zahnreihe findet sich ein Abstand von Daumenbreite, die Mundwinkel sind in Ruhelage, die Zunge berührt mit ihrem Vorderrand leicht die unteren Zähne.

ä wird durch Mundwinkelverengung zum ö (Hölle)
ö wird durch Zungensenkung zum o (holla)

ä wird durch Kieferhebung zum e (heben)
e wird durch Mundwinkelverengung zum ö (Höhle)
ö wird durch Zungensenkung zum o (holen)

e wird durch Kieferhebung zum i (hier)
i wird durch Mundwinkelverengung zum ü (Hülle)
ü wird durch Zungensenkung zum u (Hund)

ä wird durch Zungensenkung zum a (Hand)

## Doppelvokale

ai, ei wird angelautet wie $a^{e}$
au wird angelautet wie $a^{o}$
äu, eu wird angelautet wie $o^{\ddot{o}}$

## Schwachtonige e-Laute

E klingt in den Vorsilben „ent“ und „ver“ wie ein abgeschwächtes ä,
e klingt in den Vorsilben „be“, „ge“ und der Nachsilbe „en“ wie ein abgeschwächtes ö.

## Vokalübungen

Wechsel zwischen rundem und breitem Vokal. Zahnreihenabstand bleibt gleich. Die Mundwinkel gehen rasch auseinander und zusammmen. Die Lippen werden bei den runden Vokalen locker ausgestülpt, so daß die Ränder der Zahnreihen sichtbar werden. Die Übungen werden unter Spiegelkontrolle durchgeführt.

ho, he, ho, he usw.
he, ho, he, ho usw.
hö, he, hö, he usw.
he, hö, he, hö usw.

Dann mit den Vokalen i - u, u - i, i - ü, ü - i.
Anschließend mit den Anfangskonsonanten: M, n, l, b, d, p, t.

Danach die gleichen Übungen mit Reduplikation:
mo mo me me usw.
me me mo mo usw.

## Vokalübungen in Wörtern

Langes ä: Wähle, erzähle,
kurzes ä: Helft, schnell, Schwächling.

Langes a: Sag’s, Waage,
kurzes a: Halt, Gewalt usw.

## 6.2 Pädagogische Stimmbehandlung nach Wängler

### 6.2.1 Atemübungen

Im Liegen durch die Nase einatmen und durch den Mund ausatmen. Dabei wird die Gürtellinie als Zentrum der Atembewegungen angesehen. Allmähliches Verlängern der Ausatmungszeit auf 10 und 20 Sekunden und während der Ausatmung stimmloses, später stimmhaftes s, stimmloses f und stimmhaftes w sprechen. Die Atemmuskulatur soll dabei die **Luftabgabe** regulieren.

Anschließend Einbauen einer **Bereitschaftsspannung** durch Einlegen eines Intervalls nach Beendigung der Einatmung und vor Beginn der Ausatmung.

Es folgt dann eine mehrmalige **Unterbrechung** des Ausatmungsstroms auf s, f, w. In den Pausen darf nicht nachgeatmet werden. Das Absetzen muß durch plötzliches Anhalten der Atemmuskulatur erreicht werden, nicht durch Glottisschluß. Nun wird die **Einatmungszeit** verkürzt durch eine Mund-Nasen-Mischatmung.

**Einbau der Stützfunktion.** Der Brustkorb darf während der Ausatmung nicht einsinken; es muß eine inspiratorische Gegenspannung erfolgen. Gegen Ende der Ausatmung wird die Stütze mit einem kurzen Luftstoß abgebaut.

Dann wird die **Stützspannung** im Bereich der **unteren** Thoraxapertur aufgebaut. Hier (nicht nur in den Flanken) wird eine inspiratorische Gegenspannung erzeugt: Nach der Einatmung warten, bis im unteren Teil des Brustkorbs am Übergang von Knochen zu Weichteilen eine Gegenspannung erfolgt. Dieses Spannungsempfinden wird in den anschließenden Ausatmungsvorgang herübergenommen.

Einatmen — Bereitschaftsspannung — Ausatmen mit Decrescendo, später mit Crescendo auf s (stimmlos), f (stimmlos), s (stimmhaft), w (stimmhaft). Auf die Stütze während der Ausatmungsphase muß geachtet werden.

**Nachfüllen der Luft.** Beim Sprechen muß oft wegen der Sinneinheit mehrerer Wörter der Exspirationsvorgang abgebrochen werden, obwohl noch genügend Ausatmungsluft vorhanden ist. Es besteht atmungstechnisch die Gefahr, daß Inspirationsvorgänge aufeinandergepropft werden und so fälschlich Spannung angesammelt wird. Es darf daher nicht zu viel Luft nachgeatmet werden.

*Übung:* Stimmloses s, f oder stimmhaftes s, w während der Ausatmung sprechen, nach einigen Sekunden abbrechen und dann schnell einatmen lassen.

### 6.2.2 Resonanzübungen

**Resonanz** wird an von ihr ausgelösten Vibrationsempfindungen kontrolliert, z. B. Lippenvibrationen.

**Lippenvibrationsübungen** stärken zugleich die Stütze. Der Mund wird locker wie zur B-Bildung geschlossen, und durch Ausatmung werden die Lippen über 10 Sekunden in Vibrationen versetzt = Kutscher-Brr oder Lippen-r. Die Übung wird dann auf Tönen der unteren Mittellage und auf Gleittönen durchgeführt. Anschließend wird zwischen stimmhaften Lippenvibrationen und Lippenvibrationen + Vokal gewechselt. Lücken dürfen nicht entstehen.

**Summübungen.** Die Lippen berühren sich gerade noch; auf „m“ wird durch die Nase gesummt. Vibrationsempfindungen an Lippen und im Nasenraum.

**Kauübungen.** Während natürlicher Kaubewegungen „brummelt“ man. Dann wird nach jeder dritten oder vierten Kaubewegung ein „o“ geformt, dann die übrigen Vokale.

**Nasalwechselübungen.** Die Nasallaute m, n, ng werden nacheinander im Wechsel geformt, zunächst in der unteren Mittellage, dann auf Gleittönen von oben nach unten.

### 6.2.3 Übungen zum Stimmeinsatz

Fester Stimmeinsatz ist bei vokalischem Anlaut physiologisch.

**Weitungsübungen.** Bei geöffnetem Mund durch die Nase einatmen (Gähnspannung); Zungengrund und weicher Gaumen dürfen dabei nicht die Mundpassage versperren. Die Weitstellung wird durch Stütze gehalten. Anschließend wird die Gähnspannung bei geschlossenem Mund aufgebaut, die Weitstellung 5 Sekunden durch Stütze gehalten, und dann langsam ausgeatmet. Danach wird auf „i“ und den übrigen Vokalen ausgeatmet. Später läßt man nach sehr leisem Stimmeinsatz die Vokale gleichmäßig anschwellen. Abschließend, während der Anschwellung, 5—10 maliges Einsetzen des Vokales „i“ und dann der übrigen Vokale.

### 6.2.4 Tonansatzübungen

Die Sprachlaute sollen frei von überflüssigen Behinderungen im Rachen- und hinteren Mundraum sein. Daher müssen die Artikulationsstellen so weit wie möglich nach vorn verlagert werden. Dies erreicht man am besten mit den Konsonanten der ersten beiden Artikulationszonen; sie können den dann folgenden Laut etwas vorziehen, ohne seinen Lautklang zu verzerren.

**Kombinationsübungen:**

me, mi, mü, mö. Dann mit o, u, a, eu, ei, au.
be, bi, bü, bö usw., p, pi, pü, pö, usw. Dann mit n, t.

Zuerst mehrmalige Wiederholung auf einer Ausatmung; später jede einzelne Konsonant-Vokal-Kombination auf einer Ausatmung für sich allein.

### 6.2.5 Artikulationsübungen

Richtige Atmung, Resonanz, Stimmeinsatz und Tonansatz müssen mit präziser Artikulation verbunden werden.

**Lippenübungen:** Die Lippen werden in periodischem Wechsel übertrieben breit gespannt und vorgeschoben: i - u; u - i; i - u - a; ö -e - ü.

Anschließend Vorspannen der Lippen bis zur Rüsselbildung; bei geschlossenem oder leicht geöffnetem Mund soll die Oberlippe die Nase berühren; dann Breitspannung der Lippen. Danach Wechsel zwischen Einsaugen der Lippen unter die etwas auseinanderstehenden Zahnreihen und Rüsselbildung.

**Zungenübungen:** Zunge herausstrecken und zurückziehen, ohne an Lippen oder Mundwinkel anzustoßen. Danach Kreisen der Zungenspitze am Lippenrot links- und rechtsherum. Dann wird die Zungenspitze bei geschlossenem Mund weich am Alveolarrand der Oberzähne entlanggeführt, bis sie in kreisender Bewegung auf die Unterzahnreihe trifft. Hier soll sie bei jetzt leicht geöffnetem Mund an der Innenkante entlangtasten, bis sie in der Schließungsbewegung des Mundes an der anderen Seite wieder die Oberzahnreihe bzw. deren Zahntaschen streift. Zuletzt Aufkrempeln der Zungenränder; hierbei bildet sich eine tiefe sagittale Rinne; Zunge so herausstrecken und zurückziehen.

**Kieferübungen:** Horizontales und vertikales Verschieben, Kreisen, Kaubewegungen, Lutschbewegungen.

## 6.3 Funktionelle Atmungstherapie nach Parow

### 6.3.1 Die normale Atmung

Beim Einatmen spannt sich die Muskulatur des Brustkorbs und des Zwerchfells an. Der Brustkorb gibt durch seine erhöhte Muskelspannung dem Zwerchfell an seinem unteren Rand einen sicheren Halt. Er weitet sich geringfügig in horizontaler Richtung, hauptsächlich in seinem unteren Teil. Die Funktion der Brustkorbmuskulatur besteht daher vornehmlich in einer Haltgebung, die des Zwerchfells in einer Volumenänderung. Die Bauchmuskulatur wird bei der Einatmung elastisch gedehnt, bei der Ausatmung elastisch zusammengezogen; hierdurch wird das Zwerchfell in seine Ausgangslage zurückgeschoben. Eine Verengung des Brustkorbs durch Kontraktion der Mm. intercostales interni soll nach Parow nicht stattfinden.

Heben und Senken des Brustkorbs gehören daher nicht zur normalen Atmung. Falsche Atembewegungen erkennt man insbesondere am Heben und Senken des Schlüsselbeins. Beim korrekten Nasenatmen entsteht im oberen Teil der Nasenspitze das normale Atemgeräusch. Beim korrekten Mundatmen entsteht das Atemgeräusch im oberen Rachen.

**Normale Atemsteuerung:** Die normale Atemsteuerung liegt in der Nase (Nasenenge). Die Nase wirkt somit als Gegenspanner der Einatmungsmuskulatur und der Ausatmungskraft der Lunge.

**Erlernen des normalen Atmens:** Mit und in der Nase atmen, den Atem dort hin- und herführen. Die Lenden beim Einatmen nachgeben lassen. Die Lippen leicht öffnen, Gesicht und Zunge entspannen. Die Spannung der Bauchmuskulatur bleibt beim Ein- und Ausatmen unverändert.

Beim Sprechen und Singen durch den Mund atmen. Luft schöpfen soweit oben wie möglich; es muß im Rachen gespürt werden.

**Atemführung beim Ton:** Mit dem Tonansatz spannen sich die Einatmungsmuskulatur, die Lunge und die Bauchmuskulatur. Der Brustkorb weitet sich oben geringfügig. Die Taille wird vom Zwerchfell, das sich kräftig anspannt, etwas herausgedrückt, am deutlichsten in den Lenden und der Magengrube. Der Bauchmuskelschlauch gibt nicht wie beim Einatmen weich nach, sondern spannt sich und leistet dem Zwerchfell Widerstand. Solange der Ton klingt, bleibt diese Spannung bestehen. Hierin besteht die sog. **Atem- oder Tonstütze.** Bei fortlaufendem Sprechen erfolgt automatisch ein schnelles Einatmen.

Mit dem **Absetzen** des Tones wird der gestaute Atem losgelassen, Brustkorb und Zwerchfell geben nach, die Bauchmuskulatur zieht sich elastisch zusammen. Die erneute Einatmung erfolgt blitzartig durch den offenen Mund. Absichtlich ausatmen soll man nur dann, wenn das Loslassen des Atems beim Tonabsetzen verlorengegangen ist und erst wieder eingeübt werden muß.

**Tonansatz:** Das automatisch korrekte Zusammenspiel aller am Ton beteiligten Muskeln kann man sich am besten so vorstellen:

Der Ansatz des Tones liegt innen in der Mitte des Kopfes, oberhalb des Gaumens, in Augenhöhe hinter der Nasenwurzel. Diese Stelle muß unter minimalem Aufwand an Atem und Spannung zum Klingen gebracht werden. Von diesem Klangkern aus soll sich der Klang nach oben in den Kopf, die Stirn und die Nasenwurzel ausdehnen. Die Brust wird zum Mitklingen gebracht. Gesicht, Hals und Lippen sollen so entspannt wie möglich bleiben. Der Ton muß ununterbrochen festgehalten und geführt werden, unabhängig von allen Veränderungen in Höhe, Stärke, Klangfärbung und Resonanz. Gleichzeitig mit dem Tonansatz läßt man den Rumpf weiter werden und versucht, solange der Ton klingt, ihn möglichst weit zu halten. Beim korrekten Öffnen der Kiefer tritt dabei der Unterkieferwinkel nach hinten.

### 6.3.2 Natürliche Atemübungen

**Singen** kräftigt die Atemmuskulatur.

**Lachen** wirkt elastisch-federnd. Der Brustkorb bleibt gespannt. Der schnelle Wechsel von Spannen und Loslassen des Zwerchfells äußert sich in Erschütterungen der Taille.

**Seufzen** entspannt. Es handelt sich um ein schnelles Ausatmen bis zur Entspannung von Lunge und Atemmuskeln.

**Stöhnen** dehnt die Muskulatur. Die Luft wird drucklos angestaut unter geringerer Anspannung der Atemmuskeln als bei der Tonbildung. Im Kehlkopf wird ein tonloses Geräusch erzeugt („ah" oder „äh"). Jedes Drücken muß vermieden werden durch Halten des Brustkorbs und Herausspannen der Taille, unter der Vorstellung, daß sich die Luft nach unten in den Rumpf ausdehnt.

**Gähnen** bedeutet eine Kombination der Wirkungen des Lachens, Seufzens und Stöhnens. Es macht daher zur Steifheit neigende Muskeln geschmeidig.

*Herbeiführung des Gähnens:* Den breiten Mund weit öffnen und mit dem Rachen hörbar (ch) einatmen; die Zunge wird immer weiter zurückgezogen. Dann denn Atem stehen lassen und die Taille weiten (Anstauen). Ausatmen mit einem Seufzer. Der Brustkorb darf nur etwas in sich zusammensinken.

**Blasen und Pfeifen:** Der Brustkorb muß gespannt bleiben, er darf nicht heruntersinken.

**Anmerkung: Unterdrückung des Hustenreizes.** Bei spaltförmig geöffnetem Mund ganz wenig Luft mit den Lippen einschlürfen („f f f"), unteren Brustkorb anspannen und breit machen; während des Anspannens Atem von selbst und unhörbar abströmen lassen.

### 6.3.3 Einüben der Normalatmung

Der Brustkorb darf sich nicht heben und senken; Kontrolle am Schlüsselbein. Die Lenden sollen beim Einatmen weich nachgeben. Bauch und Lenden dürfen beim Ein- und Ausatmen nicht herausgedrückt oder eingezogen werden. Das Stillhalten des Brustkorbs wird durch **Brustkorbgymnastik** erreicht.

*Rippenspreizübung:* Kurzes wiederholtes Anspannen der inneren, in der Wand des Brustkorbs gelegenen Muskulatur unter der Vorstellung, die Rippen wie Finger zu spreizen. Eine ausreichende Kräftigung ist erreicht, wenn der obere Brustkorb beim Ausatmen gespannt gehalten werden kann.

**Entspannung** der Atmung durch kurzes, leises, abschwellendes, weich klingendes „sch"; es wird mit der Zungenspitze am vorderen Gaumen, ziemlich weit hinter den Zähnen ohne Beteiligung der Lippen gebildet. Der untere Brustkorb wird dabei schmaler, die Magengrube sinkt ein. Nicht nachdrücken bei der Ausatmung. Bei der Einatmung durch den Mund soll der untere Brustkorb möglichst schmal bleiben, und nur eine Dehnung der Magengrube und der Lenden erfolgen. Dabei sollte man sich vorstellen, die Luft ströme ins Kreuz.

**Pathologisches, unwillkürliches Atemanhalten** wird hervorgerufen: Durch gewohnheitsmäßige, unvollständige Ausatmung (bis zur normalen Ruhestellung relativer Entspannung in Lungen und Atemmuskeln) infolge nervöser Überbeanspruchung oder bei starken Muskelverspannungen, z.B. beim Sport. Die Folge ist Pressen mit ungünstiger Auswirkung auf die Stimmlippen. Verhütung durch häufiges „Loslassen" des Atems oder Verbindung jeder Muskelanspannung mit einem willkürlichen Ausatmen.

**Erlernen der korrekten Atemführung.** Kräftigung des Brustkorbs durch Brustkorbgymnastik. Kräftigung des Zwerchfells durch Nasenatmung und Herausspannen der Taille. Der Rükken wird dabei gestreckt, der Brustkorb gehalten, die Lenden von innen heraus ohne Einatmung gespannt. Im Lendenbereich muß eine spürbare Muskelspannung mit Vorwölbung nach außen tastbar sein; das Zwerchfell selbst kann bekanntlich nicht willkürlich kontrahiert werden.

**Erlernen korrekter Klangsteuerung.** Korrektes Öffnen des **Unterkiefers.** Unterkiefer nach unten und hinten sinken lassen. Eine Kontrolle erfolgt durch den Daumen, der von hinten an den senkrechten Teil des Unterkiefers gelegt wird, unmittelbar unterhalb des Ohres.

Entspannung und entspanntes Liegenlassen der **Zunge.** Bei Nichtgelingen Dehnungsübungen der Zungenmuskulatur. Lippen und Unterkiefer dürfen sich bei den Übungen nicht bewegen.

### 6.3.4 Dehnungsübungen

**Zunge:** Herausstrecken der Zunge und zurückziehen. Kauen unter möglichst weitem Herausstrecken der Zunge. Vorschieben und zurückziehen der breiten flachen Zunge, wobei ihre Ränder an den oberen Backenzähnen entlanggleiten. Abfahren der Lippenränder mit der Zungenspitze. Spitz- und breitmachen der auf der Unterlippe liegenden Zunge.

**Gesicht:** Artikulationsschwierigkeiten beruhen zuweilen auf Verspannungen der Gesichtsmuskulatur. Bei Massage muß die Muskulatur in ihrer Längsrichtung gedehnt werden.

*Gesichtsgymnastik:* Rüsselförmiges Vorschieben beider Lippen nach vorn oben. Isoliertes Auf- und Abbewegen der Unterlippe. Isoliertes, waagerechtes Vorschieben der Oberlippenspitze. Kiefer und Zunge dürfen nicht mitbewegt werden.

**Rachen:** Kräftigung der Rachenmuskulatur durch senkrechtes Auf- und Abbewegen der Zunge. Zunächst wird bei breit zurückgezogener Zunge geübt; die Zunge wird nach hinten oben, hinter das Zäpfchen, und dann nach unten in den Schlund bewegt; dabei soll sie dicht an der hinteren Rachenwand entlanggleiten. Es dürfen keine Formveränderungen der Zunge oder Lippen- und Kieferbewegungen dabei auftreten. Anschließend wird nur der hintere Teil der Zunge auf- und abbewegt, während die übrige Zunge in Ruhe bleibt. Der Atem darf nicht angehalten werden.

### 6.3.5 Stimmübungen

**Ansetzen und Halten des Klanges mit dem nasalen Klinger „ng“ auf einem Ton.**

Der Ton wird innen in der Mitte des Kopfes oberhalb des Gaumens angesetzt und diese Stelle unter geringem Luftverbrauch und Anspannung zum Klingen gebracht. Der Klang soll sich von dort in Kopf, Stirn und Nasenwurzel ausdehnen; auch die Brust wird zum Mitklingen gebracht. Der Ton muß genau gleichzeitig mit dem Anheben der Zunge an den Gaumen entstehen. Der Mundboden darf nicht heraufgedrückt, die Kehle nicht heruntergedrückt oder hochgezogen werden; deshalb wird die Zunge zusammen mit dem Tonansatz nach hinten gezogen.

Gleichzeitig mit dem Tonansatz wird der Rumpf gespannt (Atemstütze). Die Kehle bleibt beim Singen und Sprechen völlig ruhig.

Eine Nasalierung des Tones kräftigt die Rachenmuskulatur.

### Luftschöpfen

Einatmen „mit dem Rachen"; der hintere Zungenteil, der während des Summens am weichen Gaumen liegt, wird gleichzeitig mit dem Absetzen des Tones fallen gelassen, dann wird duch den Mund eingeatmet. Keine Kieferbewegung. Mit dem Absetzen des Tones soll die Brustkorbspannung nachlassen; dies erreicht man durch absichtliches Sinkenlassen des Brustbeins.

### Halten des Klanges mit wechselnder Tonhöhe

An- und abschwellen, Höher-und-tiefer-werden-Lassen des nasalen Summtones. Beim Höhersingen den Ton mit der Rachenkuppel nach unten drängen, beim Tiefersingen zur Nasenwurzel hin verlegen. Beim Höhersingen nicht nachdrücken; der höhere Ton soll eher leiser werden.

### Halten des Klanges bei der Vokalbildung

Aus dem nasalen Summton „ng" bildet man nacheinander die verschiedenen Vokale bei gleichbleibender Tonhöhe; der Klang muß dabei gleichmäßig weiterlaufen: ng - j - e - a - o - u.

Die Mundhaltung bleibt bis einschließlich „e" die gleiche. Zum „a" Öffnen der Kiefer mit Anheben der Nase. Zum „o" Vorschieben der Lippen, der Kiefer bleibt unverändert. „U" entsteht aus „o" durch weiteres Vorschieben der Lippen. Mund bei i, e, a breit, bei o, u rund.

### Halten des Klanges beim Vokalsingen mit wechselnder Tonhöhe

Es wird mit den einzelnen Vokalen in der gleichen Weise geübt wie vorher mit „ng". Alle innerhalb von 1½ Oktaven liegenden Übergänge müssen mühelos gelingen.

### Halten des Klanges beim Artikulieren auf einem Ton

Übung des korrekten Artikulierens. Man läßt die verschiedenen Laute aus „ng" oder einem Vokal bei gleichbleibender Tonhöhe entstehen. Der Atem im Rumpf und der Klang im Kopf werden auch dann gehalten, wenn der Klang durch tonlose Konsonanten unterbrochen wird. Die Strömungslaute (s, f, h, ch) sollen nur mit Hilfe der im Mund vorhandenen Luft zustande kommen; diese Laute so kurz wie möglich sprechen.

### Halten des Klanges bei artikuliertem Singen

Beim Stakkatosingen müssen Atemführung wie Klanghalt ununterbrochen eingestellt bleiben trotz Aussetzen des Tones (Atem und Klang werden „stumm" gehalten im Gegensatz zu dem mit Loslassen verbundenen Absetzen des Tones).

Variationen der Klangfarbe und der Registermischung kommen durch kleinste Änderungen der Muskeleinstellung und Muskelspannung zustande, ohne daß die Grundeinstellung des Rachens geändert wird. Durch das „Halten des Klanges im Kopf" lassen sich jede Registerdivergenz und jede Schwierigkeit in den Übergängen sicher verhüten. Es handelt sich um die Technik des *„Einheitsregisters"*, bei dem im Brustton auch noch etwas Kopfklang und im Kopfton noch etwas Brustklang enthalten ist.

### Halten des Klanges beim Sprechen

Indem monoton-singend in gleicher Tonhöhe gesprochen wird, kann man lernen, während des Sprechens einen Klang zu halten.

## 6.4 Atemlehre und Stimmtherapie nach Egenolf

*Egenolf* unterteilt seine Atemlehre in drei Arbeitsatmungsakte:

a) **Ausatmung:** Die Ausatmung lockert, entkrampft. Sie sollte möglichst tief sein. Durch stoßweises Ausatmen ereignet sich ein Rückprall, der ein paradoxes Heruntergehen des Zwerchfells wie bei der Einatmung zur Folge hat. Das

Zwerchfell bildet auf diese Weise mit der umgebenden Hilfsmuskulatur die sog. **Stimmstütze.**

b) **Atempause:** Sie ist Ausdruck wirklicher, innerer Entspannung. Die Atempause hat zwei Komponenten: die Lockerung und aus dieser die entwicklungsfähige Konzentration.

c) **Einatmung:** Sie rangiert im Gegensatz zu anderen Atemlehren bei *Egenolf* an letzter Stelle. Die Nase dosiert die Einatmungsmenge, nicht die Mundatmung. Die Nasenatmung sollte bevorzugt werden, da in der Regel zu viel Luft eingeatmet und zu wenig Luft ausgeatmet wird. Bei behinderter Nasenatmung soll die Nase durch „Einschnüffeln" von Luft trainiert werden. Beim Schnüffeln wird der Atemschwerpunkt vom Brustkorb in den Bauch verlegt (=Tiefatmung); gleichzeitig Vorwölbung der Bauchdecke, Herausdehnen der Flanken, Bewegung der Rückenmuskeln und Innervierung der Unterleibsmuskulatur infolge der beim Schnüffeln auftretenden Zwerchfellkontraktionen.

### 6.4.1 Entspannungsübungen

a) **Lockerung der Atmung**

Die Übungen werden liegend durchgeführt. Ziel ist, den Tiefatemschwerpunkt zu bekommen.

*Erste Übung.* Zweimal kurz einschnüffeln; bei jedem Einschnüffeln hebt sich die Bauchdecke. Zwischen jedem Heben der Bauchdecke muß eine kurze Pause eingehalten werden, damit die Bauchdecke wieder zurückfallen kann. Nach dem zweiten Schnüffler Luft durch die Nase herauslassen.

*Zweite Übung.* Nach dem zweiten Schnüffler keine Luft ausatmen, sondern den Bauch einziehen. Der Brustkasten hebt sich. Dann im Konsonanten „S" fließend ausatmen. Der Konsonant „S" wird gebildet durch das Aufeinandersetzen der Zähne, die Zunge liegt am inneren Rand der Unterzähne, die Lippen sind gespreizt, die Oberlippe ist nach oben vorgewölbt. Der „S"-Strom endet im Wort „Schuß".

*Dritte Übung.* Der „S"-Strom mündet in die Silbe „Fuß".

*Vierte Übung.* Zweimal einschnüffeln, Brust hoch, ausatmen in die Silben „thu - phu"; „h" bedeutet Luft heraus; dann Verlängerung der zwanglosen Ausatmung durch die Silben:

tu - pu - fu
ti - ti - tu - pu
ti - ti - tu - pu - fu
si - ti - ti - tu - pu - fu

*Fünfte Übung.* Ausatmen in die Silben si - si - si - ..., solange der Atem reicht, dann sü - sü - sü - ..., su - su - su ...

b) **Atempause**

*Erste Übung.* Zweimal einschnüffeln, Brust hoch und bevor im „S“-Strom ausgeatmet wird, Augen schließen. Ausatmen im „S“-Strom, - S - Sch - u - ß - Pause - zweimal einschnüffeln usw.

*Zweite Übung.* Nach der Pause wird noch weiter eingeatmet; dann Pause, nochmals weiter ausatmen usw.

### 6.4.2 Innervierungsübungen

Das Ziel ist eine Mobilisation des Zwerchfells durch stoßweises Ausatmen. Im Liegen wird versucht, ein Licht auszublasen oder zu hüsteln. Die Folge ist ein Herausschnellen der Bauchdecke. Die Hauptschwierigkeit bei diesen Übungen liegt darin, daß beim stoßweisen Ausatmen infolge Verkrampfung versucht wird, den Brustkorb ausgedehnt oben zu halten, anstelle ihn sofort fallen zu lassen.

*Erste Übung* (grobe Reflexe). Zweimal einschnüffeln, Brustkorb hoch, stoßweise Ausatmung flüsternd mit guter Artikulation und kurz auf „psch - psch“ oder „kss - kss“ oder „piff - puff“ oder „du - Schuft“.

*Zweite Übung* (feine Reflexe). Zweimal einschnüffeln, Brust hoch, zweimal „pst - pst“. Die Zwerchfellbewegungen sind dabei zarter.

*Dritte Übung* (ein- und ausschnüffeln). Sie wirkt in die Tiefe der Atmungsorgane. Bei geschlossenem Mund zweimal einschnüffeln, Brust hoch, zweimal ausschnüffeln. Der Brustkorb muß beim Ausschnüffeln herunterfallen, die Luft muß frei durch den Kehlkopf strömen.

### 6.4.3 Stimm- und Artikulationsübung

Eine Stimmverstärkung kann durch Stimmstütze, Resonanz und Artikulation erzielt werden.

**Stimmstütze.** Bei stoßweisem Ausatmen geht das Zwerchfell im Gegensatz zum ruhigen Ausatmen paradox nach unten. Dies ist auch beim Singen der Fall = *Atemstütze* oder *Tonstütze*. Stützen in der Kehle ist falsch. Unmittelbares Stützen erfolgt durch Drücken oder Pressen = *Knödeln*. Der Bauch wird dabei während des Singens eingezogen, der Brustkorb ist fixiert.

*Erlernen des normalen Stützvorganges* **(Zwerchfellstütze):** Nach dem Hinlegen reine Atem-Innervierungsübungen (Flüsterübungen) durchführen.

Anschließend: Zweimal einschnüffeln, Brust hoch, dann die Silbe „Titus" flüstern.

Zweimal einschnüffeln, Brust hoch, dann die Silbe „Titus" laut sprechen.

Das Zwerchfell wird durch die in den Wörtern enthaltenen Konsonanten immer wieder neu innerviert. Durch die dabei auftretenden Zwerchfellkontraktionen und Zwerchfellvibrationen werden die Luft in den Lungen und die Stimmlippen zum Vibrieren gebracht; Bauch-, Flanken-, Rücken- und Interkostalmuskulatur werden durch die Zwerchfellkontraktionen in einen elastischen Zustand versetzt = elastische Stütze der Stimme.

Bei langem Aushalten eines Tones muß der Tendenz des Zwerchfells, nach oben zu steigen, durch Halten der Bauchmuskulatur in Expansionsstellung entgegengewirkt werden.

Das Zwerchfell reagiert auf dieses Bremsen mit immer stärker werdenden Vibrationen und damit zunehmenden Schwingungen des Tons. Hiervon zu unterscheiden ist das Tremolo der Stimme. Es ist die Folge eines Abwürgens der Tonsäule im Hals bei gelockertem Zwerchfell. Ursache des Tremolos ist eine falsche Stütze.

**Bruststütze.** Beim Herausstrecken der Brust (=Bruststütze) zieht sich der Bauch ein. Durch die Kontraktion der Bauchmuskulatur wird das Zwerchfell beim Einatmen am Heruntergehen gehindert. Die Folge ist eine Verkrampfung auch der Kehlkopfmuskulatur.

**Bauchstütze.** Vor der Tonproduktion wird der Bauch herausgestreckt (=Bauchstütze). Der Atem wird in den Bauch „gepumpt". Die Bauchstütze wird durch Atem- und Muskeldruck erzeugt. Zwerchfellschwingungen werden behindert; hierdurch starre Belastung der Stimmlippen.

Bei den beiden genannten Stützarten wird erst gestützt, dann gesprochen oder gesungen. Die Stütze soll jedoch gleichzeitig mit dem Sprechen und Singen erfolgen.

**Resonanz.** Es handelt sich um den zweiten Stimmverstärker. Man unterscheidet Brustresonanz und Kopfresonanz. Eine Brustresonanz gibt es jedoch nach Ansicht von *Egenolf* nicht.

**Kopfresonanz.** Der Begriff wird von *Egenolf* als „das Gefühl des Singens und Sprechens im Kopf" definiert. Es handelt sich dabei nicht um den Kopfton oder das Kopfregister.

**Stimmregister.** Manche Sänger können nicht zusammenhängend eine Skala singen, ohne eine Umstellung der Stimme vorzunehmen = **Registerausgleich.** Der Registerausgleich erfolgt durch **Decken** der Stimme. Der Übergang von der Bruststimme zur Mittelstimme und besonders von der Mittelstimme zur Kopfstimme bereiten Schwierigkeiten. Es muß vermehrt Kraft aufgewendet werden; um dies zu vermeiden, werden die Vokale dunkler gefärbt (a → oa, e → oe, i → ue).

**Schädelstütze** (Kopfresonanz). Nach den Atemübungen werden Übungen des „Aufsuchens der Klangquelle" durchgeführt: S... hum. In der Indifferenzlage läßt man „S" in das „hum" einmünden. „Hum" soll ganz oben im Kopf seinen Ansatz haben = **kopfiger Ansatz.** Die Silbe „hum" muß unmittelbar von „S" aus im Kopf entspringen.

**Resonanzübungen:** Sie müssen rhythmisch und leise vorgenommen werden, z.B. 2/4 S ... um - mün.

Denn jede Silbe muß das Zwerchfell innervieren (Zwerchfellstütze).

Vermehrung der Halbvokale **(Klinger)** zur Förderung der Kopfresonanz.

3/4 S ... un - num - mün
4/4 S ... in - nun - nün - nin

Erweiterung der Übungen durch Innervation des Zwerchfells mit den Konsonanten „t" und „p"; der Hauptakzent liegt auf den Konsonanten, Vokale nur ganz kurz:

stum - mün
stin - nin - nin
stin - nun - nün - nin
spün - mün
spun - mün - nin - mum

Man erreicht so eine Kombination von Zwerchfellstütze, Kopfstütze und Kopfresonanz.

**Sperr-**Übungen werden durchgeführt, um hohe Töne zu erreichen und um ein Kopfresonanzgefühl bis zur höchsten Höhe zu erzeugen: „Ng“ wird gebildet durch weites Öffnen des Mundes im Kiefergelenk, Nachobenwölben des Zungenrückens, Senken des weichen Gaumens und somit Abschluß der Mundhöhle. Die gesamte Luft entweicht durch den Nasenraum. Die Zunge liegt am inneren Rand der Unterkieferzähne.

Übungen mit „ng“ werden leise von unten bis zur höchsten Höhe durchgeführt. Summ- und Sperrübungen erfolgen dann im Wechsel.

**Summübungen** mit den ganz kurz zu nehmenden Vokalen „i“ und „ü“ werden durch die Vokale e, o, a erweitert; das Schwergewicht muß auf den Konsonanten liegen:

sin - nun - nen
sen - non - nan

Anschließend wird als Auslaut ein Vokal gewählt:

min - nun - ne
mun - min - no
stin - nen - na

Läßt man die Sperr-Übung „ng“ in die Vokale i, ä, o, u übergehen, so wird ein Gefühl des offenen Rachens vermittelt. Vibrationen der Schädeldecke werden durch Auflegen der Hände auf den Kopf gefühlt. Die Stimme muß immer mehr nach vorn kommen = **vorderes Resonanzgefühl.**

Beim Singen hoher Töne dürfen Gaumensegel und Zäpfchen nicht hochgezogen werden = **Kopfstimme.** In tiefer Tonlage schließen Gaumensegel und Zäpfchen den Nasenrachenraum oft völlig ab = **Bruststimme.**

Der Kehlkopf soll immer möglichst tief stehen, ohne starr fixiert zu sein. Appoggio (Anlehnen) bedeutet eine zusätzliche sekundäre Stütze der Stimme durch die Interkostalmuskulatur als Hilfsmuskulatur des Zwerchfells.

Nach Erarbeitung des kopfigen Singgefühls folgen Singübungen mit *offenen* Vokalen (sie lassen die Weite des Halses fühlen). Der Ansatz der Vokale wird erleichtert durch die Konsonantenverbindungen „bl“:

bl - i - o, bl - ä - o , bl - ä - o - a

Singübungen mit *geschlossenen* Vokalen (der Hochsitz der Stimme wird deutlich):

bl - ü - o, bl - ö - o, bl - u - o - a.

Durch **Kauübungen** (die Kaumuskulatur ist bei der Tonproduktion mitbeteiligt) Förderung der Kopfresonanz und Lockerung des Unterkiefers. Die Zunge liegt in ihrer ganzen Fläche in der Mundhöhle. Die Kauübungen bestehen im Aneinanderreihen von Silben, die mit „j“ beginnen. „J“ wird als halbes „i“ angesetzt; hierdurch wird das Kopfgefühl gefördert:

jä - jä - jä - ...
je - je - je - ...
jo - jo - jo - ...
ja - ja - ja - ...

Das Zwerchfell wird jedesmal stark innerviert. Die Übungen werden durch anderthalb Oktaven gesungen. Tritt in höheren Lagen ein unangenehmes Gefühl auf, so darf nicht mit der unteren Spannung nach oben weitergefahren werden; man muß die Stimme *„loslassen“*, d.h. umschlagen lassen. Bei manchen Menschen geht nun die Stimme in das *Falsett* über, bei anderen entsteht eine *neue Stimme*, die keine unangenehmen Spannungen in sich trägt und doch kein Falsett ist. Durch Übung verschwindet die Schwelle des Umschlagens.

Bei Falsettstimmen muß im Falsett nach oben weitergesungen werden. Unter Zuhilfenahme der Stütze wird die Stimme kräftiger. Der Kehlkopf muß tiefgestellt werden durch gespannte Vokale: U, ü, geschlossenes o und ö.

Das sog. *„Decken“* anstelle des „Loslassens“ zum In-die-Höhe-Kommen ist falsch. Durch Verengung der Schlundmuskulatur wird beim Decken in der Höhe beispielsweise „a“ dunkler gefärbt (= ao). Mit der Zeit stellen sich durch Überanstrengung

Stimmschäden ein; der Text des Gesungenen kann beim Dekken nicht verstanden werden.

**Stimmverstärkung durch Artikulation.** Die Gesichtsmuskulatur muß beim Singen entspannt sein, die Lippen müssen möglichst nach vorn gezogen werden. Der Mund darf nicht mit den Lippen, sondern muß mit dem Unterkiefer geöffnet werden. Die Artikulation ist eine Folge innerer Stimmfunktion. Durch präzise Lautbildung erfolgt eine richtige Zwerchfellinnervation. Die das Zwerchfell innervierenden Konsonanten sind wichtige Stimmverstärker.

**Heilung der Stimme.** Stimmschwäche und falsche Stimmgebung werden nicht durch Ruhigstellung sondern durch angemessene Arbeit beseitigt. In den ersten zehn Tagen der Behandlung gilt ein Sprechverbot. Es darf nicht zu tief gesprochen werden; denn hierdurch Förderung der hohen Resonanz. Zunächst Atemübungen, dann Summübungen sowie Übungen mit Konsonanten und Vokalen; später Übungen mit der Gesangsstimme.

## 6.5 Stimmübungen für das Sprechen und Singen nach Pahn

### 6.5.1 Übungen der Sprechstimme

#### 6.5.1.1 Atemübungen

Die vielfältigen Bedingungen erlauben entsprechend viele Nuancen des Atmungsablaufs und haben zu mehreren, unterschiedlichen Theorien über die richtige Sprech- und Singatmung geführt. Fehlerhaft sind ausschließlich Brust-, Klavikularatmung sowie hörbare Atmung, da diese mit Bewegungen des Rückens und Schultergürtels verbunden sind, die ihrerseits zu Spannungen der Halsmuskulatur und Einschränkung der Kehlkopfbeweglichkeit führen. Die wichtigste Korrektur ist daher die Ruhigstellung des Schultergelenkes und des Rükkens.

**Die Ruheatmung** ist eine fast reine Bauchatmung.

Bei der **Ausatmung** wird das Zwerchfell entspannt; es wird von den elastischen Kräften der Lunge nach oben gezogen und vom Druck im Bauchraum nach oben gedrängt; die Bauchdecke wird dabei einwärts bewegt.

Die **Einatmung** besteht in einer Zwerchfellkontraktion; die Lunge wird nach unten gezogen und die Bauchdecke nach vorn bewegt.

Bei der **Sprechatmung** handelt es sich um eine Brust-Bauchatmung. Die im Vergleich zur Ruheatmung stärkere Beteiligung der Brustatmung beim Sprechen äußert sich in Ausdehnungen im Flankenbereich nach den Seiten und nach vorn infolge Kontraktion der Zwischenrippenmuskulatur und nicht im Heben des Brustkorbs.

*Übung der Ausatmung:* Die Laute „f" und „sch" werden über die gesamte Ausatmungsphase artikuliert. Einwärtsbewegung und zunehmende Spannung der Bauchdecke müssen mit der Hand kontrolliert werden. Nach vollständiger Ausatmung soll die Bauchdeckenspannung kurz gehalten und dann plötzlich losgelassen werden.

*Falsch:* Einziehen des Bauches bei der Einatmung. Folge: Der Brustkorb wird durch die Atemmuskulatur nach oben gehoben; hierdurch entsteht eine Spannungsempfindung und ein Engegefühl im Hals.

Bei falscher Sprechatmung muß Luft eingezogen werden.

Übung der Ausatmung auf „ks" bewirkt eine stärkere Anspannung der Bauchmuskulatur. Mehrmaliges kurzes Unterbrechen der Einatmung vertieft die Empfindung für die Bauchdekkenbewegung.

### 6.5.1.2 Nasalierungsübungen

Ziel ist die Korrektur von Fehlern der Stimmgebung und der Artikulationsbewegungen bei Vokalen. Durch Nasalierung erfolgt eine Ruhigstellung des Mund- und Rachenraumes. Hierdurch werden fehlerhafte Muskelverspannungen beseitigt, die die Beweglichkeit des Gaumensegels und die Stimmlippenschwingungen behindern. Das Gaumensegel hängt dabei schlaff herab. Eine Voraussetzung für das Gelingen der Übungen ist oft das Beherrschen des autogenen Trainings und der Atemfunktion.

*Durchführung der Übungen:* Bei leicht geöffnetem Mund ruhiges Atmen durch Mund und Nase. Stimmgebung ohne fühlbare Bewegungen im Mund- und Halsbereich, d. h. ohne artikulatorische Stellung; es erklingt dann ein indifferenter Vokal. Anschließend Erzeugung nasalierter Vokale. Der Stimmklang muß sich bei angedrückten Nasenflügeln verändern. Der Mundboden darf nicht angespannt werden (Kontrolle mit dem Daumen). Durch Zwischenübungen mit „m" kann man den freien Nasendurchgang überprüfen. Die Ausdehnung des Tones erfolgt dann über den ganzen Sprachmelodiebereich des Brustregisters. Die Stimme wird von der Tonhöhe des Einsatzes in einer gleichmäßigen Schleifbewegung abwärts geführt; später auf- und abwärts. Zu Beginn der Übungen wendet man einen Stimmeinsatz mit einem „h" an, es wird also gehaucht; dann einen weichen Einsatz und schließlich Ventiltoneinsatz *(= physiologischer Glottisschlag)*.

#### 6.5.1.3 Kauübungen nach Fröschels

Die Kaumethode nach *Fröschels* basiert auf der funktionellen Verwandtschaft zwischen Kauen und Sprechen. Kauen und Artikulation werden mit der gleichen Muskulatur durchgeführt. Beim Artikulieren erfolgen jedoch feinere Bewegungs- und Spannungsabläufe. Die Kauübungen dienen der Umwandlung fehlerhafter Artikulationsgewohnheiten in den günstigsten Spannungs- und Bewegungsablauf.

Der Patient wird angewiesen, gleichzeitig zu kauen und zu sprechen. Mit einem Kaugut werden Eßbewegungen provoziert und dazu wird phoniert. Über sinnlose Silben werden eine normale Sprechstimmlage und Entspannung der Stimm- und Sprechorgane entwickelt. Darauf aufbauend wird ein physiologischer Phonationsmechanismus erlernt. Die Methode eignet sich zur *Therapie hyperfunktioneller Dysphonien* und des *Stotterns*.

Folgende Stufen werden durchlaufen:

Stummkauen mit Kaugut
Stimmkauen mit Kaugut
Vokalkauen
Kaudialoge
Worteinschübe
Satzeinschübe
Lesen mit umrahmender Kauphonation

Freisprechen mit umrahmender Kauphonation
Lesen mit Kauerinnerungssilben
Freisprechen mit Kauerinnererungssilben

Den Übergang vom Kauen zur Artikulation erreicht man am besten auf folgende Weise:

*Geschlossenes Kauen:* Summübung, dann mit geschlossenem Mund zu kauen beginnen.
*Offenes Kauen:* Mit Stimmgebung langsame Kaubewegungen mit nicht ganz geschlossenem Mund durchführen. Die Stimme muß nasaliert und klar bleiben.

*Schüttelübungen:* Schüttelnde Kaubewegungen, große Mundöffnung, die Zungenspitze soll am Innenrand der unteren Schneidezähne liegen, auch bei l, n, s, d, t.
Schüttelübung *ohne Explosivlaute:* na na na, la la la, ja ja ja oder na ne na, na ni na usw.
*Schüttelübung mit Explosivlauten:* ta ta ta, pa pa pa, ka ka ka oder ta te ta, ta ti ta usw.

*Kausilben:* Mnjam, mnjem, mnjim usw.
Mit Explosivlauten: Kjam, pjam, tjam usw. Die Vokale müssen immer nasaliert werden.

### 6.5.1.4 Übungen zur Lockerung im Kehlkopf-, Rachen- und Mundbereich

**Lippenvibrationsübung.** Vibrationen der Lippen versetzen den Luftstrom auch nach innen in Schwingungen. Diese übertragen sich auf die Weichteile des Rachens und Halses. Manchmal ist so die Beseitigung eines Räusperzwanges möglich. Dieser entsteht durch Schleim auf den freien Stimmlippenrändern. Durch das feste Aufeinanderpressen der Stimmlippen und Hindurchpressen des Luftstromes beim Räuspern entstehen oft leichte Entzündungen; diese regen zur verstärkten Schleimproduktion und damit zum Räuspern an.

*Durchführung:* Voraussetzung ist eine völlige Entspannung im Bereich der Mundwinkel. Die Lippen locker aufeinanderlegen und durch einen kräftigen Luftstoß zum Flattern bringen. Die Backen sind leicht aufgeblasen. Die Übung wird ohne und mit Stimme ausgeführt. Es darf dabei kein Zungenspitzen-r erzeugt werden.

**Kieferschüttelübungen:** Sie dienen der Lockerung der Kaumuskulatur. Es handelt sich um Kaubewegungen, die schnell und mit Betonung der Öffnungs- und Schließungsbewegung des Mundes ausgeführt werden.

*Durchführung:* Es wird langsam kauend begonnen. Jeder Vokal soll mit gleich großer Mundöffnung gebildet werden. Die Zunge soll mit der Spitze am Innenrand der unteren Schneidezähne in Höhe des Zahnfleischansatzes liegen.

Blablabla — blablebla usw., mapala — mapale usw., kapatala — kapatale usw.

**Trinkübung.** Sie dient der Weitung des Rachens und des Rachenringes. Sie soll besser als die Gähnübung sein, da bei dieser im Artikulationsablauf nicht vorkommende Spannungen auftreten.

*Durchführung:* Die zur Schale zusammengelegten Hände werden zum Mund geführt, und mit weit geöffnetem Mund wird in tiefen Zügen Luft aus den Händen getrunken.

**Stauübung:** Sie dient der Weitung des Rachenraumes und durch Senkung des Kehlkopfes der Beseitigung von Verspannungen der oberen Kehlkopfaufhängemuskulatur. Die Stauübung lehnt sich an Übungen nach Fernau-Horn an.

*Durchführung:* Der Hals wird im Stehen nach vorn gestreckt. Zuerst wendet man die Trinkübung an, die den Rachen weit machen soll. Dann „hupp" oder „hopp" sagen lassen; dabei scharfes Anziehen der Bauchdecke. Die beim „p" mit leichter Verspannung verschlossenen Lippen bewirken das Stauen der Ausatmungsluft (1—2 sec). Durch diese Stauung wird der Rachenraum geweitet. Anschließend plötzliches Loslassen der Bauchdecke. Bevor die Lippen zum „p" geschlossen werden, auf „ho" etwas verharren und die Bauchdecke noch nicht einziehen.

### 6.5.1.5 Artikulationsübungen

Ziel der Übungen sind die Beseitigung von Stammeln, Nuscheln, Poltern, Dialektfehlern, die Steigerung der Artikulationsdeutlichkeit und die Erarbeitung der deutschen Hochlautung. Stimmübungen finden bei allen Sprachstörungen Anwendung, da die Stimme oft gleichfalls in Mitleidenschaft gezogen ist.

Vor den Artikulationsübungen werden *Nasalierungs-, Kau-* und *Kieferschüttelübungen* durchgeführt. Alle Artikulationsübungen werden von der Vorstellung des Kauens getragen. Die artikulatorische Spannung und die Feinführung werden durch folgende Übungen allmählich gesteigert:

**Wortreihen ohne Explosivlaute.** Artikulation von „nennen, mahnen, meinen". Der Mund wird so weit wie bei den Kauübungen geöffnet. Nasalierung aller Vokale. Die Übungswörter werden in ständigem Wechsel mit Nasalierungs-, Kau- und Kieferschüttelübungen gesprochen.
Anschließend Wörter wie „Name, Mann, lahm, wallen, ballen, Rahmen, Sahne."

**Wortreihen mit Explosivlauten.** Artikulation von „kennen, kommen, kauen".
Anschließend Wörter wie „Bahnen, Panne, Mappe, Dame, Tanne, Matte, Gabe, Kanne, Jacke".

**Wortreihen mit „Sch".** Es wird empfohlen, alle deutschen Sprachlaute mit Ausnahme des „sch" mit Zungenspitzenkontakt zu den unteren Schneidezähnen zur Stimmbildung und zur Beseitigung von Stimmfehlern zu bilden. Beim „sch" soll die Zunge zurückgezogen werden. Die Vorderzunge berührt den harten Gaumen hinter den oberen Schneidezähnen.

*Übung:* „Schaden, schauen, scheinen".
Dann Wörter wie „schaben, haschen, Stab, spannen, Schrank, Geschichtsschreiber".

Anschließend üben von leichten *Sätzen, Wortgruppen* und schweren Sätzen, dann lesen, beschreiben und nacherzählen lassen, schließlich freies Gespräch.

### 6.5.2 Übungen der Singstimme

#### 6.5.2.1 Sprechen und Singen

Die Bewegungs- und Spannungsabläufe des Singens unterscheiden sich nur in ihrer Feinstruktur von denen des Sprechens. Die Atmung wird zum Singen gesteigert in der Stütz- und Antriebsfunktion, die Stimmgebung in der festen Tonhöhe, im größeren Tonumfang, in der Registeranwendung und in Intervallsprüngen, die Artikulation in rhythmischen Veränderungen, und das Timbre in bewußt resonanzverändernden Bewegungen.

Beim Sprechen und Singen werden die gleiche Sprache und die gleiche Muskulatur verwendet; beim Singen sind jedoch *Hirnzentren* eingeschaltet, deren Einfluß die Sprache musikalisch anhebt und verändert. Es sind also zwei Stereotypen vorhanden. *Daher wird beim Singen nicht gestottert, und es kann eine gute Singstimme mit einer schlechten Sprechstimme und umgekehrt einhergehen.*

Die beiden Stereotypen können jedoch aufeinander übergreifen. Daher müssen bei der Stimmbildung Fehler des Sprechens mit beseitigt werden. Resonanzformende Bewegungen müssen zunächst vermieden werden, da sie oft die Artikulationsfunktion erschweren und auf diese Weise als stimmliches Hindernis wirken. Nur ein überlagerungsfreier, dem persönlichen Organbau des Sängers entsprechender Stimmklang ermöglicht es, das gewünschte Stimmideal zu erarbeiten. Die Funktionsgleichheit von Sprechen und Singen ermöglicht die Anwendung gleicher Übungen; diese müssen jedoch wegen der höheren Differenzierung des Singens modifiziert werden.

#### 6.5.2.2 Atem-, Stütz- und Antriebsübungen

Erreicht werden soll eine allmähliche Verlängerung der Gesangsphrasen und Steigerung der Geschwindigkeit der Einatmung. Dazu muß die Bauchdecke schnell entspannt werden. Jede aktive Beteiligung der Muskulatur mit einer fühlbaren Einziehbewegung der Luft verlangsamt den Vorgang. Optimal ist die passive Einatmung durch Zwerchfellkontraktion.

Beim Einatmen loslassen der **Stütze,** d. h. Erschlaffung der Bauchdecke. Nur in besonderen Fällen darf die Rumpfspannung über die Einatmungsbewegung hinweg beibehalten werden. Trotz unveränderter Stützspannung muß die Atemluft die Stimmlippen mit stetigem oder langsam zu- und abnehmendem Druck anblasen.

#### 6.5.2.3 Nasalierungsübungen

Die im Tonbereich des Sprechens gesicherte gute Stimmqualität muß auf den gesamten Tonbereich übertragen werden. Die Nasalierungsübungen enthalten nur Vokale und sind daher zusätzlich zur Beseitigung hörbarer *Registerübergänge,* zum *Registerausgleich* und zur Ausbildung oder Rückgewinnung von Registern geeignet. Der Übergang von einem zum anderen Register (Änderung der Organeinstellung) soll beim Kunstgesang allmählich, über mehrere Tonhöhen ausgedehnt erfolgen. Eine Gefahr liegt in der zu großen Ausdehnung eines Registers nach oben. Dabei nehmen die Muskelverspannungen so stark zu, daß der gleitende Übergang in das nächst höhere Register unmöglich wird. Die Umstellung kann nur durch plötzliches Loslassen dieser Spannungen erfolgen = Registerbruch.

Das Herabziehen eines Registers nach unten ist nicht gefährlich, da die nachlassenden Muskelverspannungen den gleitenden Übergang in das nächst tiefere Register begünstigen.

*Die Übungen des Registerwechsels müssen daher immer vom höheren Register aus nach unten begonnen werden.*

Bei Männerstimmen werden im Hinblick auf die spätere Verwendung das Brust- und Mittelregister, bei Frauen das Brust-, Mittel-, Kopf- (auch Randregister genannt) und Pfeifregister geübt. Da das Training der Registerübergänge jeweils vom nächst höheren erfolgt, soll bei Frauenstimmen das *Pfeifregister,* auch wenn es in der Gesangspraxis nicht in vollem Umfang gebraucht wird, zum Training des oberen Kopfregisterbereiches mit benutzt werden.

**Schleifen.** Vor dem Singen auf festen Tonhöhen muß der gesamte Stimmumfang mit reiner, nasalierter Stimme in ab- und aufwärtsschleifenden Bewegungen beherrscht werden. Für die Kehlkopfmuskulatur ist es leichter, ihre Spannung ständig zu ändern, als eine zeitlang zu erhalten. Man beginnt in der Sprechtonlage auf einem Vokal; klingt die Stimme gut, so wird sie in möglichst hoher Tonlage eingesetzt; man läßt sie dann in mäßiger Geschwindigkeit abwärts bis zur unteren Grenze des Stimmumfanges schleifen. Der hohe Stimmeinsatz muß bei Frauen im Kopfregister, bei Männern im Mittelregister liegen. Später abwärts- und ohne Unterbrechung wieder aufwärtsschleifen; danach Beginn der Übung mit tiefem Toneinsatz. Nun werden kleinere Tonbereiche (Terz-Quinträume) mit Registerübergang geübt. Es folgen dann Übungen mit festen Tonhöhen. Als Übergangsübung wird auf einem festen Ton in großer Höhe angesetzt und mit unbestimmtem Absatz sowie unbestimmtem Abschluß abwärts geschliffen. Es wird dann als unterer Abschluß der Oktavton des Einsatzes gewählt. Anschließend umgekehrt d.h. Beginn mit einem tiefen Ton, auf- und abschleifen und mit dem gleichen Ton schließen. Die Übungen werden nun mit Vokalen durchgeführt.

**Feste Tonhöhen.** Die Töne werden 2—3 Sekunden lang in Indifferenzlage gehalten. Die Indifferenzlage liegt eine Terz bis Quint über dem tiefsten, klaren Ton des gesunden Stimmorgans (Baß F—G, Bariton A—H, Tenor c—d, Alt f—g, Mezzo a—h, Sopran $c^1$—$d^1$). In der gleichen Lage werden dann 3—5 Töne diatonisch (Dur- oder Molltonleiter) abwärts gesungen. Danach werden feste Tonhöhen im Mittel- und Kopfregister gesungen.

**Intervalle.** Man beginnt mit kleinen Sprüngen abwärts, dann aufwärts. Die Intervallsprünge werden bis zu einer Oktave gesteigert. Auf Artikulationsabläufe soll noch verzichtet werden. Als Vorstufen zur Artikulation werden Kauübungen durchgeführt. Beginn mit gehaltenen Tönen und diatonischen Folgen im Bereich der Indifferenzlage; allmählich Ausdehnung über den ganzen Stimmumfang. Anschließend schüttelnde Kaubewegungen mit und ohne Explosivlauten. Es folgen Wort-, Satz- und Liedübungen.

## 6.6 Atem-, Stimm- und Artikulationsübungen nach Coblenzer und Muhar

Das Ziel der Methode besteht darin, schnell, mühelos und geräuschlos einzuatmen. Das Luftholen in Form von „Schnappen" vor dem Stimmeinsatz muß unterlassen werden. Die Verfasser sehen hierin eine der Hauptursachen für die Erschöpfung des Sprechers und für den Konzentrationsmangel beim Zuhörer. Die Phonation soll immer aus der Atemmittellage heraus begonnen werden. Der Sprecher sollte nicht zu viele Wörter in einerAtemphase sagen, sondern angepaßt an seine individuelle Atemfrequenz rhythmisch abspannen und warten, bis die Luft von selbst, dem negativen Druck im Brustkorb folgend, in die Lungen einströmt. Eine wichtige Voraussetzung für die mühelose Inspiration ist eine korrekte Artikulation. Vor allem die Endsilben dürfen nicht verschluckt werden. Die Lautstärke soll nicht durch Pressen, sondern durch Öffnung der supraglottischen Räume und durch Einsetzen einer inspiratorischen Gegenspannung während der phonatorischen Exspiration erreicht werden. Folgende *Hauptfehler* beim *Sprechen* werden unterschieden:

- Nachlässige oder übertriebene Artikulation,
- Verschlucken der Endsilben,
- Mangelnde Abstimmung von Mimik und Gestik beim Sprechen,
- Verhauchen,
- Pressen,
- Offenes Näseln,
- Knödeln,
- Zu hohes oder zu tiefes Sprechen — mangelndes Pendeln der Sprechmelodie um die Indifferenzlage,
- Die Art, lauter oder nachdrücklicher zu werden,
- Modeabhängiger Stimmgebrauch,
- Mühsame und geräuschvolle Atmung.

### 6.6.1 Ökonomie der Atmung beim Stimmgebrauch

Die Ökonomie der Atmung beim Stimmgebrauch wird erreicht durch:

a) **Sprechen und Singen im Bereich der Atemmittellage.** Luftholen vor dem Sprechbeginn wirkt belastend. In der jeweiligen Ausgangsposition ist immer genügend Luft vorhanden. Beim Sprechen und Singen ist eine erhöhte Atemmittellage erforderlich, d. h. eine Balance zwischen den Kräften, die jeweils für die Ein- und Ausatmung verantwortlich sind. Mit dem Einnehmen einer entsprechenden Haltung und der Einstellung auf den Partner bekommt man allein durch Erhöhung der Atemmittellage soviel Luft wie zum Sprechen notwendig ist. So werden ein zu tiefes Luftholen und ein Ausatmungszwang vermieden.

b) **Rhythmische Gliederung** der Phonation. Die einzelnen Phonationsabschnitte müssen rhythmisch gegliedert werden, damit der Bereich der Atemmittellage erhalten bleibt = *atemrhythmisch angepaßte Phonation.*

### 6.6.2 Übungen zu einer atemrhythmisch angepaßten Phonation

a) Richten der Aufmerksamkeit auf den **Atemablauf** durch Atemempfinden im Stehen (mit geschlossenen Füßen und Augen, Atem von selbst durch die Nase kommen und gehen lassen und dabei still zu stehen versuchen) und im Liegen.

b) Achten auf Empfindungen, die durch Spannungsänderungen der Muskulatur zustande kommen. Lernen der Unterscheidung von aktiven und passiven Bewegungen anhand des Auftriebsprinzips oder der Erarbeitung der Schwerpunktsempfindung durch Pendelübungen.

c) Erlernen des **Kontrollempfindens** für die eigene Stimme. Die Tonqualität ändert sich in Abhängigkeit von der Kopfhaltung (Kopf in den Nacken und auf das Brustbein) und von der Körperposition (Testsatz im Liegen, Sitzen und Stehen sprechen lassen).

d) Erlernen von **Bewegungshilfen** für den Ton:

- Durch *Lassoschlingen* bei gleichzeitigem rhythmischen Hoo-Hoo-Hoo-Rufen. Die Stimme entfaltet sich hierbei.
- Durch *Schaukeln;* die Luft „kommt“ mit dem Rückschwung und „geht“ mit dem Vorschwung. Später mit der hinteren Bewegungsumkehr in mittlerer Stimmhöhe ein „Hoo“ einsetzen lassen und zum Zeitpunkt der vorderen Bewegungsumkehr den Ton aufgeben. Die Luft dringt beim Rückwärtsschwingen ganz von selbst in die Lungen; „man läßt sich inspirieren“.

e) Die geistige und muskuläre Spannung muß zusammenspielen, da gesteigerte Aufmerksamkeit eine erhöhte **Aktionsbereitschaft** der beteiligten Muskeln mit federnder Spannung hervorruft. Übung durch Aufrichten des nach vorn gebeugten Körpers zur „Bereitschaftsstellung“.

f) Erlernen der **Atemführung** durch Ausblasen einer Kerze aus der Atemmittellage heraus bei entsprechender Lippenspannung und Atemdruck sowie federndem Loslassen der Ventilspannung.

g) Erlernen einer **Haltungsverbesserung** im Gehen und Sitzen u.a. durch Nackenaufrichtungsübungen mit Absenken des Schultergürtels zur Vermeidung einer Hochatmung.

h) Erlernen des **muskulären Trainings** für die **Stimmatmung.** Muskuläres Training des Gürtelbereiches erreicht auch das für die Stimmfunktion so wichtige Zwerchfell. Durch Gähnen weiten sich Mund-, Rachen-, Hals- und Gürtelbereich. Gähnbewegungen sind auch Zwerchfellbewegungen. Weitung der Mund- und Rachenräume für die Tragfähigkeit der Stimme und deutliche Artikulation sind notwendig. Erarbeiten der Gähnspannung durch Erheben aus der Hocke mit Ton (Silbenfolge hu — mu — nu — ngu); „u“ erfaßt die tiefsten Resonanzräume, „h“ entspricht der hintersten, „m“ der vordersten Artikulationsstelle, „n“ der zweiten, „ng“ der dritten Artikulationsstelle. Weiterhin ist eine Erarbeitung der Gähnspannung durch **Rückenrollen** auf dem Boden mit dem Ton „a“ möglich. Es erfolgt eine Dehnung im hinteren Gürtelbereich. Ebenso auch durch **Beckenschaukeln;** dadurch Verringerung des Hohlkreuzes; oder durch Bärensitz (Sitzen auf dem Boden mit abgehobenen Beinen); dabei sprechenlassen eines Testsatzes.

i) Übung der **intentionalen Zuwendung,** die mit einem für die Phonation wichtigen Atemantrieb einhergeht, z.B. durch Lauschen oder Tasten.

j) Übung des Zusammenspiels von **Aufmerksamkeitssteigerung** und **muskulärer Spannung** durch Bogenspannen zum Erlernen der Tonstütze. Appoggio wird als die Summe aller Kräfte definiert, die dem Ausströmen der Luft während der Phonation entgegenwirken. Der Gesamteffekt der dabei beteiligten Kräfte wird nach *Fritz* und *Schilling* als „elastische Spannhalte“ zusammengefaßt. Im Bereich der Phonation ist dieser Begriff besser als „Tonstütze“ zu bezeichnen.

k) Erlernen des **rhythmischen Spannens** und **Lösens** des **Atemdruckes** beim freien Sprechen und Singen. Eine Klangverstärkung muß ohne Erhöhung des Atemdruckes erreicht werden. Dies gelingt nur, wenn die anfängliche Luftmenge während der Phonationsdauer erhalten bleibt, d.h. die inspiratorischen Kräfte müssen aktiviert werden. Nach Beendigung der Phonation vollzieht sich die Inspiration von selbst, wenn eine Grundspannung mit Inspirationstendenz vorhanden ist. Eine solche Inspiration dauert nur 0,2 Sekunden; es handelt sich hierbei um einen Reflexmechanismus. Der Vorgang, der die reflektorische Luftergänzung auslöst, wird als „Abspannen“ bezeichnet. Übung des *Abspannens* durch:

- *Reihenzählen* bis 25. Mit jeder Zahl muß abgespannt werden, d.h. am Ende jeder Zahl rückfedern in die Grundspannung, aber nicht erschlaffen.
- Abspannen mit „t“. Hände vor der Brust ineinanderhaken und bei dem Wort „nicht“ auseinanderziehen. Synchron

mit dem Aufgeben des „t“ wird die Spannung der Hände gelöst, die Luft entweicht.

- Abspannen mit *Lokomotivspielen* (sch, sch).
- Abspannen mit *Ballwerfen* (hopp, hopp).

l) Erlernen der **richtigen Artikulation** durch Übungen mit der mimischen Muskulatur und Zungenmuskulatur. Nach Korkensprechen (Sektkorken zwischen die Schneidezähne nehmen und fest zusammenbeißen) gelingt der Zugriff zu den einzelnen Konsonanten leichter, die Schärfenunterschiede zwischen b und p, d und t, g und k werden deutlicher.

m) Erlernen der **plastischen Artikulation,** d.h. der Artikulation, die aus der Intension und unter Zuhilfenahme der Körpermuskulatur zustandekommt. Üben der plastischen Artikulation an den Lippen (bim-bim, plumps), an der Zungenspitze und an der oberen Zahnreihe (Du Lump, du!). Erlernen des Zungenspitzen-r durch schnelles Wiederholen der Buchstabenfolge tdd-tdd oder durch ein Lippenflattern (Nachahmen eines Motorrades). Üben der plastischen Artikulation am Zungenrücken und Gaumen mit „k“ und „ng“.

n) Erlernen des weich-elastischen **Stimmeinsatzes.** Als Vorübung dient das Ventiltönchen nach *Schilling*. Man flüstert: „Am Abend ist alles aus“. Der Vokaleinsatz muß ein dem Platzen einer Seifenblase ähnliches Geräusch ergeben. Vor dem Stimmeinsatz soll immer die Gähnspannung hergestellt werden.

o) Erlernen des Auffindens der **Indifferenzlage:** „Hmm“ brummen und dann zu sprechen beginnen. Beim Sprechen wird hinsichtlich des **Stimmregisters** die „voix mixte“, d.h. die aus Kopf- und Brustanteilen gemischte Stimme angestrebt.

## 6.7 Akzentmethode nach Smith

Es handelt sich um eine Ganzheitsmethode mit breitem Anwendungsbereich (Stimm- und Sprachkrankheiten). Sie wird z.B. bei der Behandlung der hyper- und hypofunktionellen Dysphonie angewendet. In die Stimmübungen werden Atmung, rhythmische Körperbewegung und Teile der Kaumethode nach *Fröschels* einbezogen. Das Prinzip der Methode beruht auf der

Regulierung und Verstärkung des subglottischen Anblasedrucks mit Hilfe der Bauchpresse und in der Koordination mit der Stimmbildung und dem Sprachablauf. Die Methode baut auf vier Behandlungsstufen auf:

- Umstellung der Atmung auf eine abdominelle Respiration.
- Koppelung ruhiger Inspiration und Exspiration mit Stimmübungen.
- Kurze Inspirationen mit Verlängerung der Exspiration; dabei Einfügungen von Akzenten mit Exspirationsdruck.
- Anwendung bei unbewußtem Sprechen.

a) **Atemübungen.** Es wird eine überwiegend abdominale Form der Atmung angestrebt. Einatmung mit hauptsächlicher Zwerchfellkontraktion und Vorwölbung der Bauchdecke, passives Ausatmen und abschließende Ruhepause.

b) **Einleitende Phonationsübungen.** Während der Ausatmung läßt man weich und verhaucht in tiefer Lage auf „hu“ phonieren.

c) **Akzentuierte, rhythmische Stimmübungen.** Kurz nach Beginn der Phonation werden die Bauchmuskeln plötzlich kontrahiert und wieder entspannt. Dadurch entstehen eine Beschleunigung der ausströmenden Atemluft sowie ein Anstieg des subglottischen Druckes. Die Akzentübungen werden in drei sich steigenden Tempi durchgeführt. Geübt wird im ¾ oder ⁴/₄-Takt.

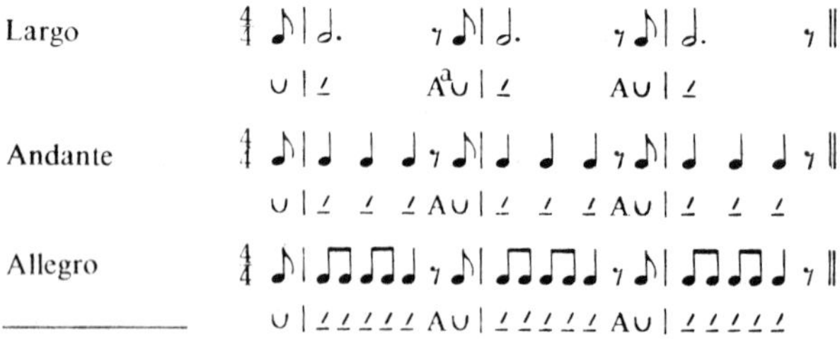


[a] Einatmung

Die Stimmgebung (Tonstoß) wird mit Körperbewegungen verbunden:

- Beim Largo Aufrichten des Oberkörpers,
- beim Andante leichte Drehung des gesamten Körpers in wechselnder Richtung um die Längsachse,
- beim Allegro schnelle, federnde Auf- und Abbewegungen in den Fuß- und Kniegelenken.

Später werden die drei Grundbewegungsformen zu einer gemeinsamen Bewegung zusammengefügt. Auch die oberen Extremitäten werden mit einbezogen. Nach Lockerung aller Verspannungen Differenzierung der Bewegungen, z. B. in Richtung dramatisierender Ausdrucksbewegungen.

In die Stimmübungen und Ausdrucksbewegungen werden auch die Kiefer- und Mundmotorik mit einbezogen. Zunächst weiche Öffnungs- und Schließungsbewegungen des Unterkiefers, später Bildung verschiedener Laute in schnellem Wechsel.

**Bewußtes Lesen — spontanes Sprechen.** Die betonten Silben eines Textes werden vor dem Lesen unterstrichen. Damit wird verdeutlicht, daß durch steten Wechsel zwischen betonten und unbetonten Silben ein natürlicher Sprachrhythmus entsteht.

Anschließend stilles Lesen einer Zeile und dann freies Vorsprechen.

## 6.8 Kombiniert — psychologische Übungsbehandlung nach Krech

Die Methode wurde zunächst für die Sigmatismustherapie entwickelt, dann auf die Behandlung von Stimmstörungen erweitert. Grundlage der Methode ist die Annahme einer „Störung der Person" zum Teil in der leiblichen, zum Teil in der seelischen Sphäre. Krech nimmt an, daß jede sprachliche und stimmliche Fehlleistung mehr oder weniger psychisch beeinflußt ist. Ein wichtiger Faktor bei der Behandlung ist die „Bewußtheit des Könnens". Neu bei Krech ist die Benutzung der Schallaufnahme und Schallwiedergabe im Verlauf einer Übungsbehandlung als zentrales Therapiemittel, weil mit dem objektivierenden Anhören der eigenen Stimme eine Selbstkorrektur einhergehen soll. Große Bedeutung kommt dem therapeutischen Gespräch zu. Weitere methodische Bestandteile des Therapieverfahrens nach Krech sind die Kaumethode nach Fröschels, das Entspannungstraining und die Gruppentherapie.

## 6.9 Stoßübungen nach Fröschels

Sie beruhen auf der Tatsache, daß die *Kraft einer Muskelgruppe auf andere Muskelgruppen zu übertragen ist*. Der phylogenetisch alte Sphinktermechanismus des Kehlkopfes wird dabei aktiviert. Bei körperlicher Anstrengung wird der Kehlkopf fest verschlossen durch das Aneinanderlegen der Stimmlippen, der Taschenfalten und das Zusammenziehen des Kehlkopfeinganges; das gleiche gilt für den Sphinkterverschluß des Gaumenventils. Eine beschädigte Stimmlippe kann zum Ausführen fein koordinierter Bewegungen bei der Phonation außerstande sein, aber die elementare Aufgabe des Kehlkopfverschlusses noch erfüllen. Durch die Stoßübungen wird somit die adduktive Annäherung der Stimmlippen während der Phonation unterstützt. Die geballten Fäuste werden an den Brustkorb gelegt und während lauten Sprechens der Silben pa, pe, pi, po, pu kräftig nach unten bewegt.

## 6.10 Methode des subtonalen Brummtones im Strohbaßregister nach Gutzmann (nach Seeman auch Flatterstimme genannt)

Ihr *Anwendungsbereich* liegt in der Behandlung von *Stimmlippenlähmungen*. Die Methode beruht auf dem Prinzip der temporären Ausschaltung der Spannmuskulatur der Stimmlippen. Die Folge ist ein Überwiegen der Funktion des M. lateralis und des M. transversus; die gesunde Stimmlippe kann bei der Phonation die Mittellinie überschreiten.

*Vorgehen:* Es wird der tiefstmögliche Ton (evtl. Geräusch) erzeugt. Die Artikulationsorgane werden in A-Stellung gebracht, und es wird ein langgezogenes Räuspergeräusch ausgeführt.

Anschließend wird das initiale Räuspergeräusch weggelassen und der Ton mit gehauchtem Stimmeinsatz geübt; das gleiche wird später mit den übrigen Vokalen, Silben und Wörtern durchgeführt. Die Strohbaßstimme verliert sich allmählich, und eine normale kräftige Stimme bleibt bestehen.

## 6.11 Atem- und Stimmbehandlung nach Schlaffhorst und Andersen

Über die Methode der Schule *Schlaffhorst-Andersen* liegen nur wenige Publikationen vor. Deshalb ist hier nur eine bruchstückhafte Wiedergabe möglich.

Nach *Schlaffhorst-Andersen* kann richtiges Atmen nicht durch willkürlich vertiefte Einatmung erlernt werden, sondern allein durch willkürlich geregelte Ausatmung. Ausatmungsübungen bewirken sowohl eine genügende Entleerung der Lunge und die langsame Abspannung des Zwerchfells als auch die der Ausatmung folgende Ruhepause des Atmungsapparates und dem aus der Ruhepause hervorgehenden unwillkürlichen Impuls für eine bis an die Peripherie gehende Zusammenziehung des Zwerchfelles mit gleichzeitiger Einatmung. Atemübungen müssen daher durch Einschalten von Hemmungen die Ausatmung verlangsamen. Der ideale Hemmapparat ist die Stimme. Die Einatmung soll möglichst durch die Nase und nicht geräuschvoll durch den Mund derfolgen. Ebenso falsch ist das Schnappen nach Luft durch den Mund. Jede Lautgattung hat ihre besondere Atemführung und Lungentätigkeit.

Bei den Konsonanten f, s, sch, ch strömt der Atem ruhig von den Lippen, Zähnen usw. Vokale beruhen dagegen nicht auf reiner Ausatmung; bei ihnen wird durch die Spannung der Stimmlippen der Atem zurückgedrängt, die Lunge ist abgespannt.

Auch die *Klinger* (l, m, n, ng) müssen mit ganz lockeren Lippen und so wenig Atem gebildet werden, daß ein Gefühl für die Ausatmung fast erlischt. Bei allen Lauten ist absolute Ruhigstellung der Bauchmuskulatur notwendig. Selbst Explosivkonsonanten dürfen nicht durch einen willkürlichen Stoß der Bauchwand hervorgebracht werden. Der Atem darf nicht mit schlaffem Zwerchfell und geschlossener Glottis gehalten werden, sondern mit gespanntem Zwerchfell und offener Stimmritze.

Man muß auch darauf achten, daß nicht zu viel Luft *eingeatmet* wird. Überluft ist schädlich, da sie entweder ungenützt als sogenannte wilde Luft durch die Stimmritze gedrängt oder zu unnatürlichen Kraftleistungen der Stimme benutzt wird.

Eine richtige Atmung ist also Voraussetzung für eine optimale Stimmbildung. Bei jeder Senkung des Zwerchfells senkt sich auch der Kehlkopf.

Je mehr sich das Zwerchfell durch Atemübungen an eine tiefere Senkung gewöhnt, desto tiefer wird die Stellung des Kehlkopfes. Besonders für den Sänger ist die Senkung des Kehlkopfes bei der Einatmung von Bedeutung. Durch die Tiefstellung des Kehlkopfes, verbunden mit einer größeren An- und Abspannungsfähigkeit der Stimmlippen, gewinnt die Stimme an Umfang, und zwar sowohl an Höhe als auch an Tiefe.

Bei den Atemübungen muß die natürliche Zusammenziehung der Lungen durch Widerstand erschwert und verlangsamt werden. Hierzu eignen sich am besten die verschiedenen Konsonanten (f, s, sch, ch), dann Vokale mit Flüsterstimme und später Klinger (w, s, j, r, l, m, n) und tönende Vokale. Man soll immer mit einer möglichst kleinen Luftmenge arbeiten. Eine volle Einatmung verlangt einen überflüssigen Kraftaufwand. Richtig ist die costo-abdominale Atmung.

Die Sprachlaute werden eingeteilt in Vokale, Konsonanten und Klinger. Es werden unterschieden: Die Vollklinger l, m, n, ng; die Halbklinger w, j, r und das Anlaut-s zwischen zwei Vokalen (Gesang) oder zwischen einem Klinger und einem Vokal (Anselm).

Die Halbklinger grenzen sich von den Vollklingern dadurch ab, daß sich bei ihnen zu der Tönung an den Stimmlippen noch ein konsonantisches Geräusch im Ansatzrohr gesellt; so bei „w“ das Luftgeräusch des „f“, bei „j“ das des vorderen „ch“; bei „r“ das Flattergeräusch der schwingenden Zungenspitze und beim tönenden „s“ das Säuselgeräusch des Konsonanten „s“.

Der Vokal als Ton verlangt eine gedehnte Lunge (Spannung im Zwerchfell), der Konsonant benötigt eine Zusammenziehung der Lunge (Abspannung im Zwerchfell), und beim Klinger sind Lunge und Zwerchfell in lockerer Stellung.

Die Halbklinger spielen eine wichtige Rolle für die Kräftigung der inneren Brustmuskeln, da sie dem Luftstrom einen doppelten Widerstand bieten, zum einen an der Stimmlippe und zum anderen im Ansatzrohr, wo sie gebildet werden.

Das Anspringen der inneren Brustmuskeln in den verschiedenen Teilen des Brustkorbs empfindet man besonders deutlich, wenn man beim Üben von einem Klinger zu einem Halbklinger übergeht, z.B. von „m“ zu „w“ (am Wege), von „m“ zu „r“ (im Regen), oder von dem zugehörigen Konsonanten zum Halbklinger, z.B. von „f“ zu „w“ (auf Wegen).

Das Zungenspitzen-r verlangt im Vergleich zum Zäpfchen-r eine starke Zwerchfellspannung und steigert dadurch die Kraft des Zwerchfells. Deutlich fühlt man das Einsetzen dieser Zwerchfellspannung beim Zungenspitzen-r, wenn „r“ in Verbindung mit einem Klinger auftritt (am Rande, anregen).

Für Menschen, die viel sprechen müssen, werden folgende Artikulationsübungen empfohlen:
Lippenübung: i — u, ö — e —ö
Zungenübung: ü — u, ö — o — ö, ä — a — ä
Kieferübung: e — ä

## 6.12 Elektrische Vibrationsmassage

Mit einem **Maspo-Gerät** mit Igelansatz wird entlang der Halsmuskulatur von oben nach unten und von hinten nach vorn massiert. Außer einer Entspannung werden eine bessere Durchblutung und Kräftigung der Fixationsmuskulatur des Kehlkopfes erreicht.

Mit dem **Vibramat** erfolgt eine Vibrationsmassage auf dem Brustbein. Dabei läßt man den Patienten mit „r“ beginnende Silben sprechen. Die äußere und innere Kehlkopfmuskulatur wird hierdurch entspannt und ein verkrampftes Festhalten des Stimmklanges verhindert.

# Spezieller Teil

## 7 Funktionelle Stimmstörungen

Es handelt sich hierbei um Krankheiten der Stimme, die durch eine Störung des *Stimmklanges* und der *stimmlichen Leistungsfähigkeit* gekennzeichnet sind. Krankhafte *primärorganische Veränderungen* am Stimmapparat finden sich *nicht*.

*Ätiologisch* wird ein multifaktorielles Geschehen angenommen:

| | | |
|---|---|---|
| Konstitutionelle Faktoren | = | durch Anlage bedingt |
| Habituelle Faktoren | = | durch Gewohnheit bedingt |
| Ponogene Faktoren | = | durch zu starke stimmliche Anstrengung bedingt |
| Psychogene Faktoren | = | durch psychische Fehlsteuerungen bedingt. |

Sogenannte symptomatische funktionelle Stimmstörungen sind durch eine *andere Grundkrankheit* bedingt, z. B. eine symptomatische hypofunktionelle Dysphonie durch schlechten Allgemeinzustand.

Bei unklaren Befunden, die sich keinem der später genannten Krankheitsbilder zuordnen lassen, muß man sich auf die Bezeichnung *„funktionelle Dysphonie"* beschränken.

Die funktionellen Stimmstörungen kann man in Phonoponosen und Phononeurosen unterteilen.

### 7.1 Phonoponosen

Man versteht hierunter Stimmstörungen infolge Stimmüberlastung oder schlecht ausgeführter Stimmtätigkeit. Psychische Faktoren sind von geringerer Bedeutung.

#### 7.1.1 **Hyperfunktionelle** (hyperkinetische) **Dysphonie**

Es handelt sich um eine *unabsichtliche, übertriebene Kontraktion der Phonationsmuskulatur* einschließlich der Atem-, Artikulations- und Halsmuskulatur. Ein Übergang in eine sekundäre hypofunktionelle Dysphonie im Sinne eines Erschöpfungszustandes ist möglich. Anfangs kann die hyperfunktionelle Dysphonie Kompensationsversuch einer stimmlichen Mangelleistung sein.

**Entstehung:** Die Stimmstörung tritt infolge unökonomischen Stimmgebrauches bei lauten Kindern und bei Sprechern (Berufsdysphonie) auf, weiterhin durch Sprechen bei Lärm oder mit schwerhörigen Angehörigen, Singen mit falscher Technik, nach Laryngitis mit ungenügender Stimmschonung sowie bei Diskrepanz zwischen individueller Stimmleistung und Anforderung an die Stimmfunktion beim Versuch des Leistungsausgleichs durch die Hyperfunktion.

*Begünstigend* wirken Anomalien im Bereich der Glottis und der Resonanzräume, falsche Stimmtechnik, Schwerhörigkeit und ein aktiver Persönlichkeitstyp.

In der Form der Hyperkinese, zuweilen auch der Hypokinese, können auch Fehlprägungen in der Kindheit, mangelnde Kraft zur Lösung der allgemeinen Lebensaufgaben, besondere Situationen und unbewältigte Erlebnisse und Befürchtungen ihren neurotischen Ausweg suchen.

**Symptome:** Die Stimme klingt heiser, gepreßt, rauh, knarrend; harter Stimmeinsatz. Es besteht Hochatmung oder Klavikularatmung. Die mittlere Sprechstimmlage ist oft erhöht. Räusperzwang. Wund- und Trockenheitsgefühl, Schluckzwang, Globusgefühl, Empfindung einer vermehrten Verschleimung, Stimmermüdung bei Belastung. Im Spätstadium infolge Ermüdungserscheinungen schwache, belegte, leise bis aphonische Stimme.

**Befund:** Gestaute Halsvenen beim Sprechen, Verspannungen der äußeren Kehlkopfmuskulatur, Halsmuskulatur, Nackenmuskulatur, mimischen Muskulatur und Zungenmuskulatur. Verstärkte Exkursionen des Kehlkopfes beim Sprechen. Die Artikulationszonen sind nach dorsal verschoben, der Stimmansatz liegt zu weit hinten. Die Tonhaltedauer ist verkürzt. Manchmal offenes oder geschlossenes Näseln.

*Palpation* der Überfunktion der suprahyoidalen und subhyoidalen Muskulatur, indem man den Zeigefinger zwischen den Unterkiefer und die obere Kehlkopfbegrenzung legt *(Böhme)*. Bei der *Gutzmann*'schen Probe ist die Tonabweichung nach

Druckentlastung größer als ein halber oder ganzer Ton nach oben; das Schwelltonvermögen ist gestört.

*Stroboskopisch* findet man verkürzte Schwingungsamplituden der Stimmlippen und nur geringe Randkantenverschiebungen. Die Schlußphase ist verlängert. Manchmal sind unregelmäßige Schwingungsabläufe vorhanden. Die Taschenfalten nähern sich in unterschiedlichem Ausmaß, die Epiglottis ist gesenkt, die Stimmlippen sind daher schwer einsehbar. Infolge Belastungshyperämie Rötung der freien Stimmlippenränder **(Chorditis marginalis)** oder der Stimmlippen insgesamt mit vermehrter Gefäßzeichnung (*Achtung vor Fehldiagnose* „Kehlkopfkatarrh"). Im Spätstadium sekundäre Spaltbildung = Internusschwäche. Vermehrte Schleimabsonderung im Bereich der Regio interarytaenoidea.

Auf der Grundlage der hyperfunktionellen Dysphonie kann es zur Ausbildung von **Stimmlippenknötchen** (sog. Schrei- oder Sängerknötchen, Abb. 44a, b) am Übergang vom vorderen zum

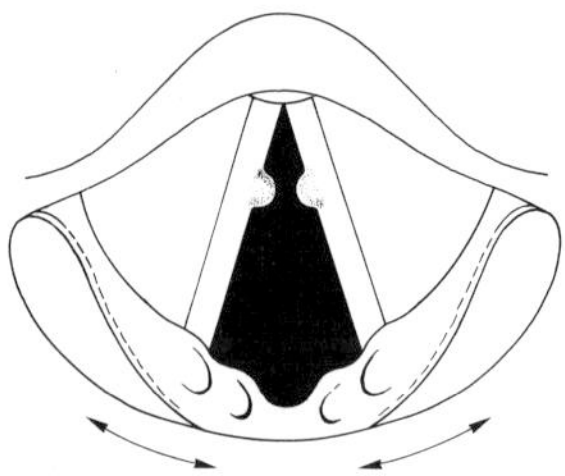

Abb. 44a: Stimmlippenknötchen am Übergang vom vorderen zum mittleren Stimmlippendrittel bei Respirationsstellung der Stimmlippen.

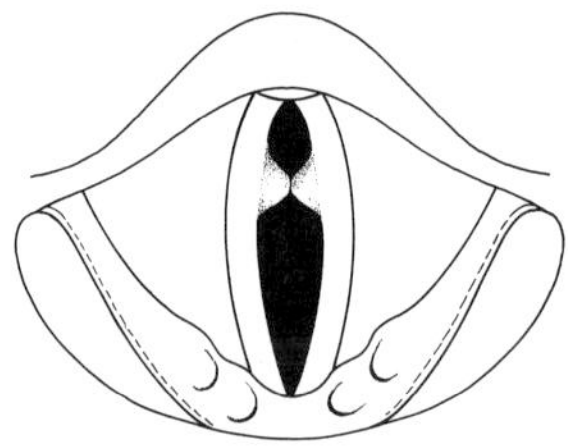

Abb. 44b: Sanduhrförmiger Glottisspalt bei Phonation.

mittleren Stimmlippendrittel kommen. Auch breitbasige Verdickungen im mittleren Stimmlippendrittel sowie **Randkantenödeme** werden beobachtet.

## Therapie

**Allgemeine Hinweise.** Rauch- und Alkoholverbot. Vermeiden von Husten und *Räuspern* wegen der Gefahr zusätzlicher Stimmlippenschädigung (Schleimhautrötung, Schleimauflagerung, Hypersekretion). Keinesfalls Flüstern, da unphysiologisch; möglichst wenig und mit normal lauter Stimme sprechen. Vor Beginn der Stimmtherapie eine Woche Stimmruhe, evtl. zusätzlich Libriumgaben; während der ca. drei Wochen dauernden Stimmbehandlung ebenfalls keine berufliche Stimmbelastung.

**Massage.** Lockerung der Muskulatur durch *Vibrationsmassage* auf Hals und Brustbein. Gleichzeitig wird eine bessere Durchblutung und Kräftigung der Muskulatur erreicht.

**Atmung.** Umstellung des pathologischen Atemtyps auf die physiologische costoabdominale Atmung. Erlernen der Zwerchfellatmung unter Verwendung der Blasebalgübungen nach *Fernau-Horn* oder der Zwerchfellinnervierungsübungen nach *Egenolf*. Zur Lockerung der Atemmuskulatur dienen Atemübungen nach *Pahn, Parow* und *Wängler*.

**Stimmübungen.** Diese bestehen aus Resonanzübungen, weichen Stimmeinsatzübungen, Stimmansatzübungen und Übungen zur Verlängerung der Tonhaltedauer.

Die **Resonanzübungen** setzen sich zusammen aus Summübungen nach *Seeman* auf „m" oder den Summ- und Brummübungen nach *Spiess*, Kauübungen nach *Fröschels* und Nasalwechselübungen nach *Wängler*, wobei die Nasallaute „m, n, ng" im Wechsel geformt werden.

Die Einstellung des Ansatzrohres beim Summen, besonders die Erschlaffung des Gaumensegels, wird genutzt, um die Einstellung eines geringen Muskeltonus auf den gesamten Stimmapparat zu übertragen und so eine Reduzierung von Hyperfunktionen zu erreichen.

**Weiche Stimmeinsätze** werden mit Wörtern geübt, die mit stimmhaften Konsonanten beginnen, z. B. mit w, l, j.

**Stimmansatzübungen** bezwecken, den Stimmansatz soweit wie möglich nach vorn zu verlagern. Dies erreicht man mit Konsonanten der ersten beiden Artikulationszonen, also b, d, n.

Eine Verlängerung der **Tonhaltedauer** erhält man durch Vokalübungen mit gleichmäßig fließendem Atem auf „o".

Bei Diskrepanz zwischen Sprech- und Singstimme, d. h. wenn trotz heiserer Stimme gut gesungen werden kann, Beginn der Stimmtherapie mit Singübungen.

**Artikulation.** Achten auf deutliche Artikulation und gute Beweglichkeit der Artikulationsorgane, insbesondere auf ausreichende Kieferöffnungsweite. Weitung des Ansatzrohres durch Gähnübungen nach *Fernau-Horn*.

**Verstärkte auditive Kontrolle:** Da es vielen Patienten schwerfällt, den Klang ihrer eigenen Stimme zu beurteilen, werden Tonbandaufzeichnungen angefertigt. Diese werden im Beisein des Patienten abgespielt und kritisch besprochen.

- **Juvenile hyperfunktionelle Dysphonie**

Es handelt sich um die häufigste *Stimmstörung bei* Kindern. Überwiegend sind Knaben im Vorschulalter betroffen. Es besteht die Gefahr der Entwicklung von *Stimmlippenknötchen*.

**Entstehung:** Konstitutionelle und habituelle Faktoren, fehlerhafte Stimmgewohnheiten der Umgebung (familiäre Dysphonie), vorausgegangene Infekte der oberen und unteren Luftwege, Kehlkopfasymmetrien. Die Kinder sind laut und extrovertiert. Das Spielverhalten ist dominierend oder aggressiv.

**Befund:** Die mittlere Sprechstimmlage ist herabgesetzt. Die weichen Explosivlaute b, d, g werden durch harte (p, t, k) ersetzt. Die Artikulation ist unpräzise und verwaschen, der Sprechablauf schnell.

*Indirekte oder direkte Laryngoskopie:* Aufgelockerte, zur Mittellinie spindelförmig aufgetriebene Stimmlippen oder diffuse Infiltration des gesamten Stimmlippengewebes. *Stroboskopisch* verkürzte Schwingungsamplituden, fehlender Glottisschluß durch ungenügende Adduktion der Stimmlippen.

**Therapie:** Eine gewisse Reife und Einsicht des Kindes sind für die logopädische Behandlung Voraussetzung. Die Umstellung auf eine leisere Sprechweise bedeutet einen Eingriff in die Persönlichkeitsstruktur des Kindes. Chronische Infekte der oberen Luftwege müssen behandelt werden.

### 7.1.2 Taschenfaltenstimme

#### 7.1.2.1 Unerwünschte Taschenfaltenstimme

Es handelt sich um die Extremform *der hyperfunktionellen Dysphonie*. Normalerweise werden die Taschenfalten zur Stimmbildung nicht benutzt. *Pathologischerweise kann die Stimme durch Schwingungen der Taschenfalten erzeugt wer-*

*den, ohne daß organische Veränderungen der Stimmlippen vorliegen.*

**Entstehung:** Eine Überbeanspruchung des Stimmorgans hat eine immer schlechtere Stimme zur Folge, und die Stimmgebung muß immer gewaltsamer erzwungen werden. Schließlich springt diese Fehl-Dauer-Überspannung des Stimmapparates auf ein fremdes Innervationssystem über und beteiligt auf diese Weise die Taschenfalten. So kommt es zur Hyperfunktion des stylopharyngealen Muskelsystems (M. stylopharyngeus, M. thyreopharyngeus, M. palatopharyngeus, M. obliquus = Fortsetzung des M. aryepiglotticus). Dadurch Anhebung des Bodens der Resessus piriformes; Rotation der Aryknorpel nach innen, wobei sich die Taschenfalten aneinanderlegen.

*Anmerkung:* Die Innervation des M. stylopharyngeus erfolgt durch den N. glossopharyngeus; bei Stimmlippenlähmungen sind daher Bewegungen der Taschenfalten möglich.

Der eigentliche Taschenfaltenmuskel soll der *M. ventricularis* sein (Innervation: N. laryngeus superior). Bei kompletter Vaguslähmung sind daher angeblich keine Bewegungen der Taschenfalten möglich.

**Ursachen:** Extreme hyperfunktionelle Dysphonie; Beibehalten der Taschenfaltenstimme nach abgeklungener chronischer Laryngitis; psychogene Faktoren; Ersatzfunktion bei Hypokinese der Stimmlippen infolge Innervationsschwäche, Myasthenie nach Laryngitis, Arthritis des Cricoarytaenoidgelenkes.

**Befund:** Bei Phonation starke Annäherung oder Kontakt beider Taschenfalten, die hyperplastisch sein können, evtl. mit granulierter Oberfläche. Die Stimmlippen sind kaum oder nicht sichtbar. Zur Klärung des Stimmlippenbefundes ist dann eine direkte Laryngoskopie erforderlich. Oft ist primär oder sekundär als Folge der Taschenfaltenstimme kein vollständiger Stimmlippenschluß mehr vorhanden. Die Epiglottis ist nach hinten geneigt und der Kehlkopfeingang eingeengt. Der Stimmumfang ist eingeschränkt.

**Differentialdiagnose**

- **Primäre Taschenfaltenhyperplasien**
  Ursachen:
  Glandulär zystische Taschenfaltenhyperplasie (*dyschylischer Pseudotumor*). In den Taschenfalten befindet sich

ein Konglomerat von Schleimdrüsen mit dilatierten Gängen.
Innere Laryngozelen.
Tumoren im Bereich der Taschenfalten.
Entzündlich bedingte Taschenfaltenverdickungen bei Allergie oder nach Bestrahlung.

- **Sekundäre Taschenfaltenhyperplasien** bei hyperfunktioneller Dysphonie, bei chronischer Laryngitis, Reinke-Ödem der Stimmlippen, einseitigen Stimmlippenlähmungen, nach Chordektomie.

- **Spastische Dysphonie** (normale Singstimme, Stimmveränderungen durch phonischen Stimmritzenkrampf). Taschenfaltenstimme und spastische Dysphonie können beim gleichen Patienten abwechselnd vorkommen.

*Anmerkung:* Bei granulierendem Aussehen der Taschenfalten ist eine Probeexzision erforderlich.

## Therapie

**Konservative Maßnahmen.** Abbau der hyperfunktionellen Fehlfunktionen im stylopharyngealen Muskelsystem. Atemübungen, Summübungen mit weichem Stimmeinsatz usw. (siehe Therapie der hyperfunktionellen Dysphonie). Unterstützend wirken Schleimhautanaesthesie des Pharynx und allgemeine Entspannung durch autogenes Training nach *Schultz* oder durch das Entspannungstraining nach Jacobson. Es ist leichter und schneller zu erlernen als das autogene Training. Das Entspannungstraining beruht auf dem Erlernen einer Technik zur progressiven Muskelentspannung. Alle Muskeln des Körpers (16 Gruppen) müssen in bestimmter Reihenfolge fest angespannt und anschließend entspannt werden. Dadurch wird eine Verringerung der Muskelspannung unter das Anspannungsniveau erzielt.

**Operative Maßnahmen.** In Ausnahmefällen Durchtrennung des M. stylopharyngeus *(Réthi)* oder Verlagerung der Taschenfalten nach außen über ein Schildknorpelfenster (Laterofixation nach *Herrmann*).

### 7.1.2.2 Erwünschte Taschenfaltenstimme

Es handelt sich um eine Ersatzphonation durch Aneinanderlegen der Taschenfalten bei *organischen Veränderungen der Stimmlippen*, z. B. bei:
Kehlkopfoperationsfolgen (Chordektomie, frontolaterale Teilresektion), Synechien des vorderen Stimmlippendrittels mit unvollständigem Stimmlippenschluß nach Dekortikation oder frontolateraler Teilresektion, doppelseitige Stimmlippenlähmung in Intermediärstellung, Kehlkopftraumen (äußere Traumen, Intubationsschäden), chronische Laryngitis, kongenitale Stimmlippenmißbildungen.

**Anbildung** der Taschenfaltenstimme: Durch Pressenlassen bewußtes Herbeiführen einer hyperfunktionellen Stimmgebung.

### 7.1.3 Hypofunktionelle (hypokinetische) Dysphonie

Es handelt sich um eine Schwäche der Kehlkopfmuskulatur mit dadurch bedingtem unvollständigem Stimmlippenschluß.

**Ursachen**

- Anlagebedingte Schwäche der Kehlkopfmuskulatur, allgemeiner Schwächezustand oder nur lokale Schwäche im Kehlkopfbereich. Altersschwäche. Gewichtsabnahme, z. B. bei Abmagerungskur.
- Allgemeine Erkrankungen, z. B. entgleister Diabetes mellitus, Lebererkrankungen, Kreislaufinsuffizienz, *Addison*'sche Krankheit (Nebennierenschwäche), Hyperthyreose.
- Myasthenie nach einer Myositis des M. vocalis oder M. arytaenoideus transversus infolge einer akuten Laryngitis.
- Entwicklung aus einer lange bestehenden primären hyperfunktionellen Dysphonie infolge eines schließlich einsetzenden sekundären Erschöpfungszustandes der Kehlkopfmuskulatur.
- Gewohnheitsmäßige Fehlhaltungen; Ängstlichkeit.

**Symptome:** Leise, matte, belegte, heisere, verhauchte, klangarme Stimme; Ermüdung beim Sprechen; Trockenheitsgefühl; Halsschmerzen. Manchmal offenes Näseln infolge zu schwacher Kontraktion des Gaumensegels. Aussprache undeutlich.

Durch unvollständigen Stimmlippenschluß vermehrter Luftverbrauch (wilde Luft) beim Sprechen.

**Befund:** Körperhaltung schlaff, Atmung flach, Tonhaltedauer verkürzt, mittlere Sprechstimmlage normal oder erhöht. Lippenkieferspiel vermindert. Stimmeinsätze weich, verhaucht. Kompensatorisch (sekundär) Verspannungen der mimischen Muskulatur sowie der Artikulations- und Halsmuskulatur. Pianosingen ist erschwert; „Loch" in den Registerbruchstellen.

Indirekte Laryngoskopie: Ovalärer Glottisspalt **(Internusschwäche)** oder dreieckförmiger Spalt infolge mangelnden Glottisschlusses im hinteren Stimmlippendrittel **(Transversusschwäche).** Kombinierte Internus-Transversusschwäche ist selten *(Sanduhrglottis)*. Im Spätstadium oder nach Myositis Atrophie der Stimmlippen mit Exkavation auch in Respirationsstellung.
Stroboskopie: Erweiterte Schwingungsamplituden, Schlußphase verkürzt, kein Glottisschluß, Betonung der vertikalen Schwingungskomponente.

**Verlauf:** Aus einer primären Hypokinese kann sich infolge von Kompensationsversuchen eine Hyperkinese entwickeln.

**Differentialdiagnose:**

- *Primäre hyperfunktionelle Dysphonie* mit sekundärer Hypokinese; das Krankheitsbild wird dann zu den hyperfunktionellen Dysphonien gerechnet.
- Bei primärer Hypokinese Ausschluß der *hypofunktionellen* Form der psychogenen Dysphonie.

**Therapie:** Bezüglich „allgemeiner Hinweise" und „Massage" wird auf die Therapie der hyperfunktionellen Dysphonie verwiesen.

Bei der Behandlung der *primären* hypofunktionellen Dysphonie *ohne* hyperkinetische Symptome brauchen meist keine Fehlfunktionen abgebaut zu werden, es kann gleich mit einem *Neuaufbau* der Stimme begonnen werden. Bei *primärer Hyperkinese* müssen jedoch zunächst die hyperkinetischen Symptome *abgebaut* werden.

Beginn der Therapie mit **Atemübungen.** Erlernen der richtigen Einteilung der Atemluft für die Phonation: Im Liegen läßt man während der Ausatmung ein stimmloses „sch", später ein stimmhaftes „s" sagen. Es folgen mehrmalige Unterbrechungen des Ausatmungsstromes; in den Pausen darf nicht nachgeatmet werden. Das Absetzen muß durch plötzliches Anhalten der Atemmuskulatur erreicht werden, nicht durch Glottisschluß.

Die Kraft, um eine gewisse Lautstärke der Stimme zu erzielen, darf nicht vom Hals-Schulter-Bereich genommen werden, d.h. mittels fehlerhafter Bruststütze. Daher Erlernen der **Zwerchfellstütze,** z.B. durch die Flankenstützübungen und Atemwurfübungen nach *Fernau-Horn.*

Kräftigung der Stimme durch *Stoßübungen* nach *Fröschels.* Erlernen des weichen bzw. physiologisch festen Stimmeinsatzes durch *Abknallübungen* (Ventiltönchen) mit Vokalen nach *Fernau-Horn.* Es folgen *Stimmeinsatzübungen* mit kurzen Vokalen mit Atemwurf und Federung nach *Fernau-Horn.* Zur Erzielung eines exakten Stimmlippenschlusses schließen sich Stimmeinsatzübungen mit stimmlosen Fortis-Verschlußlauten, d.h. Konsonanten wie p, t, k an.

Die Stimmübungen können durch gleichzeitige Elektrotherapie unterstützt werden.

Eine größere Stimme bekommt man weiterhin durch Verbesserung der *Resonanz* und *Artikulation.*

Behandlung der internistischen Grundleiden, roborierende Maßnahmen.

Zur Beseitigung von starken Exkavationen Teflon-Injektionen in die Stimmlippen.

### 7.1.4 Dysphonia mixta

Es handelt sich um *abwechselndes Auftreten hyper- und hypofunktioneller Symptome* beim gleichen Patienten je nach der psychischen und vegetativen Gleichgewichtslage. Die stroboskopische Untersuchung läßt keine eindeutige Diagnose zu.

### 7.1.5 Phonasthenie (Stimmschwäche)

Ihre Begriffsbestimmung und Zuordnung sind noch uneinheitlich. Man versteht unter *Phonasthenie*:

- Eine Stimmberufserkrankung mit Störung der Gesang-, der Sprech-, der Ruf- und der Kommandostimme oder
- Eine abnorme Ermüdung auf hypofunktioneller Basis ohne Heiserkeit und ohne objektiv sichtbaren pathologischen Befund (hypokinetische Ausdrucksform einer Phononeurose).

Ursache soll ein falscher Stimmgebrauch sein, der häufig schon von Kindesalter an besteht.

Differentialdiagnostisch ist eine psychogene Dysphonie abzugrenzen. Hierbei besteht jedoch zusätzlich eine Heiserkeit.

### 7.1.6 Berufsdysphonien

Es handelt sich um kein einheitliches Krankheitsbild.

**Entstehung** der Berufsdysphonien durch exogene organische oder funktionelle Störungen.

a) Zu den durch **exogene organische** Veränderungen bedingten Störungen gehören plötzliche Ereignisse (= **Unfälle)** oder Langzeiteinwirkungen schädlicher Substanzen (= **Berufskrankheiten**) d. h. chemische, mechanische (Stäube), physikalische (Hitze) Ursachen und Allergene.

**Plötzliche Ereignisse:** Prellungen und Verletzungen des Kehlkopfes, Inhalation, z. B. durch Explosion freiwerdender Gase oder ätzender Stoffe, Hitzeeinwirkung usw.

*Symptome:* Kehlkopfhämatome, Stimmlippenblutungen, Glottisödeme mit Heiserkeit und Atemnot.

**Langzeiteinwirkungen:** Inhalation von toxischen Dosen von Reizgasen, Nebeln oder Stäuben sowie klimatische und thermische Faktoren oder Allergene. Man findet Entzündungszeichen am Kehlkopf oder Ulcerationen, z. B. bei Chromateinwirkungen.

*Versicherungsrechtlich* liegt bei *plötzlichen* Ereignissen, also Kurzzeitschädigungen, ein Arbeitsunfall vor. Bei *Langzeitschädigungen* ist eine Berufskrankheit nur gegeben, wenn der betreffende Stoff in der *Liste der Berufskrankheitenverordnung* aufgeführt ist. Eine Anerkennung als Versicherungsfall erfolgt ab einer MdE von 10%; eine Entschädigungspflicht besteht erst ab einer MdE von 20%.

Durch sog. Listenstoffe ausgelöste Stimmstörungen sind nach §5 der z.Z. gültigen BKVO meldepflichtig. Bei nicht in der Liste der BKVO aufgeführten Stoffen kann eine Anerkennung und Entschädigung aufgrund des Unfallversicherungs-Neuregelungsgesetzes gemäß §551 Abs. 2 erfolgen. Es findet dann Anwendung, wenn eine in der Liste nicht aufgeführte Erkrankung nachweislich auf eine berufliche Tätigkeit zurückzuführen ist.

b) Die berufsbedingten **funktionellen** Stimmstörungen treten auf bei:

Lehrern, Kindergärtnerinnen, Schauspielern, Sängern, Müttern mit mehreren Kindern, Sprechen im Lärm, bei Patienten mit schwerhörigen Angehörigen usw.

**Ursachen:** Über- und Fehlbeanspruchung der Stimme (Stimmißbrauch), fehlerhafte Stimmtechnik, Konflikte, psychovegetative Faktoren, ungünstige Raumverhältnisse (Störgeräusche, trockene Luft), Mängel der individuellen Leistungsfähigkeit und Belastbarkeit.

Nur von geringerer Bedeutung sind: Erkrankungen der oberen Luftwege, Allgemeinerkrankungen.

Die Ursachen für die hohen Erkrankungsziffern bei Lehrern sind zu suchen in bisher fehlenden stimm- und sprachlichen Eignungsuntersuchungen vor Beginn des Studiums, ungenügender Stimm- und Sprecherziehung während des Studiums und in der Gesamtpersönlichkeit des Lehrers, also psychischen Momenten.

**Symptome:** Zunehmende Heiserkeit nach der 2. bis 3. Unterrichtsstunde, Räusperzwang, Trockenheitsgefühl im Hals und Halsschmerzen, zu hohe Sprechstimmlage, Hinaufschrauben der Stimme bei vermehrter Lautstärke.

**Befund:** Einschränkung des Sprechstimmumfangs auf eine Terz und weniger (normal ist eine Quint). Beschleunigtes Sprechtempo. Die Tonhaltedauer ist verkürzt. Die Artikulation ist nach hinten verlagert, die Lautbildung im Zahn- und Lippenbereich unpräzise. Das klinische Bild entspricht am häufigsten der hyperfunktionellen Dysphonie, seltener der *hypofunktionellen* Dysphonie bzw. den Mischformen.

*Anmerkung:* Bei *Sängern* brauchen stark durchblutete Stimmlippen und verstärkte Gefäßzeichnung nichts Krankhaftes zu bedeuten.

**Versicherungsrechtlich** sind die funktionellen Dysphonien bei Lehrern und anderen Sprechberufen nicht in der Liste der Berufskrankheiten aufgeführt und können somit nicht als Berufskrankheit anerkannt werden, obwohl solche Dysphonien zur Berufsunfähigkeit führen können. Keineswegs liegt jeder Stimmstörung bei Lehrern eine Schädigung durch berufliche Einflüsse zugrunde. Es gibt Menschen mit einer anlagebedingten Schwäche der Kehlkopfmuskulatur. Diese können eben keinen Sprechberuf ergreifen.

Eine *funktionelle* Stimmstörung sollte nur dann als **Berufskrankheit** bezeichnet werden, wenn es nach mehrjähriger Tätigkeit in einem Sprechberuf zu bleibenden funktionellen oder organischen Schäden gekommen ist trotz stimmlicher und sprachlicher Eignung für den Beruf, trotz Sprecherziehung in der Ausbildung und trotz phoniatrischer Fürsorge im Beruf. Ergreifen Menschen mit anlagemäßig vorhandener Stimmschwäche oder sonstigen ungünstigen Voraussetzungen einen Sprechberuf und versagen dann nach kurzer Zeit, so kann es sich hierbei nicht um eine berufsbedingte Schädigung handeln; es müssen vielmehr besondere **Ereignisse von außen** dazukommen. *Es gibt jedoch bisher noch keine verbindlichen Kriterien, die für die Diagnosestellung „berufsbedingte Dysphonie" Voraussetzung sind.*

**Prophylaxe:** Auf der Grundlage der bisher zur Verfügung stehenden Methoden ist es schwierig unter den morphologischen und funktionellen Voraussetzungen das Für und Wider bezüglich der Ergreifung eines Sprechberufes sicher zu unterscheiden.

Als *ungünstig* gelten: Langer Hals mit schwacher Muskulatur, flacher Mundboden, spitzer Winkel zwischen Kinn und Hals, dicke, hochgewölbte Zunge, Engstellung des Ansatzrohres, Hochstand und Asymmetrie des Kehlkopfes, wenig aufrichtbare und stark gefaltete Epiglottis, konstitutionell hohe Sprechtonlage und eingeschränkte Zwerchfellexkursionen, d. h. sog. Hochatmung.

**Therapie:** Siehe hyperfunktionelle Dysphonie oder hypofunktionelle Dysphonie.

## 7.2 Phononeurosen

Die Phononeurosen entstehen aufgrund von *akuten oder chronischen seelischen Störungen*. Die Übergänge von den Phonoponosen zu den Phononeurosen sind fließend.

### 7.2.1 Psychogene Dysphonie

Es handelt sich um eine psychogene Heiserkeit, die mit einer *Über-* oder *Unterfunktion* der Larynxmotilität einhergeht.

**Entstehung:** Streßsituationen, psychische Belastungen.

**Symptome:** Unabhängig von einer Sprechbelastung auftretende Heiserkeit, Pressen beim Sprechen oder hauchige Stimme, neurovegetative Symptome wie feuchte Hände, Schwitzen, Dermographismus, Tremor, starker Würgereiz bei der indirekten Larynyoskopie. Die Heiserkeit kann jedoch einziges Symptom sein.

**Befund:** Hypokinetische Symptome wie Internus- oder Transversusschwäche oder
hyperkinetische Symptome wie Hervortreten der Taschenfalten, Senkung der Epiglottis.

**Diagnose:** Normalisierung der Stimme bei Vertäubung der Ohren (z.B. mit 2 *Bárány*'schen Lärmtrommeln).

**Therapie:** Aufklärendes Gespräch, Sedativa, autogenes Training, psychiatrische Behandlung, evtl. nur Stimmübungen.

### 7.2.2 Psychogene Aphonie

Es handelt sich um eine Tonlosigkeit der Stimme; der Patient kann nur noch flüstern. Überwiegend sind Frauen betroffen.

**Entstehung.** Schreck-Erlebnisse, Streßreaktionen, untragbar erscheinende psychische Belastungen. Ursächlich wird oft ein Kehlkopfkatarrh angegeben mit entsprechenden subjektiven Symptomen, wobei sich die Stimme über eine Dysphonie zur Aphonie verschlechtert haben soll.

#### 7.2.2.1 Hypofunktionelle Form der psychogenen Aphonie.

Sie tritt häufiger als die hyperfunktionelle Form auf.

**Symptome:** Plötzliches Auftreten und evtl. wieder plötzliches Verschwinden der Aphonie. Nervöser Reizhusten.

**Befund:** Bei Phonation klaffende Stimmritze, die eine Lähmung der Glottisschließmuskulatur vortäuscht; die Spaltbreite variiert. Zögernde, leicht ruckartige Bewegungen der Stimmlippen oder schneller Schluß der Stimmritze mit Zurückspringen der Stimmlippen in Respirationsstellung. Würgereflex oft abgeschwächt bis aufgehoben. Stroboskopie wegen der Aphonie nicht möglich.

**Differentialdiagnose:** Im Gegensatz zu Stimmlippenlähmungen oder Stimmlippenschwächen ist der Hustenstoß tönend, das Lachen stimmhaft. Die reflektorische Beweglichkeit der Stimmlippen ist also erhalten.

### 7.2.2.2 Hyperfunktionelle Form der psychogenen Aphonie

Sie tritt seltener als die hypofunktionelle Form auf. Sie kann primär entstehen oder sekundär aus der hypofunktionellen Form.

**Ursachen:** Psychogene Faktoren oder sekundär nach *akuter Laryngitis* oder *Dekortikation* der Stimmlippen.

**Symptome:** Stimme tonlos, gepreßt.

**Befund:** Unvollständiger Stimmlippenschluß vorwiegend im hinteren Drittel. Epiglottis gesenkt; Taschenfalten wölben sich vor.

**Therapie:** Lockerungs- und Entspannungsübungen, s. auch Behandlung der hyperfunktionellen Dysphonie. Drei bis sieben Tage Stimmruhe ist zweckmäßig. Evtl. psychosomatische Behandlung.

*Überrumpelungsversuche* durch:

- „Hi“ sagen lassen während der indirekten Laryngoskopie.
- Aufbau der Stimme über den immer vorhandenen Hustenstoß oder über das Räuspern, z. B. aus dem tönenden Hustenstoß kurzes Ausstoßen von ó, ó, ó, á, á, á, dann länger gedehnte Einzelvokale mit hartem Stimmeinsatz und schließlich ganze Wörter. Gleichzeitig leichter Druck auf den Kehlkopf, um die Aufmerksamkeit auf die Organempfindungen bei der Stimmbildung zu richten.
- Anaesthesie der Rachenschleimhaut zwecks Ausschaltung der kinaesthetischen Eigenkontrolle.

- Ausschaltung der akustischen Rückkopplung durch Vertäubung der Ohren mit 2 *Bárány*'schen Lärmtrommeln. Vertäubung über 10 bis 15 Minuten, falls die Stimme nicht sofort klangvoll wird. Von 10 000 ab rückwärts zählen lassen.
- Auslösen eines Würgereizes mit dem Mundspatel oder Kehlkopfspiegel.
- Berühren der Stimmlippen mit einem in ätherisches Öl getränkten Watteträger.
- *Flatau*'scher Handgriff: Der Mittelfinger der rechten Hand wird auf den Zungenrücken gelegt und stark abwärts gedrückt. Mit der linken Hand werden die hinteren Ränder des Schildknorpels umfaßt und zusammengedrückt. Der Patient muß gleichzeitig husten oder phonieren.
- Einführen einer Kugelsonde (Metallkugel mit 1 cm Durchmesser an gebogenem Stiel = *Muck*'sche Kugel) in die Glottis ohne Anaesthesie, bis ein Erstickungsgefühl mit einem reflektorischen Angstschrei eintritt. Der Patient muß sofort unter energischen Befehlen vorgesprochene Laute nachsprechen.

### 7.2.3 Spastische Dysphonie

Es handelt sich um eine Störung der Stimmgebung beim Sprechen infolge eines *Stimmritzenkrampfes* bei der Phonation. Meist geht der Erkrankung ein längerer Leidensweg seelischer, körperlicher oder soziologischer Art voraus.

**Ursache:** Noch nicht geklärt. Vermutet werden:
Psychogene Faktoren (Depressionen, Neurosen) oder eine zentralnervöse Dysfunktion mit meist sekundärer, seltener primärer psychiatrischer Symptomatik.
Es besteht kein Zusammenhang mit einem bestimmten Ereignis oder Erlebnis. Eine Anerkennung als Unfallfolge oder Kriegsschaden ist daher nicht möglich.

**Symptome:** Die Stimme klingt stöhnend, ächzend, angespannt, gequetscht. Es finden sich Unterbrechungen der Phonation bei Vokaleinsätzen. Beim Anlauten Trennung oder Überbetonung der Vokale in zwei Tonstößen (A-apfel), die jedoch durch leises gepreßtes Weitertönen in Verbindung stehen. Die Stimme kann für kurze Zeiträume normal klingen. Die nicht kommunikative Stimmgebung (Flüstern, Lachen, Weinen, Singen) kann ungestört sein. Tritt die spastische Dysphonie nur beim Sprechen während der Berufsausübung auf, so spricht man von einer Mogiphonie (μόγις = mit Mühe).

**Befund:** Hals- und Gesichtsvenen sind beim Sprechen gestaut infolge Anwendung der Bauchpresse. Die Muskulatur des gesamten Phonationsapparates steht beim Sprechen unter starker Spannung.

*Indirekte Laryngoskopie:* Bei **Phonation** sind die Stimmlippen wegen der aneinandergepreßten Taschenfalten kaum sichtbar. Die Phonation erfolgt jedoch mit den Stimmlippen. Manchmal findet man wie beim Stottern bei der Phonation zuckend intendierende, zu mehrmaligem kurzen Stimmlippenschluß führende ataktische Bewegungen der Stimmlippen.

Bei **Respiration** erkennt man, daß die Stimmlippen und Taschenfalten leicht gerötet sind (Belastungshyperämie), die Taschenfalten sind hypertrophisch.

Hat der Patient beim Spiegeln nicht auf Sprechen geschaltet, so findet man ein normales Kehlkopfbild mit normaler Stimmfunktion.

Evtl. Kombination mit anderen spastischen Störungen, z.B. Colitis spastica. Manchmal pathologisches EEG vorhanden.

**Differentialdiagnose:**

- Beim Stottern findet man gleichfalls spastisch-dysphonische Bestandteile.
- Taschenfaltenstimme; sie tritt auch beim Singen auf, d.h. die Stimme ist immer heiser.
- Suprabulbäre und bulbäre Dysarthrie.
- Multiple Sklerose.
- Tabische Krisen.

**Therapie:** Die Behandlung erfolgt von der *psychischen* und *somatischen* Seite her. Insbesondere Änderung der Lebensumstände, unter denen die Erkrankung entstand.

*Somatische Therapie:* Entspannungsübungen im Liegen, vor allem Entspannung der Bauchmuskulatur. Atemübungen, die mit erst hauchender, dann flüsternder und schließlich fest intonierender Stimmgebung verbunden werden. Anschließend werden die Übungen in aufrechter Haltung durchgeführt. Zusätzlich Vibrationsmassage.

**Prognose:** Schlecht. Jahrelanger Krankheitsverlauf.

# 8 Mißbildungen

## 8.1 Kehlkopfasymmetrien

Es handelt sich um asymmetrische Formveränderungen des Kehlkopfes mit einer sog. *dysplastischen Dysphonie*.

**Ursachen**

- Kongenitale Entstehung. Solche Kehlkopfasymmetrien beruhen auf anlagebedingten Kehlkopfmißbildungen, zum Teil einhergehend mit Asymmetrien des Gesichts oder des Gaumens (Tiefstand einer Gaumenhälfte).
- *Perinatale* Entstehung infolge von Geburtstraumen wie Kehlkopffrakturen.
- *Postnatale* Entstehung infolge von Halswirbelsäulenmißbildungen, muskulären Fehlentwicklungen im Bereich des Halses, habituellen und traumatischen Cricothyreoid-Dislokationen, einseitigen Strumen, Narben nach Strumaresektion und Tracheotomie, Larynxhypoplasie bei allgemeiner Asthenie (Ausschluß endokrinologischer Ursachen erforderlich).
- Postmutationelle Entstehung infolge Zurückbleibens einer Kehlkopfseite im Wachstum während des Stimmwechsels. (s. S. 163)

**Symptome:** Ermüdungserscheinungen, Heiserkeit. Die stimmliche Insuffizienz wird durch vermehrte Anstrengung zu kompensieren versucht. Die Folge ist eine hyperfunktionelle Dysphonie mit Hyperämie der Kehlkopfschleimhaut.

**Befund**

- Scheinbare *Überkreuzung* oder *Vorkippen* der *Aryknorpel*. Hierbei schieben sich jedoch nur die Tubercula corniculata (Santorini'sche Knorpel) und die lateral davon liegenden Tubercula cuneiformia (Wrisberg'sche Knorpel) aneinander vorbei. Die Spitzen der Aryknorpel sind daher nicht sichtbar.

- *Glottisschiefstand* infolge einer Schildknorpelasymmetrie. Diese ist palpatorisch feststellbar, da die Vorderkante einer Schildknorpelhälfte vorspringt. Die Stimmlippen verlaufen meist von rechts hinten nach links vorn. Dadurch wird leicht eine *Stimmlippenlähmung* vorgetäuscht (Adduktionseinschränkung).

  Differentialdiagnose: Verdrängung des Kehlkopfes bei Struma, Tumoren, Halswirbelsäulenveränderungen.

- *Niveauunterschiede* beider Stimmlippen.
- Verschiedene *Länge* der Stimmlippen (Differenz 1—2 mm).
- Verschiedene *Breite* der Stimmlippen.
- Ein- und doppelseitige *Exkavation* der Stimmlippen als Folge einer Hypoplasie oder Aplasie des M. vocalis.
- *Sulcus glottidis* = Längsfurche (Rinnenbildung) entlang des medialen Stimmlippenanteils infolge Hypoplasie oder Atrophie des M. vocalis. Sie kann auch Folge einer atrophischen Laryngitis oder lange bestehenden hyperfunktionellen Dysphonie oder Altersinvolution sein. Die Längsfurche ist in Respirationsstellung am deutlichsten sichtbar.
- *Asymmetrien* der Epiglottis wie tüten-, rinnen-, hufeisen- und omegaförmige Epiglottis (Abb. 45, 46, 47) sind trotz des hierdurch engen Kehlkopfeinganges für den Stimmklang ohne Bedeutung. Die überhängende, bei Pho-

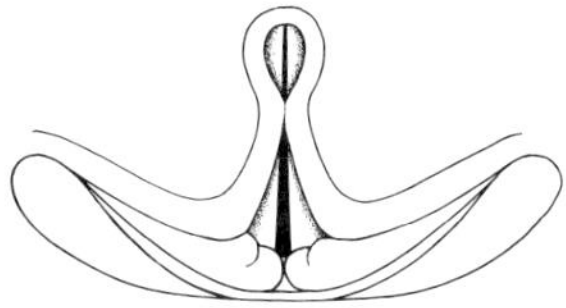

Abb. 45: Tütenförmige Epiglottis.

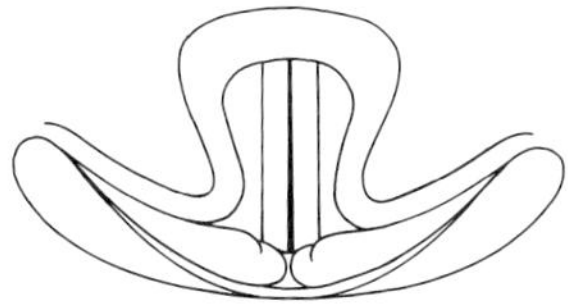

Abb. 46: Hufeisenförmige Epiglottis.

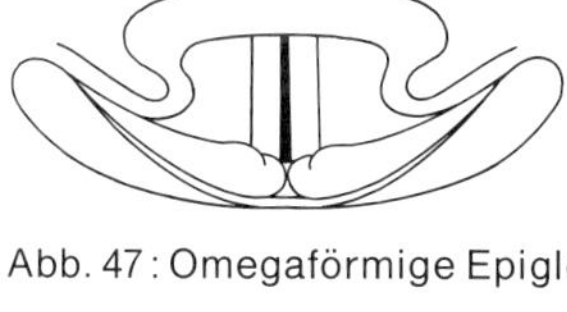

Abb. 47: Omegaförmige Epiglottis.

nation sich nur wenig aufrichtende Epiglottis ist ungünstig für die Stimmbildung.

*Ursache:* Besonders weicher Knorpel, schwache Muskulatur.

**Therapie:** Von einem Sprechberuf muß bei dysplastischen Dysphonien abgeraten werden, da eine Behandlung nicht erfolgversprechend ist, Das Ausmaß der Kehlkopfasymmetrie sagt jedoch nichts über den Grad der Stimmstörung aus. *Stimmhöchstleistungen* sind möglich.

## 8.2 Diaphragma laryngis

Es handelt sich um eine *Segelbildung* zwischen den Stimmlippen.

**Entstehung:** Entweder angeboren oder Folge einer Kehlkopfoperation oder Verletzung (z. B. durch Intubation, s. auch Seite 219).

**Symptome:** Bei angeborenem Diaphragma Heiserkeit oder Tonlosigkeit von Geburt an, in- und exspiratorischer Stridor.

**Befund:** Weißliche Membran, die sich zwischen den reizlosen Stimmlippen bei Respiration von der vorderen Kommissur über die ganze Fläche im Niveau der Stimmlippen spannt und hinten eine kleine erbsgroße scharfrandige Öffnung freiläßt (Abb. 48). Bei Phonation fächerförmiges Zusammenlegen der Membran, die subglottisch verschwindet.

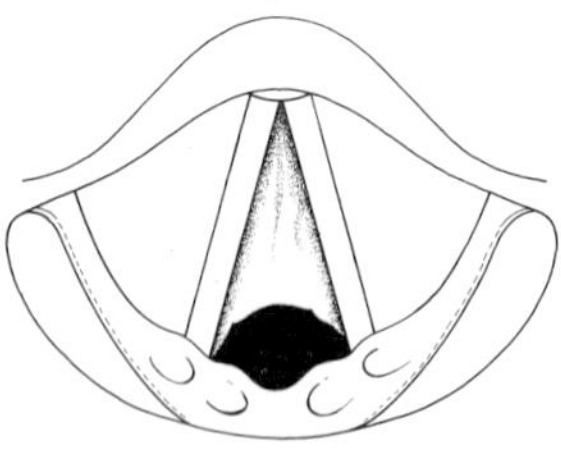

Abb. 48: Segelbildung zwischen den Stimmlippen.

**Therapie:** Bei dünnen Membranen endolaryngeale Abtragung. Gefahr der Bildung neuer Synechien im Exzisionsbereich.

Bei dicken Membranen Tracheotomie und nach Abtragung Befestigung eines Platzhalters aus Kunststoff im Bereich der vorderen Kommissur für 2—4 Wochen. Oder Thyreotomie und Einlegen eines T-Stückes aus Kunststoff.

## 8.3 Laryngozelen

Es handelt sich um Ausweitungen des Sinus *Morgagni*.

### Ursachen

- *Erworben* durch: Ventilverschluß des Sinus *Morgagni* infolge einer chronischen Entzündung oder durch Narben nach Trauma.
- Chronischer Überdruck (Trompeter, Husten).
- *Angeboren*

a) **Innere Laryngozele.** Die Luftsackbildung erfolgt innerhalb des Kehlkopfes in die Taschenfalte oder die aryepiglottische Falte hinein (Abb. 49).

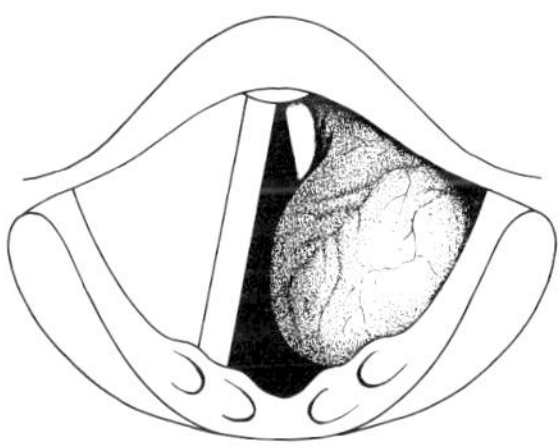

Abb. 49: Innere Laryngocele im Bereich der rechten Taschenfalte.

**Symptome:** Heiserkeit, Atemnot, Schluckbeschwerden.

**Befund:** Vorwölbung der Taschenfalte oder der aryepiglottischen Falte. Verstreichung der Vallecula epiglottica und des Recessus piriformis.

b) **Äußere Laryngozele.** Die Aussackung tritt zwischen oberer Schildknorpelkante und Zungenbein durch eine schwache Stelle oder Dehiszenz der Membrana hyothyreoidea nach außen. Der Sack steht ventilartig mit dem Sinus *Morgagni* und damit dem Kehlkopfinneren in Verbindung. Durch Einpressen der Luft erfolgt eine zunehmende Erweiterung des Sackes.

**Befund:** Vorwölbung außen am Hals.

**Diagnose:** Röntgenologische Darstellung des Luftsackes (anterior-posteriore Projektion). Bei Infektion Sekretspiegelbildung.

**Therapie:** Abtragung des Luftsackes von außen.

# 9 Mutationsstörungen

Die Mutationsstörungen (Abb. 50), lassen sich folgendermaßen einteilen:

I. Funktionelle Störungen

a) Mutationsfistelstimme
b) Unvollständige Mutation
c) Stark verlängerte (oder unvollkommene) Mutation
d) Stürmische Mutation
e) Verzögerter Eintritt der Mutation
f) Mutationsbaß bei Männern
g) Manche Fälle von perverser Mutation bei Mädchen

II. Organische Störungen

1. *Endokrin* bedingte Störungen

a) Persistierende Kinderstimme
b) Verzögerte Mutation (Mutatio tarda)
c) Verfrühte Mutation
d) Manche Fälle von perverser Mutation bei Mädchen
e) Schwangerschaftsmutation

2. *Asymmetrien* des Kehlkopfes

Abb. 50: Die verschiedenen Formen der krankhaften Mutation (nach *Weiss*).

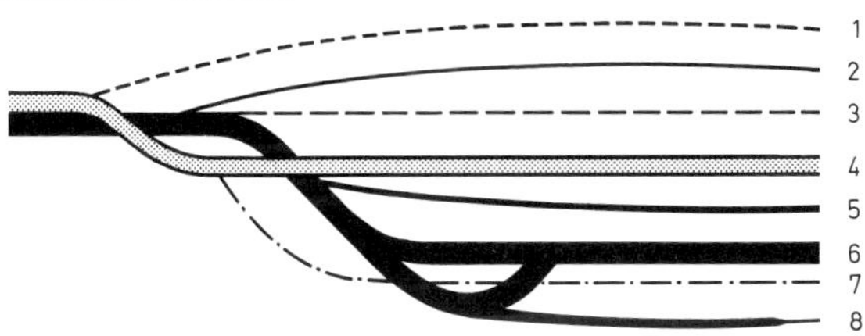


1 Mutationsfistelstimme bei Mädchen

2 Mutationsfistelstimme bei Knaben

3 Persistierende Kinderstimme

4 Normale Mutation bei Mädchen

5 Unvollständige Mutation bei Knaben

6 Normale Mutation bei Knaben

7 Perverse Mutation bei Mädchen

8 Mutationsbaß beim männlichen Geschlecht

## 9.1 Funktionelle Störungen

Sie lassen sich erst nach der Zeit diagnostizieren, in der die normale Mutation abgelaufen sein sollte. Man bezeichnet solche Störungen daher auch als postmutationelle Störungen. Während der Mutation kann man nur das Zu-hoch-Werden der Knabenstimme (als Vorläufer der Mutationsfistelstimme) und die perverse Mutation der Mädchenstimme bis zum Baßton als Störung erkennen.

Larvierte (= akustisch unauffällige) Mutationsstörungen werden erst nach Stimmbelastung beobachtet. Die mittlere Sprechstimmlage liegt hier innerhalb einer Terz oberhalb der physiologischen Grenze. Bei Männern zwischen e und g, bei Frauen zwischen $e^1$ und $g^1$.

a) **Mutationsfistelstimme.** Sie liegt höher als die Kinderstimme. Es handelt sich um eine Art Falsett (Kopfregister).

**Entstehung:** Zu starke Kontraktion des M. cricothyreoideus gegenüber dem M. vocalis, die bei längerer Dauer zur Inaktivitätsatrophie des M. vocalis führen kann. Die Ursache kann psychisch bedingt sein (abnorme Mutterbindung, Klassenkameraden haben noch die Kinderstimme).

**Symptome:** Die mittlere Sprechstimmlage liegt höher als vor der Mutation (a—$c^1$ und höher), vereinzelt tiefe Brummtöne, Heiserkeit, Pressen, Diplophonie, Räusperzwang, Paraesthesien.

**Befund:** Stimmlippen normal oder gerötet und ödematös, bei Phonation spindelförmiger oder dreieckförmiger Spalt (Mutationsdreieck siehe Abb. 33, Seite 70), der sich zur hinteren Kommissur hin öffnet. Hyperfunktionelle Überlagerung. Stroboskopisch sieht man unregelmäßige Schwingungen, die Amplituden sind verkürzt.

**Therapie:** Ziel ist der Übergang der Fistelstimme in die Bruststimme.

- Entspannung des M. cricothyreoideus durch Druck mit dem Daumen gegen den Schildknorpel von vorn nach hinten unten (Bresgenscher Handgriff) oder auf die Gegend zwischen Schildknorpel und Zungenbein und „a“ sagen lassen.

- Übung abwärts führender Tonschritte am Klavier.
- Kaumethode nach *Fröschels*, d. h. gleichzeitiges Kauen und Sprechen.
- Vibrationsmassage.
- Abschwellende und antiphlogistische Maßnahmen zur Beseitigung sekundärer Reizerscheinungen.

b) **Unvollständige Mutation.** Die Stimme sinkt statt einer Oktave (12 Halbtöne) nur 4—6 Halbtöne (Mutatio incompleta).

**Entstehung:** Bei mangelnder Schonung der Stimme während der Mutation (Durchsingen), seelischer Fehlentwicklung, hochgradiger Schwerhörigkeit oder Taubheit.

**Symptome:** Der typische männliche Klang der Stimme fehlt. Bei Frauen gleicht die Stimme mehr der Kinderstimme.

**Befund:** Sogenanntes *Mutationsdreieck*. Oft Rötung und Schwellung der Stimmlippen (leicht Verwechslung mit Kehlkopfkatarrh möglich). Stroboskopisch verkürzte Schwingungsamplituden, verkürzte oder fehlende Schlußphase. Es besteht keine Beziehung zwischen Kehlkopfbefund und Stimmleistung. Mittlere Sprechstimmlage bei g.

**Therapie:** Siehe Mutationsfistelstimme. Die Behandlung ist jedoch langwieriger. Unbehandelt entwickelt sich eine Stimmschwäche.

**Prognose:** Die Stimme erreicht oft nicht den normalen Bereich. Von Sprechberufen ist abzuraten.

c) **Stark verlängerte** (oder unvollkommene) **Mutation.** Es handelt sich um ein Bestehenbleiben der Symptome des Stimmwechsels über mehrere Jahre hinweg. Sie wird oft fälschlicherweise als chronischer Kehlkopfkatarrh angesehen und behandelt.

**Symptome:** Heisere, überhauchte Stimme mit Doppeltönen und Umkippen nach oben oder unten, Räuspern, angeblich starke Katarrhanfälligkeit.

**Befund:** Unvollständiger, Stimmlippenschluß *(Mutationsdreieck)*.

**Therapie:** Wie bei der Mutationsfistelstimme. Die Behandlung kann sich jedoch über Monate hinziehen.

d) **Stürmische Mutation.** Es handelt sich um einen besonders heftig verlaufenden Stimmbruch, der von nur ganz kurzer Dauer sein kann, aber nicht sein muß.

e) **Verzögerter Eintritt der Mutation.** Er kommt bei Knaben vor, die in Chören oder auch als Solosänger möglichst lange in der Kinderstimme zu singen versuchen.

f) **Mutationsbaß bei Männern.** Bei der Mutation liegt die mittlere Sprechstimmlage zunächst tiefer, als sie sich später definitiv einstellt. Wird diese vorübergehend abnorm tiefe Stimmlage beibehalten, so spricht man vom sogenannten Mutationsbaß. Das gleiche Phänomen wird auch bei Frauen, z. B. bei manchen Schlagersängerinnen beobachtet.

**Entstehung:** Die tiefe Sprechstimmlage wird gefördert durch Nachahmung von Modeströmungen in der Gesangstechnik oder durch starke berufliche Sprechanforderungen.

**Befund:** Stroboskopisch findet man einen unvollständigen Stimmlippenschluß im Bereich der gesamten Glottis.

**Therapie:** Durch logopädische Behandlung rasche Normalisierung der Sprechstimmlage.

g) Manche Fälle von **perverser Mutation bei Mädchen.** Es handelt sich dabei um die Entstehung einer Tenor- oder Baritonstimme. *Endokrinologische Störungen sind nicht nachweisbar.* Ein pathologischer Kehlkopfbefund ist nicht vorhanden. Therapeutisch ist die Störung nur schwer beeinflußbar. (S. auch 9.2.1 d), Seite 162).

## 9.2 Organische Störungen

### 9.2.1 Endokrin bedingte Störungen

a) **Persistierende Kinderstimme.** Infolge Ausfalls der Keimdrüsentätigkeit vor der Pubertät bleibt die mittlere Sprechstimmlage des Kindes unverändert weiterbestehen. Ein Verlust der Hoden nach der Pubertät hat keinen Einfluß mehr auf die Stimme.

**Entstehung:**

- Durch *Kastration* vor der Pubertät = Eunuch.
- Durch primären Hypogenitalismus infolge Funktionsausfalls der Keimdrüsen (Hodenatrophie, Mißbildungen oder Tumoren des Hodens) = Eunuchoider. Die Ausscheidung gonadotroper Hormone im Harn ist erhöht.
- Durch sekundären Hypogenitalismus als Folge einer Hypophyseninsuffizienz mit Mangel an gonadotropen Hormonen (Hypophysenerkrankungen, Kretinismus). Die Ausscheidung gonadotroper Hormone im Harn ist vermindert.

**Symptome:** Bestehenbleiben der Kinderstimme über die Pubertät hinaus. Die Eunuchoidenstimme soll im Gegensatz zur Kastratenstimme nicht tragfähig sein. Die mittlere Sprechstimmlage liegt bei Männern zwischen g und $d^1$, d.h. sie entspricht der Sprechstimmlage der Frau.

**Befund:** Kleiner Kehlkopf, eunuchoider Hochwuchs oder Fettsucht, Fehlen der sekundären Geschlechtsmerkmale, Hypoplasie des Genitale.

**Diagnose:** Fehlen von Pubertätsanzeichen nach Beendigung des 15. Lebensjahres. Bis zu diesem Alter sind 97% der männlichen Jugendlichen in die Pubertät eingetreten.

**Differentialdiagnose:** *Pubertas tarda* infolge verspäteter Auslösung der hypophysären Gonadotropinsekretion. Sie setzt in solchen Fällen spätestens bis zum 21. Lebensjahr ein.

**Therapie:** Nach endokrinologischer Diagnosestellung (Gonadotropinbestimmung, Hodenbiopsie) Hormonbehandlung, z.B. androgene Hormone, um den Reifeprozeß des Kehlkopfes vor dessen Verkalkung herbeizuführen. Beginn der Hormonbehandlung im 16. Lebensjahr.

b) **Verzögerte Mutation** (Mutatio tarda). Es handelt sich um ein verspätetes Einsetzen der Mutation.

**Ursachen:**

- Eine *herabgesetzte Hypophysentätigkeit*, einhergehend mit einer herabgesetzten Schilddrüsentätigkeit, ruft das klinische Bild der Dystrophia adiposo-genitalis hervor.

- Herabgesetze Hodenfunktion.
- Konstitutionelle Faktoren.

c) **Verfrühte Mutation.** Es handelt sich bei Knaben und Mädchen um ein Einsetzen der Mutation vor dem 8. Lebensjahr infolge einer geschlechtlichen Frühreife (Pubertas praecox).

**Ursachen:** Folge *vorzeitiger* Androgenproduktion durch verfrühte hypophysäre Gonadotropinsekretion. Als *echte Pubertas praecox* bezeichnet man die idiopathische oder konstitutionelle Form. Hier nimmt die Funktionskette Hypothalamus-Hypophyse-Hoden vorzeitig ihre Tätigkeit auf, aber in gleicher Stärke wie bei der normalen Pubertät.

Bei der *Pseudopubertas praecox* stammen die Androgene nicht wie normal aus der Funktionskette Hypothalamus-Hypophyse-Hoden, sondern aus Tumoren der *Nebennierenrinde, Hodentumoren* oder *exogener* Hormonzufuhr.

**Symptome:** Auffällig tiefe Stimme vor der Pubertät, Körperwachstum beschleunigt, Genitale vergrößert, die Psyche entspricht jedoch dem kindlichen Alter.

d) **Manche Fälle von perverser Mutation bei Mädchen.** Es handelt sich um eine Mutationsstörung während der Geschlechtsreife bei Mädchen, die eine männliche Sprechstimme zur Folge hat.

**Ursache:** Abweichungen im hormonalen System, in den Ovarien, der Hypophyse oder den Nebennieren. Teilweise ist jedoch keine hormonelle Störung nachweisbar.

**Symptome:** Rauhwerden der Stimme während der Pubertät, Tenor-, Bariton- oder Baßklang; evtl. Ausbleiben der Menstruation.

**Befund:** Der weibliche Kehlkopf besitzt männliche Ausmaße; Virilisierungserscheinungen.

**Therapie:** Erfolglos, da das Kehlkopfwachstum nicht mehr rückgängig gemacht werden kann.

e) Schwangerschaftsmutation s. 10.1 Seite 166.

### 9.2.2 Asymmetrien des Kehlkopfes

Sie können postmutationell entstehen infolge Zurückbleibens einer Kehlkopfseite im Wachstum während des Stimmwechsels; s. auch Seite 152.

# 10 Hormonelle Stimmstörungen

## 10.1 Weiblicher Funktionszyklus und Stimmstörungen

Es handelt sich um Stimmstörungen, die während den physiologischen Funktionszyklen der Ovarien auftreten können.

a) Prämenstruelle Dysphonie

b) Menstruelle Dysodie

c) Laryngopathia gravidarum

d) Schwangerschaftsmutation

e) Stimmveränderungen während des Klimakteriums und der Menopause

a) **Prämenstruelle Dysphonie** (Laryngopathia prämenstrualis). Sie beginnt eine Woche vor der Monatsblutung und wird als Symptom der prämenstruellen Spannung aufgefaßt.

**Entstehung:** Abnahme der Östrogene und damit der Mucopolysaccharide führen zu vermehrter Kapillardurchblutung und durch Lymphaustritt ins Gewebe zur Ödembildung.

**Symptome:** Detonieren, höhere Töne werden nicht mehr erreicht, Stimmbelastungsgefühl, unbestimmte Halssensationen, Ateminsuffizienz, Fehlen der Atemstütze, Mißempfindungen im Beckenbereich, Gewichtszunahme, Neuralgien, emotionale Störungen.

**Befund:** Schwacher, heiserer Stimmklang, Tendenz zum Tonabbruch, herabgesetzte Stimmbelastungsfähigkeit. Die Sprechstimme ist kaum auffällig. Man findet Schleimhautschwellungen der Stimmlippen und eine herabgesetzte Spannung der Stimmlippen. Bei forciertem Stimmgebrauch kann es zu Stimmlippenblutungen oder Dauerschäden kommen.

*Eine Rötung der Stimmlippen darf nicht mit einer Stimmlippenentzündung verwechselt werden.*

**Therapie:** Gynäkologisch, evtl. Ovulationshemmer.

b) **Menstruelle Dysodie.** Es handelt sich wahrscheinlich nicht um ein eigenes Krankheitsbild, sondern um eine Zunahme der *prämenstruellen* Stimmbeschwerden während der Menstruation bei gleichzeitigem Abklingen des Prämenstrualsyndroms.

c) **Laryngopathia gravidarum.** Sängerinnen können bis zum 7. oder 8. Schwangerschaftsmonat auftreten, wenn die Stimme nicht forciert wird. Die Laryngopathia gravidarum macht ein früheres Aufhören erforderlich. Sie tritt bei ca. einem Fünftel aller Schwangeren auf, etwa ab dem 5. Schwangerschaftsmonat. Man unterscheidet eine ödematöse (Schwellungszustände), eine trockene (zähes, verkrustetes Sekret) und eine nervöse Form.

**Ursachen:**

- Echte *Schwangerschaftsgestose* (Stoffwechselentgleisung) mit Vasodilatation im Bereich der Stimmlippen, der Nasenhaupthöhlen und dem Nasenrachenraum,
- *dispositionelle* Faktoren, d. h. Manifestwerden einer latenten Störung,
- Entstehung auf *nervöser* Grundlage.

**Symptome:** Beschwerden im Bereich der oberen Luftwege wie Trockenheits-, Fremdkörper- und Schmerzgefühl, wechselnde Heiserkeit (Stimme belegt, rauh, heiser oder aphonisch), Tieferwerden der Stimme meist um 2—3 Töne, seltener bis zu 6 Tönen.

**Befund:** Stimmlippen ödematös, wulstig, livide, aufgelockert, Sekretauflagerungen *oder* auch trockene Schleimhäute, seltener Borken.

Ähnliche Schleimhautveränderungen an den Nasenmuscheln und an der Nasenscheidewand bewirken eine Veränderung der Resonanz.

**Therapie:** Behandlung der Schwangerschaftstoxikose ohne Erfolg.

**Differentialdiagnose:**
- Hyperfunktionelle Dysphonie
- Subakute Laryngitis
- Schwangerschaftsmutation
- Intersexualität.

**Prognose:** Normalisierung der Stimme nach Ablauf der Gravidität innerhalb weniger Tage oder Wochen.

*Anmerkung:* Zu Beginn der Gravidität kann die Stimme besonders klangvoll und der Stimmumfang besonders groß sein.

d) **Schwangerschaftsmutation.** Es handelt sich um ein sehr seltenes Krankheitsbild.

*Ursache:* Unbekannt.

*Symptome:* Irreversibles Tieferwerden der Stimme während der Gravidität innerhalb weniger Tage um eine Oktave.

*Befund:* Mittlere Sprechstimmlage um H, Tonhaltedauer leicht verkürzt, männliche Kehlkopfform, keine sonstigen Virilisierungserscheinungen.

*Therapie:* Nicht erfolgversprechend.

e) **Stimmveränderungen während des Klimakteriums und der Menopause**

**Entstehung:** In der Menopause hört die Produktion weiblicher Sexualhormone fast vollständig auf. Von den Nebennierenrinden und Ovarien werden jedoch weiterhin männliche Hormone gebildet, so daß sich das Gleichgewicht zugunsten der Androgene verschiebt. Die Bremswirkung seitens der Ovarien auf die Hypophyse fehlt. Die gleichen Erscheinungen können auch nach Ovariektomie und Uterusexstirpation auftreten.

**Symptome:** Die Stimme wird weniger tragfähig, sie verliert an Glanz und Höhe; Bartwuchs, Virilismus mit Maskulinisierung des weiblichen Kehlkopfes, vasomotorische und psychonervöse Störungen. Die stimmlichen Erscheinungen treten entweder nur vorübergehend auf oder bleiben dauernd.

**Therapie:** Evtl. Hormontherapie mit logopädischer Zusatzbehandlung.

## 10.2 Stimmstörungen bei Frauen nach Verabreichung von männlichen (virilisierenden) Sexualhormonen

Es handelt sich um Präparate, die das androgene Hormon Testosteron oder Abkömmlinge davon enthalten.

Die verschiedenen Präparate und ihre Anwendungsbereiche:

a) **Männliche Hormone.** Das Wachstum bestimmter maligner Tumoren wird durch geschlechtsspezifische Hormone gefördert. Daher werden bei der Behandlung des Mamma- und Ovarialkarzinoms gegengeschlechtliche Hormone verabreicht. Männliche Hormone sind z. B. in den gynäkologische Präparaten Amenose®, Femandren®, Femovirin®, Lynandron®, Primodian®, Testosteron®, Testoviron® enthalten. Auftretende Virilisierungserscheinungen sind wegen der ernsten Grundkrankheit von untergeordneter Bedeutung.

b) **Kombinationspräparate** von Androgenen und Östrogenen. Sie finden Anwendung bei klimakterischen Beschwerden und bei einigen gynäkologischen Erkrankungen (prämenstruelle Beschwerden, Mastopathien, Endometriosen).

c) **Anabolika.** Es handelt sich um anabole Steroide, enthalten z. B. in Durabolin®, Anadur®, Dianabol®, Primobolan®, Steranabol®, Stromba®. Die anabolen Steroide leiten sich vom Testosteron ab. Die Anabolika führen zusätzlich durch Beeinflussung des Stoffwechsels zu einer Förderung der Eiweißsynthese. Ihre Wirkung ist vorwiegend extragenital lokalisiert. Die *virilisierenden* Nebenwirkungen sind daher *geringer*. Anabolika finden Anwendung in der Rekonvaleszenz, bei reduziertem Allgemeinzustand, bei Untergewicht, Appetitmangel, Erschöpfung, chronischen Leber- und Nierenerkrankungen und Wachstumsstörungen.

Anabolika werden außerdem noch bei der Behandlung der Osteoporose verwendet. Sie bewirken nämlich auch einen vermehrten Anbau von Calcium und Phosphor im Knochen.

d) **Ovulationshemmer.** Sie enthalten teilweise auch Abkömmlinge des Testosteron, z. B. Anovlar®. Es handelt sich um selten auftretende stimmvirilisierende Befunde bei Frauen nach Einnahme antikonzeptioneller Medikamente. Man findet eine Auflockerung und Trockenheit des Stimmlippengewebes; hierdurch rauher, schriller Stimmklang. Schwierigkeiten beim Singen hoher Töne. Besserung der Stimme erst nach Absetzen oder Wechsel des Medikamentes.

e) **Weitere Präparate.**

- *Leberschutzpräparate* enthalten männliche Hormone, z. B. Dacomid® oder Fortabol®.

- *Antihypotonica:* Docabolin®.
- *Aldosteronantagonisten:* Aldactone® z.B. zur Entwässerung.
- *Hydantoine:* Abkömmlinge, wie z.B. Phenytoin, sind in zahlreichen Antiepileptica enthalten.
- Antilaktationsspritzen: z. B. Ablacton® zur Abstillung. Heute wird meist das harmlose Pravidel® verwendet.
- *Hexachlorbenzol* (Fungicid) gegen Pilzkrankheiten.

Die Empfindlichkeit gegen Androgene schwankt individuell. 500 mg Testosteron (pro Injektion werden meistens 250 mg verabreicht) können für eine irreparable Schädigung genügen. Andererseits kann eine monatliche Verabreichung von Depot-Testosteron über mehrere Jahre hinweg ohne Nebenwirkung bleiben. Bei Patientinnen mit Stimmberufen kann eine *Berufsunfähigkeit* eintreten.

**Symptome:** Brüchige Stimme, Einschränkung der Stimmintensität, Ermüdungserscheinungen, Einschränkung des oberen Stimmumfangs, Absinken der Sprechstimmlage bis zum H. *Die Frühsymptome werden oft als Laryngitis verkannt;* sie können bereits 4—6 Wochen nach Beginn der Hormonbehandlung auftreten.

**Befund:** Uncharakteristisch; zuweilen Rötung oder Randkantenödem der Stimmlippen; im intercartilaginären Teil nach hinten offenes Dreieck. Man findet eine zunehmende Behaarung des Gesichts (Oberlippe) und an den Oberschenkeln sowie eine Verlängerung des Intermenstruums.

Ein Wachstum des Kehlkopfgerüstes findet nicht statt, ebenso keine Längenzunahme der Stimmlippen oder Vergrößerung des Stimmlippenquerschnitts. Man findet jedoch eine erhöhte Dehnbarkeit der Stimmlippen und eine Zunahme der Muskulatur (myotroper Effekt) im Verhältnis zum bindegewebigen Anteil = Zuwachs an vibratorischer Masse mit Abnahme des Elastizitätsmoduls.

**Therapie:** Wenig erfolgversprechend. Beginn, wenn sich die Auflockerungsvorgänge nach Absetzen des Präparates zurückgebildet haben. Eine Rehabilitation der Sprechstimme kann gelingen (die Stimme wird klar, bleibt aber tief); eine Beeinflussung der *Singstimme* ist *nicht möglich.* Eine Aufklärung der Patientinnen vor androgenen Hormongaben über virilisierende Nebenwirkungen ist in jedem Fall erforderlich; ebenso laufende Kontrollen der Stimme; bei den ersten subjektiven oder objektiven Symptomen — wenn möglich — sofortiges Absetzen des Präparates.

## 10.3 Stimmstörungen bei endokrin bedingten Krankheitsbildern

### 10.3.1 Akromegalie (akromegale Dysphonie)

**Ursache:** Intraselläre eosinophile Adenome mit *Überproduktion* des *Wachstumshormons* (somatotropes Hormon) bei schon geschlossenen Epiphysenfugen.

**Symptome:** Infolge Größenzunahme des Kehlkopfes Senkung der Sprechstimmlage, rauhe, heisere, gepreßte Stimme, Stimmumfang eingeschränkt, Tonhaltedauer kann verkürzt sein = hyperplasiebedingte Dysphonie. Bei Frauen kann eine Männerstimme entstehen.

Durch Vergrößerung der supraglottischen Räume hohler Stimmklang = resonatorische Dysphonie. Artikulationsstörungen (klosige, undeutliche Lautbildung) infolge Zungenhyperplasie = akromegale Dysglossie.

Befund: Vergrößerung des gesamten Kehlkopfes mit langen breiten Stimmlippen, wulstige Verdickung der Schleimhäute, insbesondere im Bereich der Aryknorpelgegend und der aryepiglottischen Falten (Schleimhautschürzen), Zungenhyperplasie, erweiterter Mundraum durch Vergrößerung des Unterkiefers, vermehrte Speichelbildung.

**Therapie:** Endokrinologisch, neurochirurgisch, anschließend logopädisch.

### 10.3.2 Hyperthyreose (Morbus *Basedow*)

*Es handelt sich um eine* Überfunktion der Schilddrüse.

**Ursachen:**

- Diffuse Hyperplasie der Schilddrüse (*Basedow*'sche Krankheit)
- Überfunktion einer Knotenstruma
- Toxisches Adenom.

**Symptome:** Uncharakteristisch. Stimme zitterig, flatterig, tremolierend, heiser; harter Stimmeinsatz, Einschränkung des Stimmumfangs; Ruf- und Singstimme kraftlos. Rasche Stimmermüdung infolge reduzierter Muskelkraft (thyreotoxische Myopathie) und der Allgemeinsymptome beim Morbus *Basedow*. Man spricht von einer Kehlkopfdystonie.

**Befund:** Normaler Kehlkopfbefund oder mangelnder Glottisschluß, vermehrter Anblasedruck, erhöhter Tonus der Ad- und Abduktionsmuskulatur, überhöhte mittlere Sprechstimmlage, oberflächliche Atmung, Vitalkapazität infolge der Adynamie verringert, Grundumsatzerhöhung.

**Differentialdiagnose:** Thyreovokales Syndrom bei großer euthyreoter Struma.
Hyperfunktionelle Dysphonie.

### 10.3.3 Struma und Stimme (thyreovokales Syndrom)

Bei großen euthyreoten Strumen findet man eine vorzeitige Stimmermüdung mit Schwierigkeiten bei der Bildung hoher Töne. Die Sprechstimme ist tiefer und unklar, die Singstimme überhaucht. Bei Kompression durch die Struma kommt es zu einer Bewegungseinschränkung der Stimmlippe der betreffenden Seite oder zu verkürzten Schwingungsamplituden. Es liegt eine reflektorische Hyperämie des Kehlkopfes vor, der von den gleichen Gefäßen wie die Struma versorgt wird.

### 10.3.4 Hypothyreose (Myxödem)

*Es handelt sich um eine* Unterfunktion *der Schilddrüse.*

**Ursachen:**
- Anatomisch bedingte primäre Hypo- oder Athyreosen.
- Hypophysär bedingte sekundäre Hypothyreosen infolge genetisch bedingter Störungen der Schilddrüsenhormonsynthese.
- Jodfehlverwertungsstörungen.
- Radikale Strumektomie.
- Latentes Myxödem.
- Endemischer Kretinismus.

**Symptom:** Rauhe, krächzende, zu tiefe Stimme. Rasche Stimmermüdung. Verdickte Haut, trockene, brüchige Haare, Ödeme,

Blässe, körperliche und geistige Unbeweglichkeit, Gewichtsabnahme.

**Befund:** Spindelförmiger Glottisspalt. Infolge Internusparese mit Atrophie der Stimmlippen Exkavation der Stimmlippen. Stimmlippen kurz, breit, schlaff, aufgelockert. Ödeme am freien Stimmlippenrand. Schleimhautverdickungen im Kehlkopfbereich. Tonhaltedauer verkürzt, Stimmumfang eingeschränkt.

Beim Myxödem im Kindesalter findet man Veränderungen des Sprechens und der Sprache, besonders der musischen Sprachelemente (Monotonie, Bradylalie), eine Makroglossie mit kloßiger, undeutlicher Sprache; zusätzlich sind geistige Entwicklungsstörungen vorhanden.

**Therapie:** Vermeiden von Schädigungen der Stimmlippen durch *hormonelle Substitutionstherapie* (Schilddrüsenhormon). Eingetretene Schäden sind irreversibel.

### 10.3.5 Langdon-Down-Syndrom (Down-Syndrom, Mongolismus)

*Es handelt sich um eine abweichende Struktur des Chromosomenpaares 21.* Das Krankheitsbild tritt vermehrt bei älteren Erstgebärenden auf, aber auch infolge exogener Faktoren, die in den ersten Wochen auf die Schwangerschaft einwirken.

**Entstehung:** Die Stimmstörungen beim *Down*-Syndrom werden teils als Folge einer Schilddrüseninsuffizienz erklärt, die wiederum Folge einer Hypophyseninsuffizienz sein soll, teils werden die Stimmstörungen als Symptom der vorhandenen Mehrfachschädigung aufgefaßt.

**Symptome:** *Stimme:* Geringer Stimmumfang, Stimme rauh, heiser, hohl, laut, keine Stimmregister nachweisbar. Veränderungen im Stimmspektrum: Hervortreten des Grundtones bei Selbstlauten, Verringerung der höheren Formanten, durch erhöhten Phonationsdruck verursachte Unregelmäßigkeiten der Stimmlippenschwingungen, Unregelmäßigkeiten der Stimmlippenschwingungen durch Zusammenpressen der Taschenfalten, Geräuscherscheinungen durch erhöhten Phonationsdruck.

*Sprache:* Verzögerte Sprachentwicklung, Dyslalie, Tachylalie und Monotonie stehen in Zusammenhang mit motorischen Koordinationsstörungen.

*Anmerkung:* Cri-du-chat-Syndrom.
Es handelt sich um eine Stimmstörung, die dem Katzenschreien ähnelt und sofort nach der Geburt auftritt.

*Ursache:* Spezifische Chromosomenaberration (Chromosomenmutation). Fehlen (Deletion) des kurzen Armes des B-Chromosoms Nr. 5.

*Symptomatik:* Miauendes und quäkendes Wimmern oder stereotypes, anhaltendes, schrilles, hohes Schreien. Geistige und körperliche Retardierung, Hypertelorismus, Epikanthus, Vierfingerfurche und Mikrozephalie. Der Kehlkopfbefund ist meist normal.

*Therapie:* Spezifische Behandlung der Stimmstörung ist nicht möglich.

### 10.3.6 Hypoparathyreoidismus

**Ursachen:** Nebenschilddrüsenhypoplasie, -atresie oder operative Verkleinerung des Nebenschilddrüsenparenchyms nach Schilddrüsenresektion haben einen Ausfall oder Verminderung der Nebenschilddrüsenhormonproduktion (Parathormon) mit Hypokalzämie zur Folge.

**Symptome:** Laryngospasmus (Stimmritzenkrampf) kann bevorzugt im Kindesalter zwischen ½ und 3 Jahren als einziges tetanisches Symptom auftreten. Auch Stimmlippenlähmungen sollen vorkommen. *Stimmlippenlähmungen nach Strumaresektion sollen daher auch Symptome einer manifesten oder latenten Tetanie sein.*

### 10.3.7 Morbus Addison (Bronze-Krankheit)

**Ursache:** Chronische *Nebenierenrindeninsuffizienz* oder relative Insuffizienz bei besonderer Belastung durch allgemeine Störungen.

**Symptome:** Allgemeine Adynamie mit Stimmermüdung und Stimmschwäche, Dysphonie oder Aphonie; Vitalkapazität herabgesetzt.

Eine *Hyperaktivität* der Nebennierenrinde durch primäre Nebennierenrindenhyperplasie oder vermehrte ACTH-Produktion des Hypophysenvorderlappens mit Hyperaktivität der Nebennierenrinde *(Cushing*-Syndrom und Morbus *Cushing)* führen nicht zu phoniatrischen Symptomen.

### 10.3.8 Hypogonadismus

*Es handelt sich um eine* Unterfunktion *der männlichen Keimdrüsen*. Sie ist bis zur Pubertät physiologisch.

Ausfall oder Kastration hat ein Fortbestehen der kindlichen Sprechstimmlage zur Folge. Die Ossifikation des Kehlkopfskelettes, die bei Männern zwischen dem 18. und 20. Lebensjahr einsetzt, bleibt aus. Bei Entfernung der Ovarien vor der Pubertät wird die Frauenstimme tiefer und rauher und ist nicht zur künstlerischen Ausbildung geeignet (siehe auch Seite 162).

**Werner-Syndrom:** Heredofamiliäre Form einer Hautatrophie mit vorzeitiger Vergreisung und Hypogonadismus, beeinträchtigte Mimik, Fistelstimme und Heiserkeit. Erkrankungsbeginn in der Pubertätszeit.

### 10.3.9 Intersexualität

Es handelt sich um Krankheitsbilder, die auf embryonalen Störungen der geschlechtlichen Differenzierung beruhen.

a) **Hermaphroditismus verus** (echte Zwitterbildung). Es ist gleichzeitig männliches und weibliches Keimdrüsengewebe vorhanden. Die äußeren Genitalien sind intersexuell oder rein männlich oder rein weiblich.

b) **Pseudohermaphroditismus masculinus** (männlicher Scheinzwitter). Es handelt sich gonadal und chromosomal immer um Menschen männlichen Geschlechts.

- Patienten mit *intersexuellen* Genitalien. Die Erziehung soll zum Manne erfolgen. Der Kehlkopf hat männliche Form, die Stimme klingt männlich.

- Rein weibliche Typen mit *weiblichem* Genitalbefund (Syndrom der testikulären Feminisierung). Die testikuläre Feminisierung fällt vor der Geschlechtsreife nicht auf. Die Erziehung soll zur Frau erfolgen. Uterus und Ovarien fehlen; vorhanden ist ein Leisten- oder Labialhoden, eine Brustentwicklung und ein weibliches äußeres Genitale. Die Sekundärbehaarung ist mangelhaft. Die Stimme klingt weiblich.

Therapie: Präpubertale Kastration, weibliche Sexualhormone.

c) **Pseudohermaphroditismus femininus** (weiblicher Scheinzwitter). Chromosomal handelt es sich um ein weibliches Geschlecht. Uterus und Ovarien sind normal. Die äußeren Geschlechtsteile sind jedoch vermännlicht. Die Erziehung soll zur Frau erfolgen.

- *Pseudohermaphroditismus femininus* infolge *adrenogenitalen* Syndroms.
  *Ursachen:* Angeborene Nebennierenrindenhyperplasie, androgenbildende Tumoren der Nebennierenrinde, virilisierende Ovarialtumoren, polyzystisches Ovar mit Virilisierung.

  *Symptome:* Stimmbruch im Vorschulalter; siehe auch Mutatio praecox Seite 162.

- *Pseudohermaphroditismus femininus ohne* Nebennierenbeteiligung.
  Die Ursache ist unbekannt. Die Stimme klingt normal weiblich.

d) **Klinefelder-Syndrom**
Es handelt sich um eine Tubulusfibrose der Hoden, Debilität und chromatinpositives Kerngeschlecht (d. h. in der Regel weibliches Geschlecht). Phänotypisch handelt es sich um männliche Personen. Der Krankheitsbeginn erfolgt in der Pubertät.

*Symptome:* Die Sprechstimmlage ist leicht erhöht (bei F), der Stimmumfang vermindert.

e) **Turner-Syndrom** (Gonadendysgenesie).
Es handelt sich um ein konnatales Fehlen von Keimzellen. Es findet sich ein weibliches infantiles äußeres und inneres Genitale; die Gonadotropinausscheidung ist vermehrt, geringe Körpergröße, doppelseitiges Pterygium colli, Ohrmuschelmißbildungen, Innenohrschwerhörigkeit oder Taubheit, Spitzbogengaumenform, Kehlkopfhypoplasie mit verzögerter Kehlkopfossifikation, Kinderstimme.

# 11 Stimmstörungen infolge Lähmung der Kehlkopfnerven

## 11.1 Die Innervation des Kehlkopfes (siehe auch Seite 41)

Der Kehlkopf wird *motorisch* und *sensorisch* vom **N. vagus** (X) innerviert. Die Vaguskerne liegen in der Medulla oblongata. Die motorischen Kerne bilden einen Teil des Nucleus ambiguus. Der N. vagus verläßt durch das Foramen jugulare der Schädelbasis das Schädelinnere. Oberhalb des Foramen jugulare verdickt sich der Nerv zum Ganglion jugulare. Dann zieht der innere Ast des N. accessorius zum N. vagus und läuft mit diesem zusammen nach unten. Unterhalb des Foramen jugulare verdickt sich der Nerv zum Ganglion nodosum. Der N. vagus führt motorische, sensible und parasympathische (z. B. für Herz, Lunge, Magen) Fasern.

Die **subkorticalen Zentren,** die die Phonation beeinflussen, sind nicht genau bekannt. Eine Rolle spielen z. B. das Corpus striatum, das extrapyramidale System und der Nucleus reticularis. Der Kehlkopf hat auch eine Repräsentation in der **Hirnrinde.** Da die Kehlkopfmuskulatur von beiden Seiten der Hirnrinde (Cortex) innerviert wird, müssen Schädigungen in diesem Bereich immer doppelseitig sein. Das **Kleinhirn** übt eine tonusregulierende und koordinierende Funktion auf die Kehlkopfmuskulatur aus.

Der N. vagus tritt zusammen mit dem N. accessorius (XI) und dem N. glossopharyngeus (IX) durch das Foramen jugulare aus dem Schädel aus. Er liegt dann in enger Nachbarschaft zum N. hypoglossus (XII), der durch einen eigenen Kanal den Schädel verläßt.

Der N. vagus gibt zunächst die *Rami pharyngici* (Abb. 20, Seite 41) ab, die wahrscheinlich zusammen mit dem N. glossopharyngeus, dem N. trigeminus und evtl. mit dem N. sympathicus das Gaumensegel innervieren (Plexus pharyngeus).

Dann gibt der N. vagus den **N. laryngeus superior** ab, der sich in einen Ramus externus und einen Ramus internus teilt.

Der **Ramus externus** innerviert motorisch den *M. cricothyreoideus (äußerer Kehlkopfmuskel,* Haupt- oder Grobspanner der Stimmlippen).

Der **Ramus internus** innerviert die *Kehlkopfschleimhaut* der betreffenden Seite.

Als nächster Nerv zweigt im unteren Halsteil der **N. laryngeus inferior** *(N. recurrens)* ab. Er zieht zunächst nach unten in den Brustraum, schlingt sich rechts um die A. subclavia und links um den Aortenbogen und zieht dann seitlich zwischen Trachea und Ösophagus nach oben. Er versorgt *motorisch* die innere *Kehlkopfmuskulatur*.

## 11.2 Die Position gelähmter Stimmlippen

Kehlkopf- bzw. Stimmlippenlähmungen stellen häufig kein eigenes Krankheitsbild dar, sondern nur ein Symptom einer anderen Erkrankung. Erst nach Ausschluß aller möglichen Ursachen darf die Diagnose *„idiopathische"* Stimmlippenlähmung gestellt werden.

**Von der Position der gelähmten Stimmlippe lassen sich keine Rückschlüsse auf den Sitz der zugrunde liegenden Schädigung ziehen. Auch ist eine Zuordnung zu bestimmten neurologischen Krankheitsbildern nicht möglich.**

Man sollte daher nicht von einer Recurrenslähmung usw. sprechen, sondern nur von einer Stimmlippenlähmung. Stattdessen sollte man die *Stellung* und *Form* der Stimmlippen und das *Ausmaß der Motilitätsstörung* genau beschreiben.

Die heute jedoch noch allgemein gültige Regel über die Position der gelähmten Stimmlippen (*Hofer* u. *Jescheck*) lautet:

- **Bei einer Lähmung des N. laryngeus inferior (N. recurrens) steht die gelähmte Stimmlippe in Median- oder Paramedianstellung.**
- **Bei einer Lähmung des N. laryngeus inferior und superior (N. vagus) steht die gelähmte Stimmlippe dagegen in Intermediärstellung mit oder ohne Exkavation.**

- **Bei einer Lähmung des N. laryngeus superior allein findet sich nur eine etwas schlaffe Stimmlippe mit leichter Exkavation des freien Stimmlippenrandes bei der Phonation.**

**Abweichungen von der Regel:**

- Bei Schädigungen des N. laryngeus inferior kann die Stimmlippe in Intermediärstellung fixiert sein, z. B. bei Thorax- und Ösophagusprozessen.
- Bei Schädigungen des N. laryngeus inferior und superior (Vaguslähmung) kann die Stimmlippe in Median- oder Paramedianstellung fixiert sein, z. B. bei Schädelbasisprozessen und dem *Wallenberg*-Syndrom.

**Erklärungen der Abweichungen von der Regel durch:**

- *Retrograde Degeneration* der medullären Ganglienzellen im Nucleus ambiguus bei Schädigung des N. laryngeus inferior. Dadurch sekundäre Schädigung des N. laryngeus superior. Es resultiert eine Intermediärstellung der gelähmten Stimmlippe. Schädigungen im Thoraxbereich können somit auch Gaumensegellähmungen zur Folge haben durch sekundäre Schädigung der Rami pharyngici des N. vagus.

- *Krampftheorie.* Es handelt sich um Reflexvorgänge durch afferente Fasern des N. vagus (auch des N. laryngeus inferior). Bei Druck auf den Nerv werden die afferenten Fasern gereizt; über die medullären Kerne erfolgt ein reflektorischer Spasmus oder eine Tonuserhöhung des M. cricothyreoideus. Es resultiert eine spastische Lähmung, d. h. Dauerkontraktur der gesamten inneren Kehlkopfmuskulatur mit Überwiegen der an Zahl und Muskelkraft stärkeren Stimmlippenschließer. Beweis: In Narkose, Oberflächenanaesthesie oder durch Blockade des N. laryngeus superior Wechsel von Paramedianstellung in leichte Lateralstellung.

- Verschiedene Anordnungen der Arycricoidgelenkflächen, Formvarianten des Ringknorpels und des Conus elasticus. Bei waagerechter Gelenkfläche tritt bevorzugt eine Fixation in Medianstellung auf, bei steiler Gelenkfläche in Intermediärstellung.

- Zugehörigkeit des N. laryngeus superior zum N. vagus, des N. laryngeus inferior zum N. accessorius. Der untere Teil des Nucleus ambiguus soll zum N. accessorius gehören.

- Mangelnde Unterscheidbarkeit von Paramedian- und Intermediärstellung wegen unterschiedlichen Kehlkopfbaues, Drehung oder Verdrängung des Kehlkopfes.

- *Doppelte Innervation* der Kehlkopfmuskeln vom N. laryngeus inferior und superior.

- *Bilaterale Innervation* der Kehlkopfmuskeln.

## 11.3 Zur Diagnostik bei Stimmlippenlähmungen

### 11.3.1 Untersuchungsmethoden und ergänzende Untersuchungen

Indirekte *Laryngoskopie* zur Beurteilung der Beweglichkeit der Stimmlippen bei Phonation und Respiration.

Stroboskopische *Untersuchung* zur Beurteilung der Schwingungen und Randkantenverschiebung der gelähmten Stimmlippe sowie zur Unterscheidung von straffen und schlaffen Lähmungen.

Evtl. Kehlkopfschichtaufnahmen, direkte Laryngoskopie, Elektromyographie.

Anfertigung eines Stimmstatus.

Bei **ungeklärter Ätiologie** müssen folgende zusätzliche diagnostische Maßnahmen durchgeführt werden:

- Prüfung der Rachenreflexe, der Gaumensegel- und Zungenbeweglichkeit sowie der Sensibilität der Kehlkopfschleimhaut.
- Palpation des Halses.
- Röntgenaufnahmen der Thorax, des Ösophagus und der Schädelbasis.
- Untersuchung der Schilddrüse.
- Neurologische Untersuchung.

### 11.3.2 Allgemeine Symptome

Je nach Stellung der gelähmten Stimmlippe, je nachdem ob eine ein- oder beidseitige Lähmung vorliegt, besteht leichte Heiserkeit bis Aphonie. Insbesondere bei doppelseitigen Lähmungen tritt Atemnot auf. Bei einseitiger Lähmung ist in der Regel keine Atemnot vorhanden. Einschränkung des Stimmumfanges unter 1 Oktave. Bei schlaffen Lähmungen tiefe Sprechstimmlage, Stimme leise, Stimmeinsätze verhaucht; die Phonationsdauer ist verkürzt, da bei Phonation „wilde Luft" durch die nicht geschlossene Glottis entweicht; dadurch entsteht eine phonatorische Dyspnoe mit Hochatmung und zuweilen hörbarem Inspirium. Infolge von Kompensationsversuchen treten Verspannungen der Lippen-, Kiefer- und Halsmuskulatur auf.

### 11.3.3 Allgemeine Befunde bei Stimmlippenlähmungen

- **Straffe Lähmung:** Stimmlippen gespannt, nicht verkürzt; Fixation in *Median-, Paramedian-* oder *Intermediärstellung*. Die gelähmte Stimmlippe steht bei Respiration meist tiefer als die Stimmlippe an der nicht betroffenen Seite. Bei Phonation wird der Niveauunterschied ausgeglichen.

  Stroboskopisch treten verkürzte Schwingungsamplituden auf.

  *Röntgenologischer* Befund (Hochvoltaufnahme oder Schichtaufnahme): Der subglotittsche Raum ist mäßig bis stark abgeflacht. Die Form der Stimmlippe ist spitz, schmal, exkaviert, der Recessus piriformis steht tiefer, das Stimmlippenniveau liegt auf der gelähmten Seite höher.

- **Schlaffe Lähmung:** Exkavation der verkürzt erscheinenden Stimmlippe, Fixation meist in *Intermediärstellung* und in gleicher Höhe wie die nicht gelähmte Seite. *Aryknorpel nach vorn gekippt.* Dieses Lähmungsbild wird auch als *„Kadaverstellung"* bezeichnet (siehe auch Abb. 23c, Seite 44). Der Ausdruck hat nichts mit der Stellung der Stimmlippe an der Leiche zu tun; hier variiert die Stellung. Stroboskopisch zeigen sich erweiterte Schwingungsamplituden.

  *Röntgenologischer* Befund: Der subglottische Raum ist leicht abgeflacht, die Form der Stimmlippe scharfrandig zugespitzt, der Recessus piriformis steht höher auf der gelähmten Seite und das Stimmlippenniveau liegt tiefer.

**Anmerkung:** Die Entstehung einer Exkavation ist noch nicht eindeutig geklärt. Vermutet werden eine Muskelatrophie, eine Muskelinsuffizienz insbesondere des M. cricothyreoideus, oder eine besondere Anordnung der Arycricoidgelenkfläche. Eine Exkavation einer in Median- oder Paramedianstellung fixierten Stimmlippe kommt nur selten vor.

- **Positionswechsel:** Die Stellung einer fixierten Stimmlippe kann sich ändern.

  Der Positionswechsel von Median- oder Paramedianstellung in Intermediärstellung wird durch eine zusätzliche Lähmung des N. laryngeus superior, evtl. auch im Sinne der retrograden Degeneration erklärt.

  Der Positionswechsel von Intermediärstellung in Median- oder Paramedianstellung wird durch eine isolierte Erholung des N. laryngeus inferior erklärt.

- **Wackelbewegungen des Aryknorpels einer gelähmten Stimmlippe:** Wackelbewegungen des Aryknorpels vom Lähmungsbeginn an haben prognostisch hinsichtlich der Rückkehr der Beweglichkeit der gelähmten Stimmlippe keine Bedeutung. Die Wackelbewegungen werden durch die Muskulatur der nicht gelähmten Seite verursacht. Das Wiedereinsetzen von Wackelbewegungen des Aryknorpels ist indessen als prognostisch günstig zu bewerten.

- **Randkantenverschiebung:** Es handelt sich um Verschiebungen der Schleimhaut an den Stimmlippenrändern; sie erfolgen nur an den randbenachbarten subglottischen und oberflächlichen Schleimhautanteilen während der Phonation (siehe auch Seite 56). Kehrt die Beweglichkeit der Stimmlippe wieder zurück, so tritt immer als erstes sichtbares Zeichen eine oder mehrere Wochen vorher die Randkantenverschiebung wieder auf. Nach Wiederauftreten der Randkantenverschiebung kann die Beweglichkeit der Stimmlippe wieder zurückkehren, sie braucht es jedoch nicht.

- **Überkreuzung der Aryknorpel:** Der Aryknorpel der nicht gelähmten Stimmlippe wird durch die Adduktionswirkung des M. arytaenoideus transversus und M. cricothyreoideus scheinbar vor den Aryknorpel der gelähmten Stimmlippe geschoben (siehe Abb. 51b, Seite 192). Die Überkreuzung ist jedoch durch das Aneinandervorbeischieben der *Wrisberg*'schen Knorpel vorgetäuscht.

### 11.3.4 Differentialdiagnose

- Arthritis oder Ankylose des Cricoarytaenoidgelenkes (Pseudoparese). Dabei stroboskopisch gleichmäßige Schwingungsamplituden, normale Randkantenverschiebung, bei der Prüfung mit der Sonde in Narkose sind die Aryknorpel nicht beweglich. Elektromyographische Untersuchung.
- Larynxkarzinom
- Psychogene Störung oder Pressen bei der Laryngoskopie
- Tetanie nach Strumaresektion
- Luxation des Aryknorpels bei der Intubation.

## 11.4 Stimmlippenlähmungen bei verschiedener Lokalisation der Nervenschädigung

### 11.4.1 Zentrale Lähmungen

**Allgemeine Vorbemerkungen.** *Es handelt sich um Schädigungen von der Hirnrinde bis einschließlich der bulbären Kerne in der Medulla oblongata.*

*Zentrale* und *periphere* Stimmlippenlähmungen unterscheiden sich nicht voneinander. Bei zentralen Lähmungen treten jedoch häufiger schlaffe als straffe Lähmungen auf. Die zentralen Lähmungen sind meist einseitig. Die gelähmte Stimmlippe kann in Paramedian- oder Intermediärstellung stehen, da auch im bulbären Bereich die einzelnen Vagusäste eine getrennte Lokalisation haben. Man nimmt an, daß das Zentrum der Adduktion im mittleren und das der Abduktion im caudalen Abschnitt des Nucleus ambiguus liegen. Der M. cricothyreoideus soll von dem obersten Anteil des Nucleus ambiguus, und die inneren Kehlkopfmuskeln sollen vom caudalen Anteil versorgt werden. Außerdem wird angenommen, daß der untere Teil des Nucleus ambiguus zum N. accessorius gehört.

*Für den Ausfall einzelner Muskeln lassen sich somit nicht einzelne Kernregionen verantwortlich machen.* Es handelt sich vielmehr um eine Beteiligung funktionell zusammengehörender Muskeln, deren Nervenkerngebiete weit auseinanderliegen.

Außer zentralen Lähmungen gibt es auch **zentral bedingte Bewegungsstörungen** der Stimmlippen. Dazu gehören die *parakinetischen* Stimmlippenbewegungen. In diese Gruppe sind auch die *perversen Aktionen* der Stimmlippen einzuordnen. Es handelt sich hierbei um eine Öffnung der Glottis beim Phonationsversuch und eine Annäherung der Stimmlippen bei Respiration. Perverse Aktionen der Stimmlippen kommen bei vielen Erkrankungen des *zentralen Nervensystems* vor, z.B. bei Tabes, Parkinsonismus, multipler Sklerose, Bulbärparalyse, Hirntumoren; sie können aber auch psychogen bedingt sein.

a) **Kortikale Lähmungen** sind nicht bekannt.

b) **Subkortikale Bewegungsstörungen.** Sie äußern sich nicht in Ab- oder Adduktionsstörungen. Man findet vielmehr Hyper- oder Hypokinesen der Atmungs-, Gesichts-, Zungen- und Kehlkopfmuskulatur.

c) **Supranucleäre Lähmungen** kommen bei bilateralen Herden in den supranucleären Bahnen vor. Es kann sich dabei auch um inkomplette ein- oder doppelseitige Paresen mit mangelnder Adduktion bei erhöhter respiratorischer Beweglichkeit der Stimmlippen oder partiellen Abduktorparesen handeln.

**Symptome und Befunde**

- Bei *multipler Sklerose* Zittern der Stimmlippen zu Beginn der Stimmgebung, gelegentliche spastische Inspirationen, Stimme monoton, schwach, manchmal umschlagend in die Fistelstimme.
- Beim *Parkinsonismus* Tremor der Stimmlippen, Stimme monoton, schwach.
- Nach *Enzephalitis epidemica* Rigidität der Artikulationsmuskulatur, Stimme monoton, zögernd, manchmal offenes Näseln.
- Bei *Chorea* unwillkürliche Aktionen der Stimmlippen.
- Eine diskrete langsame Abduktion der Stimmlippen bei Inspiration und Adduktion bei Exspiration als Zeichen einer

respiratorischen Insuffizienz kann zentral und peripher bedingt sein. Vermutet wird eine erhöhte Reflexerregbarkeit infolge fehlender Rindenhemmung bei Schädigung der corticobulbären Pyramidenbahnen des N. vagus, z. B. bei Pseudobulbärparalyse, Enzephalomyelitis, Epilepsie, Schläfenlappenabszeß. Manchmal finden sich zusätzlich diskrete Bewegungen des Gaumensegels (Senkung bei Inspiration, Hebung bei Exspiration).

d) **Bulbäre Lähmungen.** Ursache sind pathologische Prozesse in der Medulla oblongata, z. B. Blutungs- oder Erweichungsherde. Bulbäre Lähmungen kommen bei folgenden Krankheitsbildern vor:

- Beim *Wallenberg*-Syndrom: Es handelt sich um einen Verschluß der A. cerebelli posterior, die Teile des Kleinhirns und der Medulla ablongata versorgt. Auf der betroffenen Seite Lähmungen der Gaumen-, Pharynx- und Kehlkopfmuskulatur. Die gelähmte Stimmlippe kann in Intermediär- oder Paramedianstellung stehen. Die Lähmung kann vorübergehend oder bleibend sein.

- Bei der bulbären Form der Poliomyelitis: Sie kann zu einer beidseitigen Stimmlippenlähmung führen (Lähmung der Glottisöffner). Auch perverse Aktionen der Stimmlippen (phonatorische Öffnung, respiratorische Schließung mit inspiratorischem Stridor) kommen vor. Die gleichen Symptome können auch nach einer Enzephalitis oder als Konversionsneurose beobachtet werden.

- Bei Toxineinwirkungen und Infektionen, z. B. bei Herpes zoster, Grippe, nach Gabe von Diphtherieantitoxin, nach Streptomycin- und Chiningaben. Zwischen bulbären und peripheren Schädigungen kann dabei nicht unterschieden werden.

- Bei degenerativen Prozessen.

### 11.4.2 Periphere Lähmungen

#### 11.4.2.1 Assoziierte periphere Lähmungen

*Es handelt sich um* Läsionen *des N. vagus im Bereich des* Foramen jugulare. Je nach Lokalisation und Ausdehnung der Schädigung sind weitere caudale Hirnnerven, die in unmittelbarer Nachbarschaft des N. vagus verlaufen, beteiligt.

**Ursachen:** Tumoren, Schußverletzungen, Schädelbasisfrakturen, Jugularisthrombose.

- *Syndrom von Tapia.* Einseitige Zungen-Kehlkopflähmung. Betroffen sind: N. vagus, N. hypoglossus.

  *Befund:* Abweichen der herausgestreckten Zunge zur gelähmten Seite mit Atrophie; Stimmlippe meist in Intermediärstellung fixiert.

- *Syndrom von Avellis.* Velo-palato-pharyngeale Lähmung. Betroffen sind: N. vagus und der Ramus internus des N. accessorius.

  *Ursachen:* Meist zentrale Prozesse, Verletzung der Medulla oblongata bei der Suboccipitalpunktion, selten periphere Läsionen.

  *Befund:* Einseitige Lähmung des weichen Gaumens, der Pharynxkonstriktoren und seitengleiche Lähmung der in Intermediärstellung fixierten Stimmlippe.

- *Syndrom von Schmidt.* Betoffen sind: N. accessorius, N. vagus.

  *Ursache:* Schädigung des Kerngebietes durch Tabes oder Syringomyelie.

  *Befund:* Lähmungen der Gaumen- und Pharynxmuskulatur, des M. sternocleidomastoideus, des M. trapezius; Stimmlippe in Intermediärstellung fixiert.

- *Syndrom von Vernet.* Betroffen sind N. glossopharyngeus, N. vagus, N. accessorius.

  *Befund:* Sensibilitätsstörungen der Rachenschleimhaut, Geschmacksausfall im hinteren Zungendrittel (N. glossopharyngeus), Lähmung des M. sternocleidomastoideus, des M. trapezius, des M. constrictor pharyngis (Vorhangphänomen = Schleimhaut der Pharynxhinterwand verschiebt sich beim A-Sagen zur gelähmten Seite hin), Halbseitenlähmung des weichen Gaumens, Stimmlippe in Intermediärstellung fixiert.

- *Syndrom von Collet und Siccard. Vernet*'sches Syndrom mit zusätzlicher Hypoglossusparese.
- *Syndrom von Villanet.* Syndrom von *Collet* und *Siccard* mit zusätzlicher Sympathicuslähmung (Ptosis, Myosis, Enophthalmus).
- *Syndrom von Garcin.*
  Betroffen sind: Sämtliche Hirnnerven einer Seite (syndrome total).

  *Ursache:* Z. B. Epipharynxtumoren.

#### 11.4.2.2 Schädigung des N. vagus oberhalb des Abgangs der Rami pharyngici

**Ursachen:** *Wallenberg*-Syndrom, Grippe, siehe auch assoziierte periphere Lähmungen infolge von Schädigungen im Bereich des Foramen jugulare, Seite 183.

**Befund:** Fixation der Stimmlippe in Intermediärstellung infolge Lähmung aller inneren Kehlkopfmuskeln und des äußeren Kehlkopfmuskels (M. cricothyreoideus), einseitige Hypaesthesie oder Anaesthesie der Kehlkopfschleimhaut, Halbseitenlähmung des Gaumensegels und der Rachenmuskulatur mit offenem Näseln. Speichelsee im Recessus piriformis.

**Symptome:** Starke Heiserkeit mit phonatorischer Dyspnoe, keine Atemnot bei körperlicher Belastung, Austritt von Flüssigkeit durch die Nase beim Schlucken, Schluckstörung bei festen Speisen.

**Therapie:** Richtet sich nach der Grundkrankheit. Bei idiopathischer Lähmung Stimmübungen, Elektrotherapie.

**Verlauf:** Rückbildung der Lähmung bis zu einem *halben Jahr*, nach Grippe bis zu *einem Jahr* möglich.

#### 11.4.2.3 Schädigung des N. vagus unterhalb des Abgangs der Rami pharyngici

**Ursachen:** Idiopathisch, Grippe.

**Befund:** Fixation der Stimmlippe in Intermediärstellung (Abb. 24a, Seite 44), einseitige Anaesthesie der Kehlkopfschleimhaut.

**Symptome:** Starke Heiserkeit (paralytische Dysphonie).

Bei *doppelseitiger Schädigung: Aphonie,* bei körperlicher Belastung *Atemnot* (respiratorische Dyspnoe).

**Therapie:** Zunächst konservative Behandlung mit *Stimmübungen* und *Elektrotherapie.* Während der Stimmübungen evtl. zusätzlich seitlich Kompression der Schildknorpelplatten sowie Kopfdrehung zur gelähmten Seite. Falls nach einem halben bzw. einem Jahr keine Rückkehr der Beweglichkeit eingetreten ist, Anbildung der Taschenfaltenstimme. *Technik:* Durch Pressenlassen bewußtes Herbeiführen einer hyperfunktionellen Stimmgebung.

**Verlauf:** Positionswechsel von Intermediär- in Paramedianstellung möglich. Erklärung: Isolierte Erholung des N. laryngeus superior.

### 11.4.2.4 Isolierte Schädigung des N. laryngeus superior

**Ursachen:** Neuritis bei Grippe, Verletzung, Zerrung, Dehnung oder postoperatives Ödem des Nerven bei Schilddrüsenresektion, Drosselung, Schußverletzung, Schädigung durch Tumoren oder Aneurysmen der A. carotis externa; Beeinträchtigung oder Zerstörung der Repräsentation des Nerven im bulbären Kern, z. B. bei amyotrophischer Lateralsklerose, Hirnarteriosklerose; psychogene Faktoren.

**Befund:** Bei doppelseitiger Schädigung tritt bei Phonation ein schmaler Glottisspalt am Übergang vom vorderen zum mittleren Stimmlippendrittel auf (Abb. 11, Seite 36), Stimmlippen etwas schlaff mit leichter Exkavation des freien Stimmlippenrandes bei Phonation und unvollständigem Stimmlippenschluß.

*Einseitiger Ausfall rechts:* Bei Phonation Hebung der Ringknorpelhälfte der linken Seite und Drehung nach links, Schrägstellung der Glottis, Verschiebung der hinteren Kommissur zur Seite der Lähmung, die rechte Stimmlippe steht tiefer als die linke, An- oder Hypaesthesie der betreffenden Kehlkopfseite, Verkürzung der betroffenen Stimmlippe bei Respirationsstellung, Fehlen der Verkleinerung des Spatium cricothyreoideum im Röntgenbild beim Aufwärtssingen, Zurücksinken des Stellknorpels der gelähmten Seite, Stimmlippe schlaff, leicht exkaviert.

**Symptome:** *Beim Singen werden die hohen Töne* nicht mehr erreicht, *die mittlere Sprechstimmlage wird tiefer,* Leiserwerden der Stimme, Verkürzung der Tonhaltedauer, geringfügige Heiserkeit.

**Therapie:** Bei Neuritis Vitamin B, antineuralgische Medikamente, perineurale Injektionen von Cortisonderivaten.

**Prognose:** Bei Auftreten nach Strumaresektion schlecht, bei Auftreten infolge Grippeneuritis besser. Stimmtherapie meist erfolglos.

**Neuralgie des N. laryngeus superior**

**Symptome:** Schmerzen im Bereich der Durchtrittsstelle des N. laryngeus superior durch die Membrana hyothyreoidea zwischen Schildknorpel und Zungenbein. Sprechen und Singen strengen an.

**Therapie:** Antineuralgica (Doloneurobion®, Tegretal®), Vitamin B, Impletol-Injektionen.

### 11.4.2.5 Isolierte Schädigung des N. laryngeus inferior (N. recurrens)

**Ursachen:** Strumaresektion (1—5% bleibende Lähmungen); der rechte Nerv ist bei Schilddrüsenoperationen mehr exponiert, da er nicht so tief in der Rinne zwischen Speiseröhre und Luftröhre verläuft; er kann auch direkt zum Kehlkopf ziehen, ohne sich um die A. subclavia zu schlingen.

*Strumarezidivoperation* (15—30% bleibende Lähmungen),

Struma substernalis, Struma maligna, Halslymphknotenmetastasen, Stylo-Kerato-Hyoidales Syndrom, Bronchialkarzinom, Ösophaguskarzinom im oberen Drittel, Lungentuberkulose, Pleuraschwarten, mediastinale Erkrankungen (Metastasen, Lymphogranulomatose, Mediastinitis),

Aneurysma der Aorta, Dilatation des linken Herzvorhofes bei Mitralstenose (*Ortner*-Syndrom), Pulmonalstenose, Vorhofseptumdefekt, offener Ductus Botalli, primäre pulmonale Hypertonie, Erweiterung oder Verlagerung der Pulmonalarterie bei Mitralstenose, Pericarditis, nach Herzoperationen, nach Lungenoperationen, nach Mediastinoskopie, stumpfes Halstrauma, Intubationsnarkose (Überdehnung durch Lagerung), Überdehnung beim Turnen, nach Hypopharynxdivertikel-Operation,

allergisch (Serumanaphylaxie), allergisch-toxische Reaktion nach Tonsillektomie oder Zahnextraktion, bei infektiöser Mononucleose, infektiös toxisch (Neuritis) bei Grippe, Herpes zoster, Streptomycin, Chinin, idiopathisch (sog. rheumatische Lähmung).

**Befund:** Stimmlippe in Paramedian- oder Medianstellung fixiert (früher „Posticuslähmung" genannt siehe Abb. 23a, b Seite 43). Oft ist eine geringfügige adduktorische *Restbeweglichkeit* der gelähmten Stimmlippe vorhanden. Eigentlich wäre Intermediärstellung zu erwarten; der intakte M. cricothyreoideus zieht jedoch infolge seiner Spannfunktion die Stimmlippe in die Mittellinie. Bei Respiration steht die gelähmte Stimmlippe deutlich tiefer als die gesunde, bei Phonation etwas höher. Bei *Teilschädigung* ist die Beweglichkeit der Stimmlippe eingeschränkt (Recurrensschwäche).

*Anmerkung:* Die *Paramedianstellung* ist möglicherweise auch durch eine *Teilschädigung* des N. laryngeus inferior verursacht, wobei die Funktion der Schließer die des einzigen Öffners überwiegt. Denkbar ist bei Paramedianstellung beiderseits auch eine *spastische Lähmung,* d.h. Dauerkontraktur der gesamten inneren Kehlkopfmsukulatur mit Überwiegen der stärkeren Schließer.

## a) **Einseitige Lähmung**

**Symptome bei einseitiger Lähmung:** Bei Fixation der Stimmlippe in *Medianstellung* nur *geringe Heiserkeit,* bei Fixation in *Paramedianstellung stärkere Heiserkeit.* In der Regel keine Atemnot; durch Wirbelbildung der gestauten Luft oberhalb der gelähmten Stimmlippe treten in seltenen Fällen Atembeschwerden auf.

**Verlauf:** Eine zunächst straffe Lähmung (Fixation in Paramedian- oder Medianstellung) kann in eine schlaffe Lähmung (sog. „Kadaverstellung" siehe Abb. 23c, Seite 44) übergehen, d.h.: Stimmlippenexkavation in Intermediärstellung, Aryknorpel nach vorn gekippt, Stimme stark heiser bis aphonisch, scheppernd, tief, phonatorische Dyspnoe, Phonationsdauer stark verkürzt.

Ein Positionswechsel von einer straffen Lähmung in *Median-* bzw. *Paramedianstellung* zu einer straffen Lähmung in *Intermediärstellung* ist ebenfalls möglich.

*Erklärung:* Zusätzliche Lähmung des N. laryngeus superior evtl. im Sinne der retrograden Kerndegeneration.

Eine zunächst schlaffe Lähmung (sog. „Kadaverstellung") kann auch in eine straffe Lähmung mit Fixation in Median- oder Paramedianstellung übergehen.

**Therapie:** Stimmübungen, Elektrotherapie; nach einem halben bzw. einem Jahr bei Kadaverstellung oder Intermediärstellung Spaneinpflanzung.

**Prognose:** Bei idiopathischen Lähmungen Rückbildung bei *zwei Drittel* der Fälle innerhalb eines *halben Jahres*. Über diesen Zeitraum hinaus werden keine Rückbildungen mehr beobachtet. Nach einem Jahr kann eine *Ankylosierung* des Arycricoidgelenkes eintreten.

b) **Doppelseitige Lähmung**

**Symptome bei doppelseitiger Lähmung** (siehe Abb. 23 d, e, Seite 44): Keine oder geringfügige Heiserkeit, Atemnot mit inspiratorischem Stridor (respiratorische Dyspnoe), insbesondere bei straffer Lähmung.

**Therapie:** Intubation und anschließend Tracheotomie oder gleich Tracheotomie und spätere Versorgung mit einer Sprechkanüle. Anschließend Stimmübungen mit Elektrotherapie, Laterofixation einer Stimmlippe nach einem halben Jahr oder einem Jahr möglich mit Décanulement.

**c) Einseitige komplette Fixation in Median- oder Paramedianstellung und Bewegungseinschränkung der anderen Stimmlippe oder beidseitige starke Bewegungseinschränkung.**

**Symptome:** Nur leichte Heiserkeit, bei Belastung Atemnot. Bei angestrengter unökonomischer Atmung können paradoxe *Stimmlippenbewegungen* auftreten und ein Erstickungsgefühl hervorrufen.

*Erklärung:* Ansaugen der Stimmplippen bei schnellem Luftdurchtritt durch den engen Glottisspalt infolge Zunahme des Unterdruckes an den Seiten (*Bernoulli*-Effekt).

**Therapie:** Atemübungen; falls ohne Erfolg, Tracheotomie und evtl. später Laterofixation der vollständig gelähmten Stimmlippe.

*Anmerkung:* Wenn die regenerierenden Nervenfasern des N. recurrens nicht mehr die zugehörigen Muskelfasern innervieren, können infolge dieser Fehlinnervation ebenfalls *paradoxe* Stimmlippenbewegungen auftreten.

### 11.4.2.6 Isolierte Schädigung einzelner Fasern des N. laryngeus inferior

- Vocalislähmung: Ovaläre Spaltbildung (siehe Abb. 13, Seite 37).
- Transversuslähmung: Dreieckförmiger Spalt im hinteren Drittel bei Phonation (siehe Abb. 19, Seite 40).
- Lateralislähmung: Rhombusähnlicher Glottisspalt bei Phonation. Infolge der Kontraktion des M. posticus kann die Stimmritze nur bis zur Intermediärstellung geöffnet werden (siehe Abb. 17, Seite 39).

Posticuslähmung: Der Begriff sollte vermieden werden, da nicht sicher bekannt ist, ob es einen isolierten Funktionsausfall des M. posticus gibt (siehe auch Seite 188). Es handelt sich um eine Abduktionseinschränkung. Bewegungen von median bis paramedian oder bis intermediär sind möglich infolge der abduktorischen Wirkungskomponente der Adduktoren (M. arytaenoideus transversus und obliquus, M. cricoarytaenoideus lateralis).

### 11.4.2.7 Kombinierte Schädigungen

- Vocalis-Transversus-Parese (siehe Abb. 25, Seite 45).
- Vocalis-Transversus-Parese mit zusätzlicher Lateralisschwäche.
- Vocalis-Lateralis-Parese (siehe Abb. 26, Seite 45).
  *Ursachen:* Neuritiden, Myasthenien.

## 11.5 Therapie bei Stimmlippenlähmungen

### 11. 5.1 Konservative Therapie

Bei einseitigen idiopathischen, traumatischen oder infektiös-toxischen Stimmlippenlähmungen wird bis zu einem *halben Jahr* konservativ behandelt, d.h. mit Stimmübungen und gleichzeitiger Elektrotherapie; bei durch Grippeerkrankung verursachten Lähmungen — Regenerationszeiten bis zu zwei Jahren wurden beobachtet — sollte die konservative Behandlung mindestens ein Jahr lang fortgesetzt werden. Theoretisch dauert bei Läsionen im Nucleus ambiguus eine Regeneration des N. recurrens 350 bis 390 Tage.

Wenn der N. vagus wieder funktionsfähirg wird, soll er eine *intakte Muskulatur* vorfinden. Abgesehen von den Grippelähmungen kann dies bis zu einem halben Jahr nach Lähmungsbeginn der Fall sein. Bereits nach einem Monat beginnen die ersten irreversiblen Atrophien in Form von *Bindegewebsneubildungen* im M. vocalis. Das Gewicht der denervierten Kehlkopfmuskulatur sinkt in drei Monaten um 50%. Eine komplette morphologische Regeneration kann noch eintreten, wenn das Muskelgewicht 60% des Ausgangswertes nicht unterschritten hat. *Ohne Therapie ist daher bereits nach drei Monaten die Prognose schlecht.*

Der Beginn des Auftretens von Ankylosierungserscheinungen im Cricoarytaenoidgelenk ist nicht bekannt; im Tierexperiment tritt er nach fünf Monaten ein.

**Es empfiehlt sich daher folgendes therapeutisches Vorgehen:** In der ersten *Woche* nach Beginn der Lähmung je nach Ätiologie Behandlungsversuch mit Antibiotika, Cortisonderivaten, z.B. Decortin in absteigender Dosierung, Beginn mit 50 mg; Vitamin B, z.B. Neurotrat®; Strychnin (Movellan®).

Keine *Stimmschonung*.

Ab der zweiten *Woche Stimmübungen* mit gleichzeitiger *Elektrotherapie,* anfangs drei Sitzungen von einer halben Stunde Dauer pro Woche oder auch ein- bis zwei Wochen lang täglich; nach Ablauf von drei Monaten eine Sitzung pro Woche bis zur Rückkehr der Beweglichkeit, längstens bis zu einem halben Jahr.

Erste *Zeichen der* Reinnervation (beginnende Rückkehr der Beweglichkeit) erkennt man manchmal bereits zwei Wochen nach Beginn der Lähmung.

**Stimmübungen.** Ziel der Übungen:

- Es soll eine Anlegen der beweglichen Stimmlippe an die gelähmte Stimmlippe und damit ein Stimmlippenschluß erreicht werden, d. h. die bewegliche Stimmlippe soll sich über die Mittellinie hinüber auf die andere Seite bewegen (Abb. 51a, b; siehe auch Seite 83).

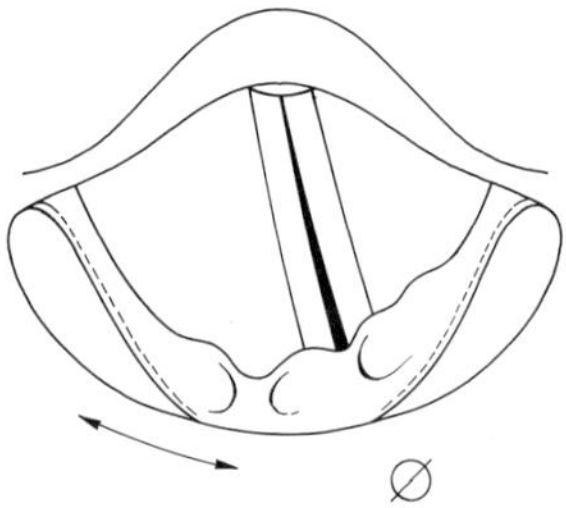

Abb. 51a: Die rechte Stimmlippe bewegt sich über die Mittellinie und legt sich an die gelähmte linke Stimmlippe an.

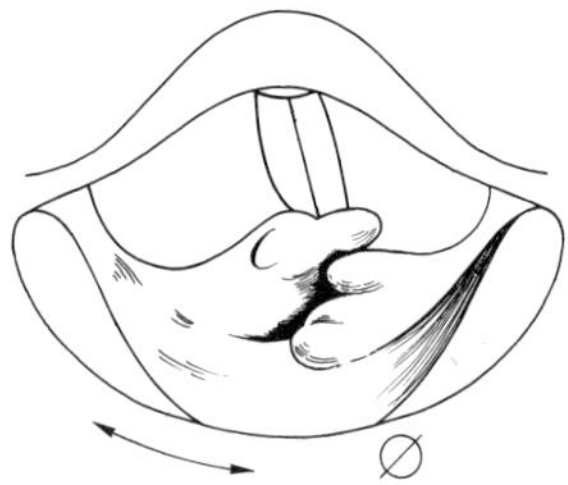

Abb. 51b: Beim kompensatorischen Übergreifen der beweglichen rechten Stimmlippe zur gelähmten linken Seite hin kann es zu einer scheinbaren Überkreuzung der Aryknorpel kommen.

- Es soll die infolge der Lähmung meist zu hohe *Sprechstimmlage* (Überfunktion des M. cricothyreoideus) gesenkt werden.
- Es soll durch die aktiven Bewegungsübungen (Phonationsübungen) die Reinnervierung der gelähmten Muskulatur beschleunigt werden (Innervationsbahnung).
- Es soll eine *Ankylosierung* des Cricoarytaenoidgelenkes vermieden werden (bei Lähmungen nach Schilddrüsenoperation sollen keine Gelenkversteifungen auftreten).

Man beginnt zunächst mit Stimmübungen auf einem leicht erreichbaren Ton (evtl. Senkung des Atemdrucks). Von hier aus wird der Stimmumfang nach oben und unten erweitert

(Schleifübungen). Eine Besserung des Stimmlippenschlusses erreicht man durch Üben mit Wörtern, die mit „K" beginnen. Der K-Laut (Verschlußlaut) muß dabei besonders betont werden. Der Stimmritzenschluß wird durch gleichzeitigen Druck am oberen lateralen Rand der Schildknorpelhälfte der gelähmten Seite mit dem Finger oder mittels eines Pelottenhalsbandes begünstigt.

Unterstützend wirken die Stoßübungen nach *Fröschels*. Während der Aussprache von pa, pe, pi, po, pu werden die geballten Fäuste nach unten bewegt. Man stellt sich vor, daß die Kraft einer Muskelgruppe auf andere Muskelgruppen übertragen werden kann. Die Stoßübungen sollten 20 mal am Tage, jeweils mehrere Minuten lang gemacht werden.

Eine weitere Behandlungsmethode ist die Entwicklung der sogenannten **Flatterstimme** nach *Seeman*, auch bezeichnet als sogenannter **subtonaler Brummton** im Strohbaßregister nach *Gutzmann*. Die Artikulationsorgane werden hierbei in A-Stellung gebracht und dann ein langgezogenes Räuspergeräusch erzeugt oder ein übertriebener tiefer Ton. Man will damit die Stimmlippenspanner ausschalten. Infolge vermehrter Anspannung des M. lateralis und des M. transversus überschreitet die nicht gelähmte Stimmlippe die Mittellinie. Nach einigen Übungen läßt man das Räuspergeräusch weg und übt den Ton mit gehauchtem Stimmeinsatz. Später läßt man die übrigen Vokale bilden und geht dann zu kurzen Wörtern und schließlich zu Sätzen über, bis sich eine normale Tonlage einstellt.

**Elektrotherapie** (s. S. 82). Ziel ist die *Verhinderung einer Atrophie der denervierten Muskulatur*.

Mit *Exponentialstrom* kann die denervierte Kehlkopfmuskulatur isoliert zur Kontraktion gebracht werden. Die Reizung von außen führt zu einer Adduktion der Stimmlippen. Wahrscheinlich wird bei Reizung der Antagonisten des M. posticus (Abduktor) dieser Muskel selbst mit aktiviert. Eine direkte Reizung des M. posticus ist nur endolaryngeal möglich und daher praktisch schwer durchführbar (angeblich faradischer Strom am zweckmäßigsten).

In der ersten Woche nach Auftreten der Lähmung wird — wenn überhaupt — nur galvanischer Strom zur Hyperämisierung angewandt.

Ab der zweiten Woche Exponentialstrom. *Elektrotherapie ohne gleichzeitige Stimmübungen oder Hustenstöße ist zwecklos.*

Die Regeneration der geschädigten Nerven wird durch die Strombehandlung nicht beschleunigt. Sie soll daher nur eine Inaktivitätsatrophie der Muskulatur verhindern.

Nach der Stimm- und Elektrotherapie hat — falls keine Rückbildung der Lähmung erfolgt ist — die gelähmte Stimmlippe oft wieder eine kräftige Substanz mit einigermaßen normaler Konfiguration, so daß die gesunde Stimmlippe bei Phonation ein Widerlager finden und einen vollständigen Glottisschluß herbeiführen kann. Eine erneute Verschlechterung der Stimme stellt sich in der Regel nicht ein, da der häufige phonatorische Kontakt einen ausreichenden mechanischen Reiz darstellt, um die gelähmte Stimmlippe in ihrer Substanz und Konfiguration zu erhalten.

### 11.5.2 Operative Therapie

Im Anschluß an alle im folgenden genannten Kehlkopfoperationen ist — abgesehen von der Intubation — eine logopädische Behandlung mit Stimmübungen und Elektrotherapie erforderlich.

#### 11.5.2.1 Eingriffe bei Atemnot

- **Intubation**

**Prinzip:** Orotracheale oder nasotracheale Intubation mittels eines Intubationstubus.

**Indikation:** Plötzlich aufgetretene doppelseitige Stimmlippenlähmung mit Fixation der Stimmlippen in Median- oder Paramedianstellung.

Zur Durchführung künstlicher Dauerbeatmung usw.

**Technik:** In Narkose oder ohne Betäubung bei Bewußtseinsverlust wird durch Mund oder Nase ein Tubus in die Luftröhre eingeführt. Dieser sollte nicht länger als ein bis zwei Tage belassen werden. Nach Tracheotomie und Anlegung eines Tracheostomas wird der Tubus entfernt. In das Tracheostoma wird eine Kanüle eingesetzt.

**Komplikationen:** Bleibt der Tubus länger als zwei bis drei Tage liegen, Gefahr der Ausbildung:

einer Trachealstenose infolge Schädigung der Trachealschleimhaut

einer Kehlkopfperichondritis mit Ankylosierung des Cricoarytaenoidgelenkes

eines semicirculären Narbensegels im Bereich der hinteren Kommissur.

- **Tracheotomie mit Einsetzen einer Sprechkanüle**

**Indikation:** Plötzlich aufgetretene doppelseitige Stimmlippenlähmung mit Fixation der Stimmlippen in Median- oder Paramedienstellung.

Länger als zwei Tage dauernde Intubation.

Erkrankungen im Bereich der inneren Medizin, Neurologie usw.

**Technik:** In örtlicher Betäubung oder Narkose Hautschnitt in der Mittellinie des Halses unterhalb des Ringknorpels. Durchtrennung des 2. und 3. oder der darunter liegenden Trachealringe (Tracheostoma) und Einsetzen einer gebogenen Trachealkanüle aus Silber oder Kunststoff, die mit einem Band am Hals hinten befestigt wird. Die Atmung ist frei, eine Stimmbildung ist nicht möglich. Eine Woche später kann die Kanüle durch eine Sprechkanüle ersetzt werden.

**Prinzip der Sprechkanüle** (Abb. 52a, b): Die Einatmung erfolgt durch die Kanüle. Bei der Ausatmung wird das äußere Ende der Kanüle durch eine Ventilklappe verschlossen. Die Luft strömt durch mehrere kleine Öffnungen am Bogen der Kanüle nach oben durch den Kehlkopf aus und kann die Stimmlippen in Schwingungen versetzen. Der Patient bekommt gut Luft, die Stimme ist kaum heiser.

### 11.5.2.2 Glottiserweiternde Eingriffe von außen

Sie sollten ebenso wie die glottiserweiternden Eingriffe von innen frühestens e i n J a h r nach Auftreten der Stimmlippenlähmung erfolgen, da dann keine Hoffnung auf eine Rückkehr der Beweglichkeit der Stimmlippen mehr besteht.

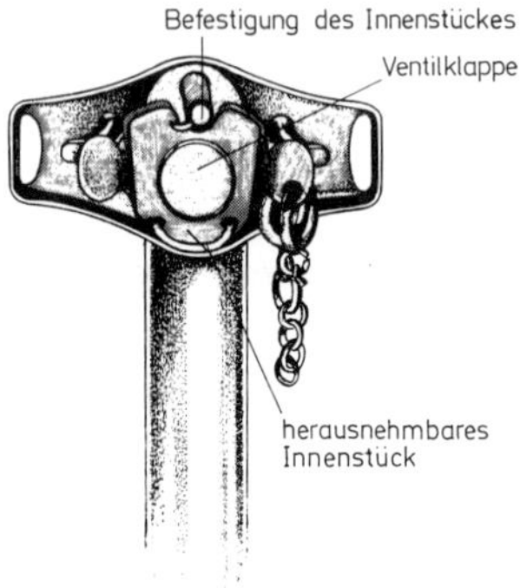


Abb. 52a: Sprechkanüle in der Ansicht von vorn. Bei Einatmung bewegt sich die Ventilklappe nach innen.

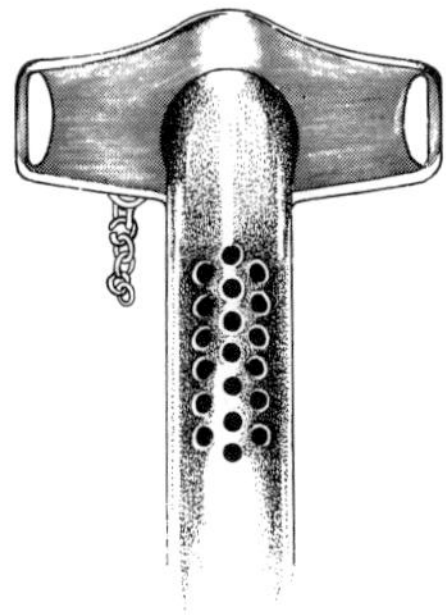

Abb. 52b: Sprechkanüle in der Ansicht von hinten. Durch die Öffnungen entweicht bei der Ausatmung die Luft zum Kehlkopf.

Vor der Operation sollten bei vorausgegangener Schilddrüsenoperation unter Röntgenkontrolle der Trachea ein *Saug-* und *Preßversuch* zum Ausschluß einer *Tracheomalacie* durchgeführt werden.

## Laterofixation der gelähmten Stimmlippe

**Prinzip:** Die Laterofixation kann von außen ohne Eröffnung des Larynxlumens unter Schonung der Kehlkopfschleimhaut erfolgen. Der Zugang zum Aryknorpel wird erreicht, entweder nach Teilresektion des Schildknorpels oder von der hinteren Schildknorpelkante her.

**Indikation:** Doppelseitige Stimmlippenlähmung in Median- oder Paramedianstellung.

Fixation einer Stimmlippe in Medianstellung bei hochgradiger Bewegungseinschränkung der anderen Stimmlippe.

**Technik:** Es gibt zahlreiche Varianten. Methode nach *Graaf-Woodman:* In Narkose oder Lokalanästhesie Tracheotomie wegen der postoperativen Schwellung des Kehlkopfeinganges (Aryknorpelödem). Durchtrennung des Cricothyreoidgelenkes am Unterhorn des Schildknorpels. Aufsuchen des Aryknorpels hinter der Schildknorpelkante. Der Aryknorpel wird bis auf den Processus vocalis reseziert, der Processus vocalis anschließend umstochen (Abb. 53 a) und der nicht resorbierbare Faden um das Unterhorn geführt und dort geknüpft (Abb. 53 b). Nach acht bis vierzehn Tagen Décanulement.

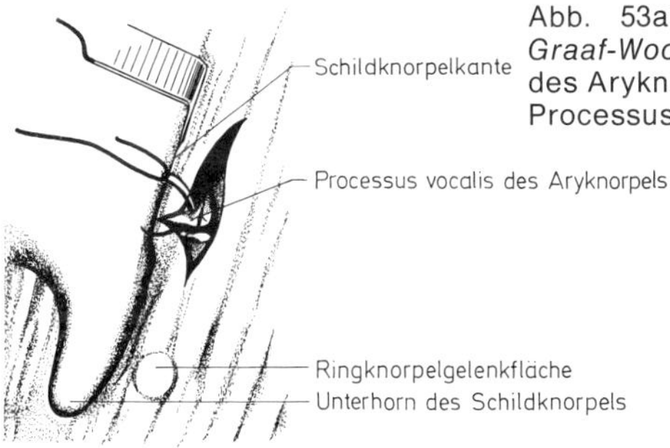


Abb. 53a: Laterofixation nach *Graaf-Woodman*. Nach Resektion des Aryknorpels Umstechung des Processus vocalis.

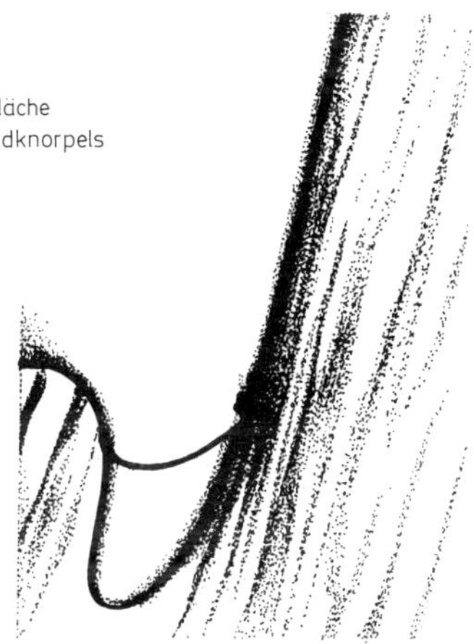

Abb. 53b: Der Faden wird um das Unterhorn des Schildknorpels geführt und dort geknüpft.

*Anmerkung:* Der Patient muß präoperativ darüber aufgeklärt werden, daß die Stimme postoperativ heiserer wird bei gerade ausreichender Atmung. Je besser die Atmung postoperativ ist, d. h. je weiter die Stimmritze, desto schlechter ist die Stimme.

### 11.5.2.3 Glottiserweiternde Eingriffe von innen

#### Endolaryngeale Exstirpation des Aryknorpels nach Thornell

**Prinzip:** In Mikrolaryngoskopie Exstirpation des Aryknorpels einer Seite und teilweise der Stimmlippenmuskulatur (Abb. 54 a, b).

**Indikation:** Stimmlippenlähmung beiderseits in Median- oder Paramedianstellung. Oder zum Décanulement nach einer wegen Stimmlippenlähmung durchgeführten Tracheotomie.

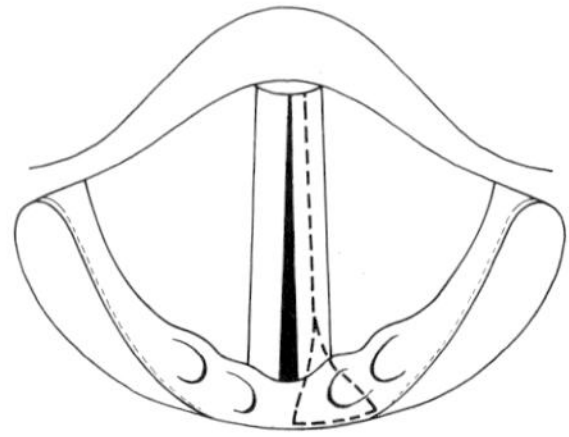

Abb. 54a: Erweiterung der Glottis nach *Thornell*. Längsinzision der Stimmlippenoberfläche und Ausschneidung eines Schleimhautdreiecks über dem Aryknorpel.

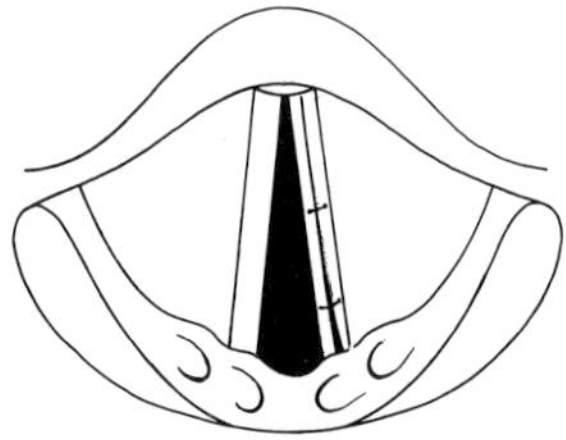

Abb. 54b: Nach Exstirpation des Aryknorpels und der Stimmlippenmuskulatur wird die Stimmlippe seitlich angenäht.

**Technik:** In Narkose wird (wenn nicht schon früher durchgeführt) nach Tracheotomie unter dem Mikroskop eine Längsinzision der Stimmlippenoberfläche vorgenommen mit Ausschneidung eines Schleimhautdreiecks über dem Aryknorpel. Exstirpation des Aryknorpels und der Stimmlippenmuskulatur. Nach 8 bis 14 Tagen Décanulement.

*Modifikation* nach *Langnickel* und *Koburg* (Abb. 55a, b): Ausschneidung eines Schleimhautdreiecks über dem Taschenband sowie eines zweiten Schleimhautdreiecks über dem Aryknorpel. Exstirpation des Aryknorpels sowie von Teilen des Taschenbandgewebes. Die Stimmlippe bleibt erhalten.

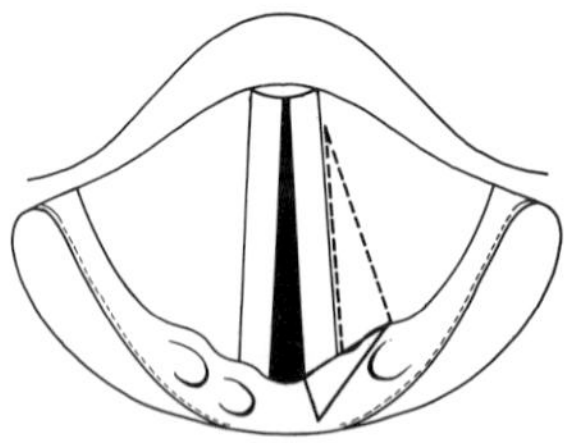

Abb. 55a: Glottiserweiterung nach *Langnickel* und *Koburg*. Ausschneidung eines Schleimhautdreiecks über dem Taschenband und über dem Aryknorpel.

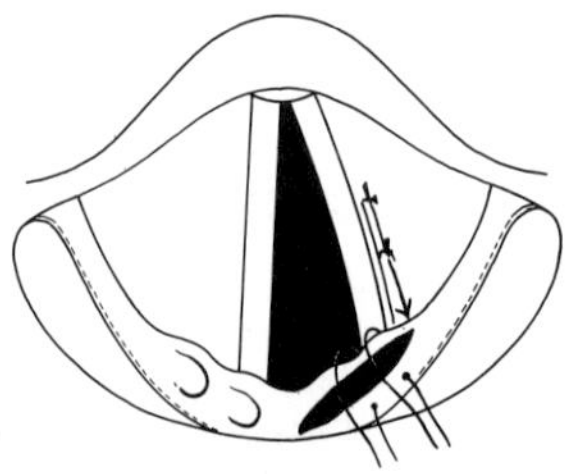

Abb. 55b: Nach Exstirpation des Aryknorpels sowie von Teilen des Taschenbandgewebes wird die Stimmlippe seitlich und nach oben zu vernäht.

Sie wird jedoch nach der Seite und nach oben verlagert. Durch Annähen an den oberen Resektionsrand der Taschenfalte kann die Stimmlippe zumindest teilweise den Bewegungen der Taschenfalte folgen.

**Logopädische Therapie nach glottiserweiternden Eingriffen:** Training einer *aktiven phonatorischen Taschenfaltenbeweglichkeit* beiderseits. Hierdurch werden die Stimmlippen als „gekoppeltes System“ passiv mit zur Mitte verlagert und ein zumindest partieller Glottisschluß in der Stimmlippenebene erreicht. Die Voraussetzungen hierfür sind:

- Der nicht vom N. recurrens innervierte Taschenfaltenmuskel (M. ventricularis — siehe auch Seite 40) darf bei der glottiserweiternden Operation nicht verletzt worden sein.
- Die lateral fixierte Stimmlippe muß im ursprünglichen Niveau belassen worden sein.

Bei Niveaudifferenz der Stimmlippen ist eine Stimmanbildung durch eine Phonatio obliqua zwischen Stimmlippe und Taschenfalte möglich.

### 11.5.2.4 Glottisverengende Eingriffe

Sie sollen erst nach erfolgloser konservativer Behandlung ausgeführt werden; da ein Positionswechsel der gelähmten Stimmlippe möglich ist, frühestens nach einem halben Jahr.

*Indikation:* Beseitigung des ovalären Spaltes bei Internusschwäche,

bei Dysphonie oder Aphonie mit phonatorischer Dyspnoe bei Fixation der gelähmten Stimmlippe in Intermediärstellung,

bei Vorliegen einer Exkavation (sog. „Kadaverstellung“).

- **Spanimplantation**

**Prinzip:** Implantation von Rippenknorpel zwischen Stimmlippe und Schildknorpel.

**Technik:** In kombinierter Leitungs- und Oberflächenanästhesie oder auch in Intubationsnarkose medianer Hautschnitt über dem Schildknorpel. Knapp neben der Mittellinie wird zwischen mittlerem und unterem Drittel der vorderen Schildknorpelkante ein Fenster im Schildknorpel angelegt. An dieser Stelle inserieren die Stimmlippen in der vorderen Kommissur. Zwischen Stimmlippe und Perichondrium des Schildknorpels wird ein Kanal präpariert; in diesen wird ein etwa 2½ cm langer Knorpelspan eingeschoben. Der richtige Sitz wird durch direkte Laryngoskopie kontrolliert.

Komplikationsgefahr: Der Span kann sich durchspießen und in das Kehlkopfinnere gelangen. Postoperativ sind daher laufende Kontrolluntersuchungen, insbesondere bei Auftreten von Hustenreiz notwendig.

- **Stimmlippenspannung nach Mündnich**

**Prinzip:** Fixation des Aryknorpels am Unterhorn des Schildknorpels.

**Technik:** Hautschnitt am Vorderrand des M. sternocleidomastoideus. Durchtrennung des Gelenkes, das vom Unterhorn des Schildknorpels und dem Ringknorpel gebildet wird (Unterhorngelenk). Eröffnung des Cricoarytaenoidgelenkes. Der Processus muscularis des Aryknorpels wird nach auswärts gekippt. Mit einer stark gebogenen Nadel wird ein Faden um den Processus muscularis durch den Gelenkspalt gelegt, das Schildknorpelunterhorn umfaßt und der Faden dort straff geknüpft.

- **Stimmlippenunterfütterung**

**Prinzip:** Injektion von Teflonpaste mit Glyzerin lateral von Stimmlippe und Processus vocalis des Aryknorpels.

**Technik:** Nach Leitungsanästhesie und Oberflächenanästhesie direkte Laryngoskopie. Das Taschenband wird nach lateral gedrückt, seitlich von der Stimmlippe mit einer Kanüle an mehreren Stellen eingestochen und ein Kunststoffdepot gesetzt. Dabei laufende Prüfung der Stimme.

### 11.5.2.5 Operative Eingriffe am N. recurrens

Bisher fehlen jegliche Kriterien für die Indikation einer Operation. Sie sollte erst 3—4 Monate nach Beginn der Lähmung durchgeführt werden. Bei einer bereits während der Schilddrüsenoperation erkannten Verletzung muß dagegen eine sofortige Naht des Nerven erfolgen. Die frühe *Sekundärnaht* am Ende der 3. Woche hat die gleich guten Erfolgsaussichten wie die Primärnaht.

Zu beachten ist, daß eine Lähmung durch *Massenbewegungen* nach Degeneration und Regeneration des Nerven vorgetäuscht werden kann. Diese Massenbewegungen treten als Folge einer sog. *gemischten Innervation* auf, d. h. die regenerierenden Nervenfasern innervieren nicht mehr die zugehörigen Muskelfasern. Die Abduktions- und Adduktionsmuskeln werden deshalb gleichzeitig innerviert (Nachweis durch Elektromyographie). Eine Beweglichkeit der Stimmlippe tritt daher nicht ein. Eine Operation ist in diesem Falle nicht indiziert. Weiterhin muß eine *Ankylose* des Cricoarytaenoidgelenkes vor einer Operation am N. recurrens ausgeschlossen werden (Sondenversuch).

- **Interpositionsanastomose nach Miehlke**

*Prinzip:* Das zerstörte Teilstück (z. B. Narbenstrang) wird durch ein Transplantat des N. auricularis magnus ersetzt.

- **Vagus-Posticus-Plastik nach Miehlke**

Wegen der Möglichkeit einer sog. Mischinnervation nach Degeneration und Regeneration des N. recurrens wird eine isolierte Reinnervation der Stimmlippenöffner angestrebt. Die für die Atmung wichtige Abduktion der Stimmlippe ist gewährleistet, da im N. recurrens Nervenfasern mit inspiratorischen Entladungsmustern überwiegen.

*Prinzip:* Der Ramus dorsalis des N. recurrens wird mit dem Recurrensanteil des N. vagus nach dessen Isolierung aus dem Vagusstamm anastomosiert.

# 12 Stimmstörungen nach operativen Eingriffen am Kehlkopf und deren Behandlung

## 12.1 Dekortikation

**Indikation:** Laryngitis chronica hyperplastica (Reinke-Ödem), Epithelhyperplasien (Leukoplakie, Pachydermie), Carcinoma in situ.

**Prinzip:** In Intubationsnarkose wird bei direkter Laryngoskopie in Rückenlage mittels eines Stützlaryngoskops unter dem Operationsmikroskop das veränderte Epithel der Stimmlippen abgezogen (Mikrochirurgie des Kehlkopfes). Die Neuepithelisierung der Stimmlippen dauert 4—8 Wochen.

**Folgen:**

- Unvollständiger Stimmlippenschluß infolge postoperativer Schonhaltung.
- Unvollständiger Stimmlippenschluß infolge präoperativer Schlaffheit der Adduktoren. Durch die ödematösen Veränderungen war ein Stimmlippenschluß möglich ohne Adduktion der Stimmlippen bis zur Medianstellung.
- Postoperative Infiltration der Stimmlippen mit Beeinträchtigung der Schwingungsfähigkeit oder phonatorischem Stillstand.
- Granulombildung
- Narbenbildung mit Beeinträchtigung der Schwingungsfähigkeit.
- Bei Substanzdefekt der Muskulatur Exkavation mit Spaltbildung bei der Phonation.
- Bei gleichzeitiger, beidseitiger Dekortikation bis zur vorderen Kommissur Gefahr der Bildung von Synechien im vorderen Stimmlippenbereich.

**Therapie:** Je nach Befund wird wie bei der hypofunktionellen Dysphonie vorgegangen, oder es werden zunächst die sekundären hyperfunktionellen Symptome beseitigt.

## 12.2 Thyreotomie und Chordektomie

**Indikation:** Stimmlippenkarzinome, die auf die noch normal bewegliche Stimmlippe begrenzt sind.

**Prinzip:** In Lokalanästhesie oder Intubationsnarkose Hautschnitt über dem Schildknorpel. Spaltung des Schildknorpels in der Mittellinie und Exzision der Stimmlippe einschließlich des M. vocalis. Das Wundbett schließt sich durch Spontanepithelisierung. Hautnaht.

**Folgen:** Anstelle der Stimmlippe bildet sich eine straffe, stimmlippenähnliche Narbe (Ersatzstimmband). Die Schwingungsamplituden des Narbenstranges sind eingeschränkt bis aufgehoben.

**Therapie:** Die Stimmbildung erfolgt entweder mit dem *Narbenstrang* oder mit der darüberliegenden, oft hypertrophierten *Taschenfalte* oder mit beiden Taschenfalten. Die Stimmlippe der gesunden Seite muß die Mittellinie überschreiten, um sich an das Ersatzstimmband oder die Taschenfalte anzulegen. Die logopädische Behandlung soll 2—4 Wochen nach der Operation beginnen, damit sich durch die stimulierende Wirkung der Stimmvibrationen eine gute Ersatzstimmlippe ausbildet. Durch zunächst weiche, sparsame Ausatmung und Resonanzübungen verliert die Stimme durch Entspannung der extralaryngealen Muskulatur den gepreßten Klang. Geachtet werden muß auf Verlängerung der Tonhaltedauer und Erweiterung des Stimmumfangs.

## 12.3 Fronto-laterale Teilresektion (nach Leroux-Robert)

**Indikation:** Stimmlippenkarzinome, die von einer Stimmlippe, welche in der Beweglichkeit leicht eingeschränkt sein kann, auf die vordere Kommissur oder das vordere Viertel der anderen Stimmlippe übergreifen.

**Prinzip:** In Intubationsnarkose Freilegen der vorderen Schildknorpelhälfte. Inzision am Ober- und Unterrand der beiden Schildknorpelhälften. Von hier aus werden subperichondral die Innenweichteile des Larynx von der Innenseite des Schildknorpels abgeschoben (Tunnel). Dreieckförmige Inzision des

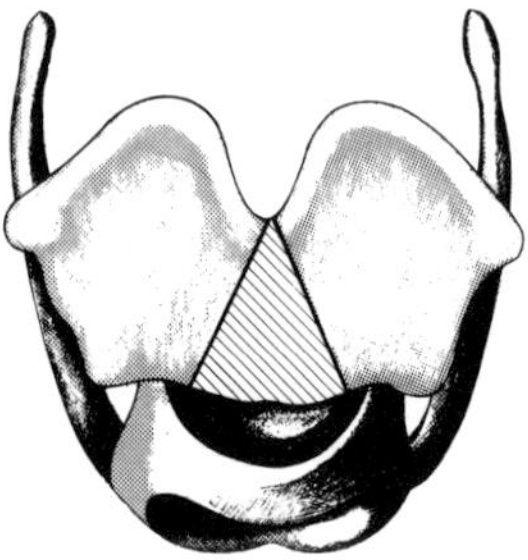

Abb. 56: Fronto-laterale Teilresektion mit Entfernung eines Schildknorpeldreiecks nach *Leroux-Robert.*

Schildknorpels und Entfernung des Knorpeldreiecks (Abb. 56). Auf der Gegenseite des Tumors wird durch einen seitlichen Schnitt das Larynxlumen eröffnet, und die befallenen Stimmlippenanteile werden nach Ablösung von der Schildknorpelinnenseite entfernt. Der Processus vocalis einer Seite kann mit abgetragen werden.

**Folgen:** Die Wundheilung dauert 3—8 Wochen; der Epithelisierung kann eine überschießende Granulationsbildung vorausgehen. Meist bilden sich postoperativ Segel im vorderen Stimmlippenviertel, die jedoch hier *keinen* negativen Einfluß auf die Stimmbildung haben. Je mehr Stimmlippensubstanz beiderseits erhalten werden kann, desto besser wird die Stimme.

## 12.4 Laryngektomie

**Indikation:** Ausgedehnte innere Kehlkopfkarzinome, d. h. Karzinome der Stimmlippen bei aufgehobener Beweglichkeit, subglottische und supraglottische Tumoren (mit Ausnahme der auf den Kehldeckel begrenzten Tumoren) sowie Hypopharynxkarzinome (ausgehend vom Recessus piriformis oder der aryepiglottischen Falte).

**Prinzip:** Tracheotomie (Querschnitt zwischen Ringknorpel und 1. Trachealring) und Intubation durch das Tracheostoma. Hochklappen der Halshaut. Eröffnung des Hypopharynx vor dem Kehldeckel. Die Speiseröhrenvorderwand wird von der Kehlkopfhinterwand abgelöst. Absetzen des Kehlkopfes meist einschließlich des Zungenbeins vom Hypopharynx und der Trachea. Der eröffnete Hypopharynx wird vernäht. Die Ernährung erfolgt die ersten 10 bis 14 Tage über eine durch die Nase eingeführte Magensonde. Der Stumpf der Trachea wird als Tracheostoma in die Halshaut eingenäht.

Bei Halslymphknotenmetastasen, aber auch prophylaktisch (Möglichkeit klinisch latenter Metastasen) wird eine zusätzliche radikale Halsausräumung (Neck dissection) auf der Seite des Tumorsitzes durchgeführt.

**Folgen:**

- *Verlust der Stimme.*
- Keine *Reinigung, Vorwärmen* und *Anfeuchtung* der Atemluft. Daher Austrocknen der Trachealschleimhaut mit Borkenbildung oder Entzündung der Trachea mit Auswurf. Luftfeuchtigkeit sollte deshalb nicht unter 50% absinken.
- Respiratorische *Anosmie* infolge Stillegung der Nasenluftpassage. Riechen ist nur möglich bei: kauenden Bewegungen oder beim Einziehen der Wange und anschließender plötzlicher Vergrößerung der Mundhöhle bei geschlossenem Mund. Hierdurch wird Luft durch die Nase eingesogen. Das gustatorische Riechen ist intakt, da die warme Luft im Mund durch die Nase entweicht (Kaminwirkung).
- *Niesen* und *Schneuzen* der Nase sind nicht möglich; anstelle von Niesen erfolgt Trachealhusten.
- Beim *Rauchen* kann nicht durch den Mund inhaliert werden; die Inhalation des Rauches erfolgt durch Hineinhalten der Zigarette in die Trachealkanüle.
- Veränderung des *Hustenmechanismus*. Statt Auseinandersprengen der Stimmlippen nach tiefer Inspiration, zuhalten des Tracheostomas, Pressen und plötzliches Öffnen des Tracheostomas. Hierbei erfolgt eine Einengung der Trachea besonders oberhalb der Bifurkation.
- Verlust der *Bauchpresse* (wird nicht als störend empfunden). Sie erfolgt normalerweise durch Schließen der Stimmritze.
- *Schlürfen* bei der Nahrungsaufnahme nicht möglich; Gefahr der Verbrühung.

- *Singultus* läuft geräuschlos ab, da bei den stoßweisen Zwerchfellkontraktionen die Luft durch das Tracheostoma unbehindert einströmen kann.
- Gefahr beim *Baden*.
- *Schwimmen* nur mit Spezialausrüstung (Schnorcheltubus) bedingt möglich.
- Wegen der Gefahr der Schrumpfung des Tracheostomas muß häufig eine Silber- oder Plastik*kanüle* getragen werden; am zweckmäßigsten von der Bogenlänge eines Achtelkreises.
- Möglichkeit der *Schädigung des N. accessorius* bei der radikalen Halsausräumung; der Arm kann dann nicht mehr über die Horizontale in die Höhe gehoben werden.
- Gesteigerte affektive Erregbarkeit.
- Depressive Reaktionen.

### 12.4.1 Stimmbildung nach Laryngektomie

a) **Pseudoflüsterstimme** (auch Mundsprache oder Konsonantensprache genannt): Werden die Patienten nach einer Laryngektomie nicht logopädisch angeleitet, so versuchen sie sich spontan mit der Pseudoflüsterstimme zu verständigen. Die stimmlosen Explosiv- und Reibelaute werden dabei mittels der im Ansatzrohr befindlichen Luft artikuliert. Die so erzeugte Sprache ist jedoch schwer verständlich. Die spätere Anbildung der Ösophagusstimme wird durch vorherige Anwendung der Pseudoflüsterstimme erschwert.

b) **Parabuccale Stimme:** Zwischen Wange und Kiefer wird eine Luftblase gebildet. Durch Muskelkontraktionen wird die Luft durch eine kleine Öffnung zwischen oder hinter den Zähnen in den Mund gepreßt und so ein Geräusch erzeugt.

c) **Pharynxstimme:** Die Pseudoglottis befindet sich im Pharynx zwischen Zungengrund und Rachenhinterwand. Hypopharynx und Ösophagus ersetzen die Lunge.

d) **Ösophagusstimme:** Die Pseudoglottis befindet sich am Ösophaguseingang (Ösophagusmund). Die Speiseröhre dient mit einer möglichen Luftkapazität von 80 $cm^3$ als Ersatz für die Lunge. Die Luft wird durch antiperistaltische Kontraktionen der Speiseröhrenmuskulatur hervorgebracht.

### 12.4.1.1 Erlernen der Ösophagusstimme

**Anatomische Vorbemerkungen:** Der Ösophagusmund ist normalerweise durch einen Muskelring (ringförmig angeordnete Fasern des M. cricopharyngeus, bei dem es sich um einen Teil des M. constrictor pharyngis inferior handelt) geschlossen. Bei der Atmung kann deshalb keine Luft in die Speiseröhre gelangen. Der M. cricopharyngeus und der oberste Teil der Speiseröhrenmuskulatur werden durch die Rami ösophagei des N. recurrens innerviert.

**Luftfüllung des Ösophagus:**

- **Schluckmethode:** Nach tiefer Inspiration wird die Luft angehalten (Inspirationsstellung) und Luft geschluckt. Die Schluckmethode ist *unökonomisch* und verhindert ein fließendes Sprechen.
- **Injektionsmethode:** Durch entsprechende Bewegungen des Zungengrundes werden kleine Luftmengen in die Speiseröhre hineingedrückt. Sie ist gleichfalls *unökonomisch*. Ihr Vorteil besteht jedoch darin, daß für die Injektionen der Luft Explosivlaute (p, t, k) während des fließenden Sprechens benutzt werden können.
- **Aspirationsmethode:** Bei tiefer Inspiration entsteht ein negativer Druck im intrathorakalen Ösophagusanteil. Durch gleichzeitiges Vorschieben des Unterkiefers und Anheben des Schultergürtels wird der M. cricopharyngeus im Ösophagusmundbereich entspannt. Auf diese Weise kann Luft in die Speiseröhre hineingesaugt werden.

Die im Ösophagus befindliche Luft (bis zu 80 ml) wird durch abdominale Druckerhöhung (Bauchpresse) und antiperistaltische Kontraktionen der Speiseröhrenmuskulatur durch den Ösophagusmund herausgepreßt. Auch während dieser Phase wird die Inspirationsstellung beibehalten. Eine Ausatmung würde ein störendes Blasgeräusch aus Trachea und Kanüle verursachen.

Durch Übung können die Kontraktionen der Ösophagusmuskulatur auf Willensimpulse hin erfolgen, und durch Vorwölbung der Schleimhaut des Ösophagusmundes kann eine ventrale und dorsale Ersatzstimmlippe (Pseudoglottis) gebildet werden. Schwierigkeiten bereitet die funktionelle Trennung von Atmung und Stimmgebung.

**Therapeutisches Vorgehen im Erlernen der Ösophagusstimme**

Bei glatter Wundheilung beginnt man mit dem Erlernen der Ösophagusstimme 14 Tage nach der Laryngektomie, sobald die Magensonde entfernt ist.

Abgewartet werden muß: Falls sich eine *Pharynxfistel* ausgebildet hat, bis die Magensonde entfernt werden kann und falls *Infiltrate* im Mundbodenbereich vorhanden sind.

Das Erlernen der Grundlagen der Ösophagusstimme soll unbedingt vor der Nachbestrahlung erfolgen, da infolge der Strahlenreaktion vorübergehend eine Verschlechterung der Stimme eintritt. Die logopädische Behandlung kann bis zur 10. Bestrahlung fortgesetzt werden.

Die Aspiration von Luft wird anfangs durch Trinken von kohlesäurehaltigen Getränken, Politzern bei geschlossenem Mund oder Einblasen von Luft durch eine Ösophagussonde unterstützt.

Der Patient muß den Ruktus, d.h. das Herauspressen der Luft, von sich aus erlernen. Das Zuhalten der Kanüle zur Unterdrückung der Ausatmung kann das Erlernen des Ruktus unterstützen.

Die Bildung der Pseudoglottis kann durch Druck mit dem Daumen auf die vordere Halshaut oberhalb des Tracheostomas in Höhe des Ösophagusmundes oder durch den Druck einer weiten Trachealkanüle erleichtert werden.

Gelingt die Erzeugung eines Vokals, so wird dieser mit Explosiv- oder Reibelauten verbunden. Oder der erste Ton kommt bei Bildung von Silben zustande, die mit „k" oder „kr" beginnen, z.B krap, krop.

Günstige *Voraussetzungen* für das Erlernen der Ösophagusstimme: Erhaltung des Zungengrundes, des Zungenbeines möglichst großer Teile des Hypopharynx, des M. cricopharyngeus und des N. recurrens mit den Rami ösophagei.

Ungünstige *Voraussetzungen:* Spasmen des Ösophagusmundes, Verengung des Hypopharynx, Infiltrate, Hypoglossusparese, Divertikel, Narbenbildungen am Ösophagusmund mit Ausbildung der Pseudoglottis distal oder proximal vom Ösophagusmund, Bestrahlung, pulmonale und kardiale Erkrankungen, hohe Intelligenz. Die Auswirkungen eines bei der Laryngektomie entfernten Zungenbeines sind noch umstritten.

**Prognose:** $^1/_3$ der Patienten erlernt die Ösophagusstimme gut oder sehr gut, $^1/_3$ erreicht mäßige Sprechleistungen, $^1/_3$ erlernt das Sprechen nicht oder nur mangelhaft.

*Anmerkung:* Das Schlechterwerden der Ösophagusstimme kann Frühsymptom eines Rezidivs eines Kehlkopfkarzinoms sein.

### 12.4.1.2 Apparative Sprechhilfen

**Indikation:** Vergeblicher Versuch der Anbildung der Ösophagusstimme (mindestens 20 Sitzungen). Ungenügendes Erlernen der Ösophagusstimme. Zusätzlich zur Ösophagusstimme für längeres Sprechen.

a) **Pneumatische Geräte:** Sie bestehen aus mit Lungenluft betriebenen äußeren Vibratoren. Der erzeugte Schall wird duch einen Schlauch in die Mundhöhle geleitet (Abb. 57).

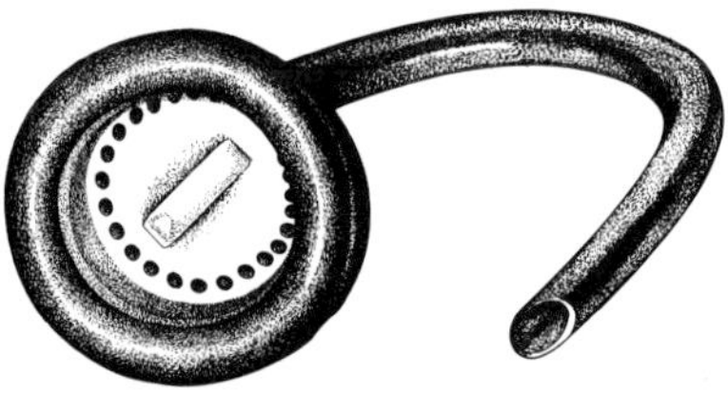

Abb. 57: Pneumatische Sprechhilfe. Der Vibrator wird auf das Tracheostoma gesetzt. Der erzeugte Schall wird durch einen Schlauch in die Mundhöhle geleitet.

b) **Elektronische Geräte**

- **Schlauchgeräte:** Es handelt sich um batteriebetriebene Tonfrequenzgeneratoren, deren Luftschallimpulse von außen durch einen Schlauch in die Mundhöhle geleitet werden. Ein Beispiel ist die Pipa di Ticchioni, bei der eine Tabakpfeife als Atrappe dient. Lippen und Zähne können während des Sprechens nicht geschlossen werden. Die Bildung der Labiallaute „p" und „b" und der Dentallaute „t" und „d" ist daher nur eingeschränkt möglich ebenso wie auch die Bildung zahlreicher anderer Konsonanten.
- **Intraorale Geräte:** Kleinstlautsprecher werden in eine Oberkieferzahnprothese eingebaut und auf drahtlosem Weg betrieben.
- **Halsgeräte:** z. B. Servox-Sprechhilfe (wird in deutschsprachigen Ländern benutzt), Western-Electric No 5.

Funktionsprinzip der Halsgeräte: Die Membran des Gerätes wird an die Halshaut im hinteren seitlichen Mundbodenbereich angelegt. Die akustische Energie pflanzt ich durch die Weichteile fort und regt das Ansatzrohr zum Mitschwingen an. Durch Veränderung der Einstellung des Ansatzrohres wird das Klangspektrum moduliert. Tonhöhe und Lautstärke sind am Gerät verstellbar.

Vorteile: Keine Ermüdung bei längerem Sprechen. Erlernen des Sprechens ist unter logopädischer Anleitung leichter als mit der Ösophagusstimme.

Nachteile: Die Geräte sind für die Umwelt sichtbar. Eine Hand ist beim Sprechen besetzt. Die Anschaffung ist teuer, Reparaturanfälligkeit. Es sind Bedienungsschwierigkeiten vorhanden (Aufladen, Einstellen von Lautstärke und Tonhöhe, richtiger Ansatz am Mundboden). Die Stimme klingt metallisch und weniger modulationsfähig als die Ösophagusstimme. Die Konsonantenbildung ist nur eingeschränkt möglich (Bildung des H-Lautes unmöglich). Bei Schwellungen im Bereich der Halsweichteile oder Fettleibigkeit reicht der vom Gerät abgestrahlte Schall nicht aus.

### 12.4.2 Berufs- und Erwerbsunfähigkeit nach Laryngektomie.

Jeder Kehlkopflose ist nach einer klassisch durchgeführten Laryngektomie mit oder ohne einseitiger radikaler Halsausräumung grundsätzlich wieder arbeitsfähig.

**Arbeitsunfähigkeit** kann postoperativ ½ bis 1 Jahr lang bestehen; bei postoperativer Nachbestrahlung bis zu 2 Jahren. *Zusätzliche Erkrankungen* (Herz, Lunge usw.) oder *Operationsfolgen* (z. B. Schluckbeschwerden infolge von Stenosen im oberen Ösophagusanteil, Tracheitis und Bronchitis mit Husten und Auswurf, Schädigung des N. accessorius bei der radikalen Halsausräumung mit Lähmung des M.trapezius und Einschränkung der Armhebung der betreffenden Seite über die Horizontale hinaus) können hinzukommen und eine Wiederaufnahme der Arbeit unmöglich machen.

Bei in einer gesetzlichen Krankenkasse Versicherten wird höchstens für 78 Wochen (1½ Jahre) Krankengeld bezahlt (bzw. 78 Wochen lang wegen der gleichen Erkrankung innerhalb von 3 Jahren verteilt). Besteht nach medizinischem Befund Berufs- oder Erwerbsunfähigkeit über diese Zeit hinaus und besteht begründete Aussicht, daß die Berufs- oder Erwerbsunfähigkeit in absehbarer Zeit, das heißt in der Regel in 3 Jahren behoben sein kann, so kann **Rente auf Zeit** (§ 1276 RVO) gewährt werden. Eine Verlängerung um weitere 3 Jahre ist möglich. Über die Dauer von 6 Jahren hinaus kann eine Zeitrente nur gewährt werden, wenn der Teilzeitarbeitsmarkt verschlossen ist. Der Rentenantrag ist ebenso wie der Antrag auf eine Dauerrente bei der örtlichen Sozialversicherungsstelle, der Gemeinde oder Stadtverwaltung unter Vorlage eines ärztlichen Zeugnisses zu stellen. Einen Rentenantrag auf Berufs- oder Erwerbsunfähigkeit können Versicherte der gesetzlichen Rentenversicherung stellen.

Träger der Rentenversicherung sind die Landesversicherungsanstalten für die Arbeiterrentenversicherung, die Bundesversicherungsanstalt Berlin für Angestellte, die Seekasse, die Alterskasse für Landwirte und die Bundesknappschaft.

Nach der Laryngektomie können Versicherte oder Familienangehörige eines Versicherten eine **Nach-** und **Festigungskur** über die Krankenkasse beim Rentenversicherungsträger unter Vorlage eines ärztlichen Zeugnisses beantragen.

Neben den genannten Leistungen der Rentenversicherung der Arbeiter und Angestellten können zusätzliche **Leistungen** nach dem **Bundessozialhilfegesetz** geltend gemacht werden. Die Gewährung dieser Leistungen ist abhängig von der Höhe des Einkommens. Es handelt sich um Ernährungsbeihilfen, Hilfe zur Weiterführung des Haushaltes für begrenzte Zeit oder Pflegehilfen. Die Anträge sind an das zuständige Sozialamt unter Vorlage eines ärztlichen Zeugnisses zu richten.

In Kliniken und größeren Krankenhäusern ist ein Sozialdienst eingerichtet, der die Beratung der dortigen Patienten und die Weiterleitung von Anträgen übernimmt.

Wird ein Rentenantrag gestellt, so ergibt sich die Frage, ob Berufs- oder Erwerbsunfähigkeit vorliegt.

Bei der Beurteilung der **Berufsunfähigkeit** muß sich der ärztliche Gutachter darüber äußern, welche zumutbare Tätigkeit unter besonderer Berücksichtigung der Ausbildung, des erlernten Berufes, der zuletzt ausgeübten Tätigkeit und früherer Tätigkeiten der Kehlkopflose noch ausüben kann. Zumutbar ist stets eine Tätigkeit, für die Versicherte durch Maßnahmen zur Erhaltung, Besserung und Wiederherstellung der Erwerbsfähigkeit mit Erfolg ausgebildet oder umgeschult worden sind. Berufsunfähig ist ein Kehlkopfloser, dessen Erwerbsfähigkeit auf weniger als die Hälfte derjenigen eines körperlich und geistig gesunden Versicherten mit ähnlicher Ausbildung und gleichwertigen Kenntnissen und Fähigkeiten herabgesetzt ist (§ 1246 RVO).

Bei der Beurteilung der **Erwerbsunfähigkeit** muß der ärztliche Gutachter angeben, ob der Kehlkopflose noch irgendwelche Erwerbstätigkeit in gewisser Regelmäßigkeit ausüben und mehr als nur geringfügige Einkünfte durch Erwerbstätigkeit erzielen kann (§ 1247 RVO). Im Gegensatz zur Schätzung der Minderung der Erwerbsfähigkeit (MdE) muß die Leistungsfähigkeit immer auch unter *Einschluß aller technischen Hilfsmittel und Prothesen geprüft* werden, das heißt bei Kehlkopflosen das Sprechvermögen mittels der *Ösophagusstimme* oder eines *Elektrolarynx*.

Für eine Umschulung eignen sich technische, kaufmännische und elektrotechnische Berufe. Infrage kommen Arbeiten mit leichter körperlicher Tätigkeit in staubfreien Räumen ohne Publikumsverkehr. Für medizinische Rehabilitationsmaßnahmen und berufsfördernde Maßnahmen ist die Bundesanstalt für Arbeit zuständig. Sie fallen jedoch in den Zuständigkeitsbereich des Rentenversicherungsträgers, wenn im Zeitpunkt der Antragsstellung eine Versicherungszeit von 180 Kalendermonaten bestanden hat oder eine Rente wegen Berufs- oder Erwerbsunfähigkeit bezogen wird.

Die **MdE** wird bei Kehlkopflosen ärztlicherseits in der Regel auf 50 Prozent geschätzt. Die Festsetzung erfolgt durch die Verwaltungsbehörde (Versorgungsamt). Kommen zusätzliche Erkrankungen hinzu, so kann sich die MdE erhöhen. Da die MdE bei Kehlkopflosen mindestens 50 Prozent beträgt, ist jeder Kehlkopflose berechtigt, beim zuständigen Versorgungsamt unter Vorlage eines ärztlichen Zeugnisses einen *Schwerbehindertenausweis* zu beantragen.

## 12.5 Funktionelle totale Laryngektomie nach Staffieri mit plastischer Rekonstruktion der phonatorischen Neoglottis (1970)

**Technik:** Im Gegensatz zur klassischen Laryngektomie wird zunächst ein Luftröhrenschnitt unterhalb des 2. Trachealknorpels gemacht und ein Tracheostoma angelegt. Der Kehlkopf einschließlich des Ringknorpels wird oberhalb des 1. Trachealknorpels abgesetzt, so daß die ersten zwei Trachealknorpel oberhalb des Tracheostomas erhalten bleiben.

In die freiliegende Vorderwand der Speiseröhre wird oberhalb des 1. Trachealknorpels ein 5 mm langer Längsschnitt gemacht. Die inzidierte vordere Ösophaguswand wird über den nach oben offenen 1. Trachealknorpel gezogen und dort vernäht.

Die Phonation erfolgt nach Einatmung durch Zuhalten des Tracheostomas mit dem Finger bei der Ausatmung, eventuell durch Einsetzen einer Sprechkanüle. Die durch die Inzision der Ösophagusvorderwand gebildeten Ersatzstimmlippen geraten durch den aus den Lungen kommenden Luftstrom in Schwingungen.

**Vorteile:** Die Sprache ist postoperativ leicht und schnell zu erlernen.

**Nachteile:** Eine Hand wird zum Zuhalten des Tracheostomas beim Sprechen benötigt. Beim Schlucken gelangen anfangs Speichel oder Speiseteile in die Luftröhre, Die Operation gelingt bisher nur in 60—90 Prozent der Fälle.

## 12.6 Laryngektomie mit plastischer Wiederherstellung der Stimme nach Asai (1966).

**Prinzip:** Es handelt sich um einen plastischen Aufbau des präpharyngealen Luftweges zwischen Trachea und Mundhöhle. 3 Operationen sind erforderlich:

1. Kehlkopfexstirpation mit Anlegung eines unteren und oberen Tracheostomas.
2. Herstellung einer Pharynxfistel am Übergang vom Mundboden zum Hals. Diese mündet innen unterhalb des Zungengrundes.
3. Verbindung der Pharynxfistel mit dem oberen Tracheostoma mittels eines Brusthautschwenklappens (= präpharyngealer Luftweg). Einsetzen einer Sprechkanüle.

**Phonation:** Durch Fingerkompression oder Tragen eines 1 cm breiten Gummibandes läßt sich das neu gebildete Hautrohr einengen, und es wird eine Pseudoglottis gebildet. Durch Variation des Fingerdruckes wird eine modulationsfähige Stimme erzielt. Eine Woche nach der letzten Operation muß zunächst einige Tage die Schlucktechnik mit in den Nacken geneigtem Kopf und Zuhalten des Hautrohres durch Kompression von außen geübt werden. Dann kann mit der Stimmbildung begonnen werden.

**Vorteile:** Das große Luftvolumen der Lunge kann zum Sprechen verwendet werden.

**Nachteile:** Es besteht die Gefahr der Aspiration insbesondere von Flüssigkeit bei der Nahrungsaufnahme mit schmerzhaftem Hustenreiz.

Das Operationsverfahren kann nur angewendet werden:

Bei Kehlkopfkarzinomen, die den Glottisbereich nach unten nicht überschritten haben.

Bei Patienten, bei denen die Höhenlage des Kehlkopfes eine Distanz von 3 bis 4 Trachealringen zwischen Ringknorpel und Oberrand des Brustbeines gewährleistet.

Wenn keine Halslymphknotenmetastasen vorliegen. Eine prophylaktische oder kurative radikale Halsausräumung kann wegen Narbenbildungen, die ungünstige Voraussetzungen für die nachfolgende Plastik bilden, nicht durchgeführt werden.

Eine eventuell erforderliche Nachbestrahlung kann erst lange nach der 1. Operation erfolgen.

## 12.7 Rekonstruktive Laryngektomie (Tracheo-hyoideo-epiglottopexie) nach Serafini.

**Prinzip:** Subperichondrale Entfernung des Kehlkopfes mit Ausnahme des Kehldeckels. Isolierung der oberen Luftröhre bis zum 7. oder 8. Trachealring. Herstellung einer Trachea-Hypopharynx-Anastomose durch Naht der Epiglottis an die vordere Randmitte des 1. Trachealringes und Fixierung der Trachea am Zungenbeinkörper. Passageres Anlegen eines Tracheostomas in Höhe des 5. Trachealringes. Sprechkanüle.

**Phonation:** Bildung der Pseudoglottis am Übergang von Trachea zum Hypopharynx.

## 12.8 Stimmstörungen bei und nach Operation von Trachealstenosen

Eine Einengung der Luftröhre mit Atemnot kann verursacht sein durch:

Schleimhautverletzungen und ihre Folgen (Intubation über mehrere Tage)

Veränderung des Trachealgerüstes (Tracheomalazie infolge retrosternaler Struma)

Druck von außen (Tumoren des Mediastinum).

Trachealstenosen gehen mit *Stimmstörungen* einher, wenn das schädigende Ereignis gleichzeitig den *Kehlkopf* mitbetrifft, z. B. zusätzliche Ringknorpelperichondritis oder Segelbildung zwischen den Stimmlippen nach Intubation.

Ist die Trachea vollständig verschlossen, so muß nach Tracheotomie zunächst die *Ösophagus*stimme erlernt werden, bis eine Wiederherstellung des Tracheallumens erreicht ist.

Die Beseitigung einer Stenose ist je nach Ursache, Ausbildung und Sitz möglich durch:

- Anlegen einer Trachealrinne, evtl. mit Spaltung der Ringknorpelplatte und des M.arytaenoideus transversus (*Réthi*) und Dehnung durch einen Bolzen über mehrere Monate. Falls nach Verschluß der Rinne im hinteren Stimmlippendrittel kein Stimmlippenschluß zustande kommt, Stimmtherapie.

- Tracheotomie und Einlage eines Kunststoffrohres für 4 Monate (*Aboulker*), das über die Stimmritze hinausragt (Abb. 58). Kein Stimmlippenschluß und damit keine Phonation während dieser Zeit möglich. Nach Entfernung des Kunststoffrohres sofort wieder normale Stimme; andernfalls Stimmtherapie zur Erzielung eines vollständigen Stimmlippenschlusses.

- Tracheopexie (Fixation der Tracheawände durch Nähte an das umgebende Gewebe). Gefahr einer Recurrensschädigung bei Mobilisation und Resektion von Schilddrüsenanteilen.

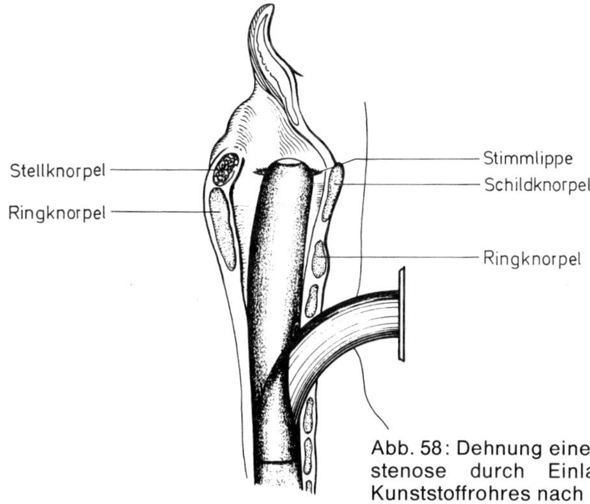


Abb. 58: Dehnung einer Trachealstenose durch Einlage eines Kunststoffrohres nach *Aboulker*.

- Versteifung der Trachea durch Kunststoffspangen von außen.
- Querresektion der Trachea mit End-zu-End-Anastomose nach Mobilisation der Trachealstümpfe; evtl. mit Entlastungsinzision nach Dedo u. Fishman mit Durchtrennung des Band-Muskel-Apparates zwischen Zungenbein und Kehlkopf; Folge: Tieferstellung des Kehlkopfes.

# 13 Intubationsschäden

- **Postoperative Dysphonie** infolge Reizung der Schleimhaut durch den Tubus sowie Verminderung der Schleimsekretion durch die Prämedikation (Intubations-Laryngotracheitis).

*Befund:* Stimmlippenrötung oder Stimmlippenblutung (subepitheliales Hämatom infolge Verletzung durch den Tubus oder durch Metallrohre bei der Tracheo- und Bronchoskopie). Heiserkeit und Stimmlippenveränderungen bilden sich innerhalb von 8—14 Tagen zurück.

- **Intubationsgranulome**

Es handelt sich um Schleimhautulcera mit nachfolgender, chronischer granulomatöser Entzündung nach Intubationsnarkose. Frauen werden häufiger als Männer betroffen, da das Kehlkopflumen enger und die Schleimhäute dünner sind.

*Ursachen:* Sie sind noch nicht eindeutig geklärt. Vermutet werden:

Drucknekrosen durch den Tubus im Bereich der Processus vocales.

Scheuerbewegungen des Tubus beim Pressen des Patienten vor der Extubation.

Lange Liegezeit des Tubus.

*Symptome:* Heiserkeit, die 14 Tage oder erst einige Monate nach der Intubationsnarkose einsetzt. Trotz großer Granulome ist die Heiserkeit oft nur gering ausgeprägt.

*Befund:* Meist doppelseitige Granulombildung im Bereich der Processus vocales (Abb. 59).

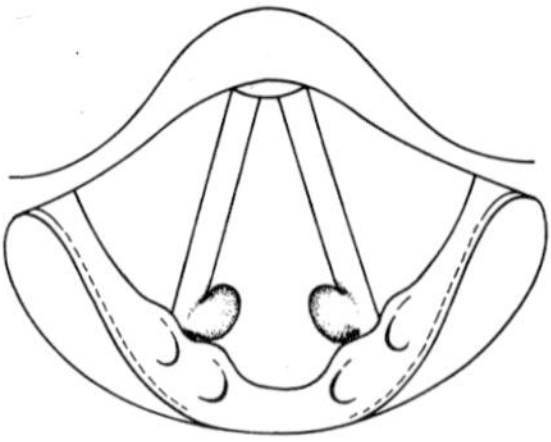

Abb. 59: Intubationsgranulome.

*Therapie:* Die Rückbildung erfolgt meist von selbst; andernfalls Abtragung in direkter Laryngoskopie; evtl. zusätzlich Ätzung der Wundbetten.

*Prognose:* Rezidive möglich.

- **Arthritis des Cricoarytaenoidgelenks** mit entzündlicher Rötung und Schwellung über den Aryknorpeln und Fixation der Aryknorpel (Diagnose durch Beweglichkeitsprüfung mit einer Sonde in Narkose).
- Kehlkopfperichondritis.
- Diaphragma laryngis = Segelbildung zwischen den Stimmlippen im Bereich der vorderen Stimmlippenanteile (kommt auch angeboren vor) oder ringförmige Stenose. (s. S. 154)
- Luxation der Aryknorpel.

*Anmerkung:* Bei Kehlkopftraumen von außen kann es zu einer Luxation des Cricothyreoidgelenkes kommen. Infolge der dadurch bedingten Störung des Kippmechanismus zwischen Ring- und Schildknorpel können hohe Töne nicht mehr gesungen werden. Stimmtherapie erfolglos. Operative Therapie nicht möglich.

# 14 Entzündungen des Kehlkopfs

## 14.1 Akute Entzündungen

### 14.1.1 Laryngitis acuta (akute Kehlkopfentzündung)

**Ursache:** Virusinfekt.

Die akute Kehlkopfentzündung tritt isoliert oder als Begleiterscheinung eines akuten Infektes der oberen Luftwege oder einer Bronchitis auf.

*Prädisponierende Faktoren:* Behinderte Nasenatmung, Rauchen, trockene, staubige Luft.

**Symptome:** Dysphonie (Heiserkeit) mit tief klingender Stimme oder Aphonie (Tonlosigkeit), Räusperzwang oder Hustenreiz, Sprechen und Schlucken werden als schmerzhaft empfunden.

**Befund:** Die gesamte Kehlkopfschleimhaut, besonders die Stimmlippen sind gerötet, aufgelockert, verdickt; zunächst geringe Fibrinauflagerungen, später Schleimauflagerungen. Der Glottisschluß ist unvollständig; stroboskopisch unregelmäßige Stimmlippenschwingungen.

**Therapie:**

- Stimmruhe. Kein Flüstern, da dies wegen unphysiologischer Beanspruchung der Stimmlippen besonders schädlich ist. Bei Sprechberufen 1—2 Wochen Arbeitsunfähigkeit.
- Rauchverbot.
- *Hustenbekämpfung,* da durch Husten Belastung der Stimmlippen. Gaben von Antitussiva, z.B. Codipront® (Kapseln oder Saft), Peracon® (Perlen, Tropfen, Saft).
- Räuspern vermeiden. Durch subglottische Druckerhöhung des exspiratorischen Luftstroms wird dabei Sekret von den schlaffen, nicht gespannten Stimmlippen abgeschüttelt.
- Allgemeininfektbehandlung mit Fiobrol®, Gelonida®, Ilvico®.
- Antibiotika bei schwerer Entzündung gegen bakterielle Begleiterreger.

- Bei Ödem der Stimmlippen Reparil®.
- Zur Durchblutungsförderung im Kehlkopfbereich heiße Prießnitz-Umschläge.
- Aufenthalt in Räumen mit mindestens 50%iger Luftfeuchtigkeit.
- Keine kalten Getränke, keine stark gewürzten Speisen, kein Alkohol.
- **Instillationen** (Kehlkopfspray mit der Kehlkopfspritze.) Diese sollen bei Phonationsstellung der Stimmlippen vorgenommen werden und 0,3 $cm^3$ nicht überschreiten, da bei mehrfachen Instillationen sonst die Gefahr einer Lipoidpneunomie oder Lipoidzirrhose besteht. Paraffinum liquidum sollte deshalb bei Instillationen nicht verwendet werden.

Bei der *akuten Laryngitis* im Stadium der Exsudation Instillation von:

Mentholöl (Olivenöl mit 10% Mentholzusatz): anämisierende, leicht anästhesierende, kühlende Wirkung.

Menthol-Turiopin (Zusammensetzung: Menthol, Ol.Eucalypti, Ol.Foeniculi, Ol.Pini, Ol.Thymi usw.).

Bei *ödematös veränderten Stimmlippen* Ficortril®-Suspension oder Scheroson® F Ohrentropfen, 2mal tgl. 6—10 Tropfen.

Bei *Sängern* und *Schauspielern* mit nur leicht entzündlichen Veränderungen kann ein wichtiger Auftritt durch Instillation von abschwellenden Mitteln (z. B. Otriven®-Lösung 1 $cm^3$) vor der Aufführung ermöglicht werden.
Anschließend Mentholöl zur Verbesserung des Schwingungsablaufs.

- **Inhalationsbehandlung.**

Sie ist bei der akuten Laryngitis nur von geringer Bedeutung. Hauptsächlich wird sie bei der *chronischen* Laryngitis angewandt. Der Anwendungsbereich der einzelnen Medikamente ist bisher noch nicht klar abgegrenzt. *Menthol* soll infolge seiner *anämisierenden* und *austrocknenden* Wirkung bei trockenen Entzündungen nicht angewandt werden. Ebenso auch andere *ätherische Öle,* wie Latschenkiefer-, Koniferen- und Fichtennadelöl. Ihr Hauptanwendungsgebiet ist die hyperplastische Laryngitis. Auch Kamillendampf wirkt bei längerer Anwendung austrocknend. Pantothensäure (Panthenol) soll eine Schutz- und Heilfunktion auf die Schleimhaut ausüben (5—25%ig, 2 $cm^3$ mehrmals tgl.). Gegen Reizhusten 2%iges Novocain 2—3 mal tgl. 1—2 $cm^3$.

a) **Inhalationen von Dämpfen,** d. h. molekulardispersen Stoffen. Es handelt sich dabei um Feucht- und Warminhalationen, z. B. Kamillendampfinhalationen, Salzwasserinhalationen oder Zusatz von ätherischen Ölen zu Wasser.

Bei der akuten Laryngitis werden angewandt:

Kamillendampfinhalationen: Kamillol®, Kamillosan® oder ätherische Öle:
Aerosol-Spitzner®, (Campher, Ol.Pini, Ol.Eucalypti, Ol.Terebinthinae usw.)
Inspirol®-Inhalat (Menthol, Eucalyptol, Ol.Pini, usw.)
Turiopin®-concentratum (Ol.Eucalypti, Ol.Foeniculi, Ol.Pini, Ol.Thymi usw.)

b) **Inhalation von Aerosolen.** Als Aerosol bezeichnet man schwebestoffhaltige Luft bei einer Teilchengröße von 0,1—10 µm. 1 Mikrometer = 1 µm = 1/1000 mm. Eine Teilchengröße von unter 0,1 µ wird als Dampf, von über 10 µm als Spray bezeichnet. Bei flüssigen Teilchen handelt es sich um Nebel, bei festen Teilchen um Rauch.

Bei der Inhalation von Aerosolen kommen nur Nebel zur Anwendung.

Flüssigkeitsaerosole werden erzeugt durch Zerstäubung von Flüssigkeit (wasserlösliche Medikamente) durch Preßluft oder Ultraschall = **trockene Kaltverneblung.**

Die Aerosolinhalation wird daher oft unangenehm *kühl* und *austrocknend* empfunden. Im *akuten* Stadium einer Laryngitis sollte sie wegen Reizgefahr nicht durchgeführt werden. Hier eignet sich — wenn überhaupt — besser die Dampfinhalation.

Bei Inhalationen mit Aerosolgeräten besteht die Möglichkeit, das Medikament oder auch das fertige Aerosol zu *erwärmen*. Ebenso kann das Aerosol durch Vorbeistreichen an einem mit kleinen Wassertropfen besetzten Atemluftanfeuchter *angefeuchtet* werden.

Der Wirkungsort des Aerosols wird durch die *Teilchengröße* bestimmt. *Je kleiner die Teilchengröße ist, desto tiefere Abschnitte des Respirationstraktes werden erreicht.*

Für die Erkrankungen des Kehlkopfes, des Rachens und der Nase werden Teilchen bis 30 μm Durchmesser benötigt. Es gelten folgende Richtlinien (wobei die von den einzelnen Autoren angegebenen Werte differieren):
5—10 μm Kehlkopf und Trachea (nach anderen Autoren 20—50 μm),
über 10 μm Mund, Nase, Rachen,
unter 5 μm Bronchien.

Es sollen 5 Atemzüge/Minute erfolgen. Vor jeder Exspiration ist eine kurze respiratorische Pause einzulegen.

Bei schweren akuten Entzündungen *bakterieller* Genese, insbesondere bei Miterkrankung von Trachea und Bronchien, wird die Aerosolinhalation von **Oberflächenantibiotika** angewandt. Wegen ihrer großen Molekülgröße werden sie von der Schleimhaut nicht resorbiert, z.B. Tyrosolvin (Tyrothricin), Nebacetin (Neomycin + Bacitracin) 2 $cm^3$, 2mal tgl.

**Differentialdiagnose:** *Nichtinfektiöse Laryngitis* z.B.:

- *Chorditis marginalis* (Randrötung der Stimmlippen) infolge Stimmüberlastung ohne Entzündung (Arbeitshyperämie). Heiserkeit hier abends stärker als morgens im Gegensatz zur akuten infektiösen Laryngitis.
- *Ermüdungskatarrh* mit Rötung der gesamten Stimmlippen.
- *Mutation* mit geröteten und aufgelockerten Stimmlippen.
- *Blutungen* in die Stimmlippen bei besonders starker stimmlicher Überanstrengung.

**Folgen:** Bei Nichteinhalten von Stimmruhe oder bei entzündlicher Infilration des M. vocalis (Myositis) Übergang in eine:

- *Subakute Laryngitis*
- *Chronische Laryngitis*
- *Myopathie* mit ovalärem Glottisspalt (Internusschwäche oder Atrophie der Stimmlippen infolge Verlusts von Muskelsubstanz) oder mit dreieckförmigem Glottisspalt (Transver-

susschwäche). Infolge von Kompensationsversuchen bei der Myopathie sekundäre hyperfunktionelle Symptome möglich.

*Differentialdiagnose bei Myopathie:* Reflektorisch oder psychisch bedingte Schonhaltung der Stimmlippen nach akuter infektiöser Laryngitis.

**Akute Kehlkopfentzündung bei Sängern.**

Absolute Gegenindikationen gegen das Singen sind:

- starke akute Laryngitis mit geröteten und ödematös veränderten Stimmlippen,
- akutes Ödem am Übergang vom vorderen zum mittleren Stimmlippendrittel mit Rötung der Stimmlippen,
- akute Bronchitis vom spastischen oder asthmoiden Typ.

Bei nur mäßig ausgeprägtem Katarrh und guter Gesamtkondition kann auf Wunsch des Sängers einem Auftritt zugestimmt werden. Trotz Stimmlippenknötchen kann ohne Veränderungen des Stimmklanges gesungen werden *(Caruso)*. Vor Verabreichung von lokalen Betäubungsmitteln im Kehlkopf, um dem Sänger einen bestimmten Auftritt zu ermöglichen, ist zu warnen.

Gegen zähflüssigen Schleim auf den Stimmlippen (Ursache meist Streß), insbesondere am Übergang vom vorderen zum mittleren Stimmlippendrittel können verordnet werden: Gujaphenyl®-Dragées, Benadrops®, Isla-Moos®-Pastillen, Mucidan®-Tabletten, saure Drops.

*Anmerkung:* Tonsillektomierte Sänger können vom 10. postoperativen Tag ab wieder mit Gesangübungen beginnen. Eine sachgerecht durchgeführte Mandelentfernung schädigt die Sing- und Sprechstimme nicht; sie wird durch die Vergrößerung des mittleren Resonanzraumes eher voller.

### 14.1.2 Laryngitis subglottica (Pseudokrupp)

**Ursache:** Grippaler Infekt bei Kleinkindern.

**Symptome:** Bellender Husten, inspiratorischer Stridor, Stimme kaum heiser.

**Befund:** Blaßrote Schwellung des subglottischen Gewebes. Stimmlippen nur wenig gerötet (Abb. 60).

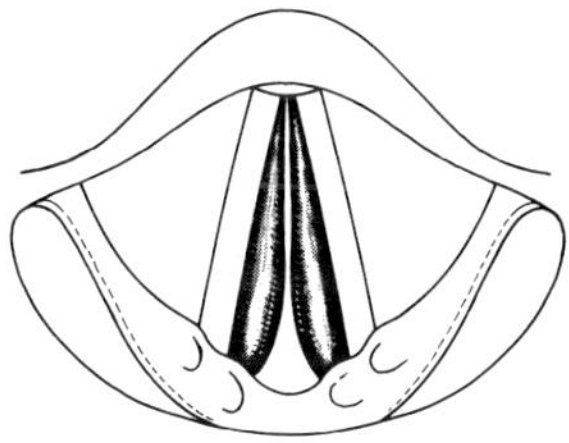

Abb. 60: Laryngitis subglottica (Pseudokrupp).

**Behandlung:**

- Ödembekämpfung mit Corticoiden, Tanderil®, Aufenthalt in kühlen, feuchten Räumen oder Freiluft, Sauerstoff, evtl. nasale Intubation für 2—3 Tage; später Tracheotomie wegen der Gefahr der Schleimhautschädigung durch den Tubus (Intubationsschaden).
- Antibiotika
- Sedativa
- Inhalationen mit Tacholiquin® zur Schleimverflüssigung und gegen Borkenbildung.
- Hustensaft.

**Differentialdiagnose:** Diphtherie (Krupp), spastische Bronchitis, Fremdkörperaspiration.

*Anmerkung:* Gefahr des Absteigens der Entzündung und bakterielle Mischinfektion.
*Folge:* Bildung von Fibrinbelägen und Membranen in der Trachea = **stenosierende Laryngo-Tracheitis.**

### 14.1.3 Epiglottitis

*Es handelt sich um eine* akutes Ödem *des Kehlkopfeinganges.*

**Ursachen:** Virusinfekte oder bakterielle Infekte bei Kindern und Erwachsenen.
Zungengrundangina oder Peritonsillarabszeß mit Übergreifen auf den Kehlkopfeingang (phlegmonöse Entzündung).

**Symptome:** Kloßige Sprache, leicht heisere Stimme, Schluckbeschwerden, inspiratorischer Stridor.

**Befund:** Ödematöse Schwellung und Rötung des Kehldeckels, meist auch der Aryknorpel und der aryepiglottischen Falten (Abb. 61).

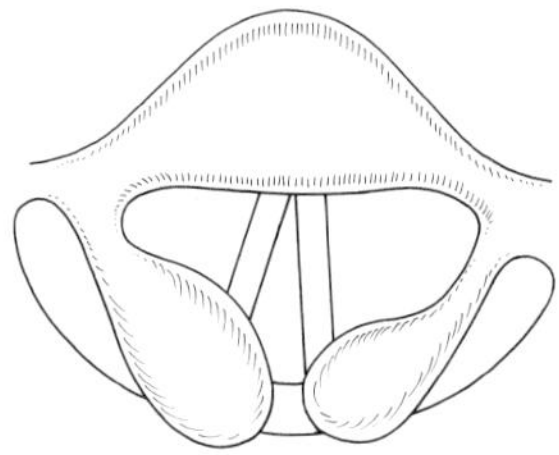

Abb. 61: Epiglottitis.

**Therapie:** Corticoide, Eiskrawatte, Antibiotica, evtl. Intubation, bei starken Schluckbeschwerden Infusionen.

**Differentialdiagnose.** Nicht entzündliches Epiglottisödem infolge von:

- Insektenstichen am Ösophaguseingang
- Allergischen Reaktionen (Medikamente, Speisen)
- Quincke-Ödem (Ursache unbekannt)
- Bestrahlungsfolgen bei bösartigen Kehlkopftumoren
- Einflußstauung bei Herzinsuffizienz und Mediastinaltumoren.

*Anmerkung:* Abszeßbildung im Bereich der Epiglottiskuppe möglich mit gelblicher Verfärbung. Therapie: Stichinzision

### 14.1.4 Kehlkopfperichondritis

**Ursachen:** *Primäre* Entstehung durch eine vom Perichondrium ausgehende Entzündung.

*Sekundäre* Entstehung nach Bestrahlung bösartiger Kehlkopftumoren, Operationen am Kehlkopf, längerer Intubation, bei über längere Zeit im Ösophagus liegender Nährsonde, über längere Zeit liegender Trachealkanüle, nach Verletzung des Ringknorpels bei Tracheotomie, bei Epiglottitis und Kehlkopftuberkulose.

**Symptome:** Heiserkeit, Atemnot, Fieber, Schüttelfrost.

**Befund:** Ödem der Kehlkopfschleimhaut, Stimmlippenbeweglichkeit eingeschränkt, Kehlkopfgegend bei Palpation druckschmerzhaft. Bei Tumor- und Tuberkulose-Perichondritis schleichender Verlauf mit Nekrosen- und Sequesterbildung sowie Ausbildung von Narbenstenosen.

**Therapie:** Antibiotika in hoher Dosierung, Corticoide, evtl. Abszeßinzision, Tracheotomie.

**Differentialdiagnose**

- *Arthritis* des *Cricoarytaenoidgelenkes* bei Sitz der Veränderungen in der Nähe der Stellknorpel. Sie tritt ein- oder doppelseitig im Rahmen einer Polyarthritis auf, selten isoliert. Fixation der betreffenden Stimmlippe (Abgrenzung von einer Stimmlippenlähmung erforderlich).
- Ausschluß einer *Larynxphlegmone;* hierbei ist der Kehlkopf nicht druckschmerzhaft.
- Nicht entzündliches oder entzündliches *Larynxödem*.

*Anmerkung:* Bei Mitbeteiligung der Ringknorpelspange im Rahmen der Perichondritis Gefahr der Ausbildung einer subglottischen Stenose nach Abklingen der Perichondritis.

### 14.1.5 Larynxdiphtherie (Krupp)

Es handelt sich um eine *spezifische akute Laryngitis;* sie kommt nur selten vor.

**Ursache:** Infektion durch Corynebakterium diphtheriae *(Löffler)*.

**Symptome:** Aphonie, bellender Husten, Schluckbeschwerden, Fieber, schlechter Allgemeinzustand, Atemnot, toxische Herzschädigung.

**Befund:** Anfangs nur gerötete und geschwollene Schleimhaut mit subglottischer Vorwölbung. Später Ausbildung von grauweißlichen Pseudomembranen, die beim Ablösen zur Blutung führen.

**Diagnose:** Kehlkopfabstrich und Erregernachweis.

**Therapie:** Gabe von Diphterieserum, Antibiotika gegen bakterielle Superinfektion. Evtl. Tracheotomie bei Atemnot.

**Differentialdiagnose:** Laryngitis subglottica (Pseudokrupp), stenosierende Laryngotracheitis, fibrinöse Laryngitis, ulceromembranöse Laryngitis.

### 14.1.6 Arthritis des Cricoarytaenoidgelenkes

Es handelt sich um seltene *Gelenkentzündungen* des Kehlkopfes, die nur am Cricoarytaenoidgelenk vorkommen.

**Ursachen**

- Auftreten im Rahmen einer primär-chronischen Polyarthritis (isoliert am Kehlkopf sehr selten).
- Perichondritis des Kehlkopfes.
- Intubation, insbesondere Langzeitintubation mit Perichondritis des Ringknorpels.
- Tracheo- und Bronchoskopie.
- Typhus, Gonnorhoe, Gicht (hämatogene Entstehung).

**Symptome:** Heiserkeit, Schmerzen bei Phonation und beim Schlucken.

**Befund:** Rötung und Schwellung über den Aryknorpeln, evtl. mit Fixation der Aryknorpel.

**Therapie:** Je nach Ursache. Antirheumatisch; endoartikuläre Injektion von Cortison; Antibiotika.

**Prognose:** Nach Abklingen der akuten Entzündungserscheinungen kann sich schnell eine Ankylose ausbilden. Diese ist von einer Stimmlippenlähmung nur durch Elektromyographie evtl. durch vorhandene Randkantenverschiebung bei der Stroboskopie abzugrenezn.

### 14.1.7 Nicht infektiöse Laryngitis

Es handelt sich um eine Hyperämie *der Kehlkopfschleimhaut,* die nicht durch Viren oder Bakterien bedingt ist. Rein *funktionelle* Stimmüberlastungen können zu akut-organischen Veränderungen führen.

**Ursachen:**

- Stimmüberlastung, Stimmfehlbelastung
- Husten
- Mutation

- Menstruation
- Intubation (mechanische Irritation)
- Einatmen von heißen oder ätzenden Dämpfen sowie rauchiger oder staubiger Luft.

**Symptome:** Stimme heiser, belegt, rauh, Räusperzwang.

**Befund:**
Rötung und Auflockerung beider Stimmlippen *(Ermüdungskatarrh)* oder
Rötung nur der Stimmlippenränder *(Chorditis marginalis)*.
Schleimauflagerung.

**Therapie:** Stimmschonung, anschließend Stimmbehandlung.

Anmerkung: Starke stimmliche Überanstrengung kann zu Blutungen in die Stimmlippen führen.

### 14.1.8 Monochorditis vasomotorica

Bei dem Krankheitsbild handelt es sich um einen *Grenzfall zwischen den rein entzündlichen Kehlkopferkrankungen und den funktionell bedingten Stimmstörungen*. Es erkranken vorwiegend Frauen nach laryngealen Belastungen.

**Ursachen:**
- Stimmüberlastung und Stimmfehlbelastung in Verbindung mit einer Störung des neurovegetativen Gleichgewichts
- Allergie
- Störung des hormonalen Gleichgewichts (Klimakterium).

**Symptome:** Die Stimme klingt heiser und ermüdet rasch. Der Stimmumfang ist eingeschränkt.

**Befund:** Einseitige Rötung und Ödem der Stimmlippe. Manchmal stroboskopisch phonatorischer Stillstand (Hinweis auf tiefgreifende Veränderungen).

**Therapie:** Stimmruhe, Corticoide, Anthistaminica. Sedativa.

**Prognose:** Ungünstig. Oft keine Heilung zu erzielen.

**Differentialdiagnose:** Ausschluß einer Tuberkulose (Röntgenaufnahme der Lunge) oder eines Karzinoms durch Probeexzision.

## 14.2 Chronische Kehlkopfentzündungen

### 14.2.1 Chronisch katarrhalische Laryngitis (Laryngitis chronica)

**Ursachen:**

- Mangelnde Stimmschonung bei akuter Laryngitis
- Rauchen, Einatmung ätzender Dämpfe oder staubiger, trokkener Luft
- Alkohol
- Chronische Rhinitis, Nebenhöhlenentzündung, Tonsillitis oder Adenoiditis, ausgedehnte Zahnkaries; Mundatmung infolge behinderter Nasenatmung
- Stimmfehlbelastung
- Allergie.

**Symptome:** Heiserkeit morgens stärker als abends, mittlere Sprechstimmlage abgesunken, Stimmumfang im oberen Bereich eingeschränkt.

Räusperzwang, Fremdkörper- und Trockenheitsgefühl, Brennen, Kratzen, Kitzeln, Schmerzen.

**Befund:** Stimmlippen graurot, walzenförmig verdickt, Stimmlippenränder plump und abgerundet. Über die Stimmritze spannen sich zähe Schleimfäden. Würgereflex gesteigert.

*Stroboskopie:* Stimmlippenschwingungen unregelmäßig, fehlende Randkantenverschiebung oder phonatorischer Stillstand. Bei allergischer Ursache Stimmlippen mehr ödematös verdickt.

**Diagnose:** Bei Verdacht auf allergische Laryngitis Allergietest; man findet eine Eosinophilie im Blutbild, Nasensekret, Kehlkopf- und Bronchialschleim.

**Therapie:**

- Sinnvoll erst nach Abstellen des *Räusperzwangs.*
  Falls erforderlich, operative Verbesserung der Nasenatmung (z.B. Nasenscheidewandoperation), Behandlung einer Sinusitis.
- Arbeitsplatzwechsel.
- *Rauchen* einstellen, keine scharfen Speisen.
- *Stimmschonung.*
- Antibiotika, Corticoide, Tantum®, Tanderil®.

- *Klimabehandlung:* See = starkes Reizklima. 400—800 m mildes Reizklima. Hochgebirge stärkeres Reizklima. Kuraufenthalt in Badeorten mit salzhaltigen Quellen und Balneotherapie sowie Abhärtungsmaßnahmen.
- *Instillationen* mit Collargol oder Targesin wirken adstringierend. Im übrigen siehe Therapie der akuten katarrhalischen Laryngitis.
- *Inhalationen:* Dampfinhalationen mit Salzlösung (z. B. Emser Salz) 1—2%ig oder 5%ig bzw. 1 Teelöffel Salz auf 1 Glas Wasser; weiterhin Inhalationen mit natürlichen Mineralwässern (z. B. Emser Quelle).

*Ätherische Öle* (abgesehen von Menthol) wirken hyperämisierend, sekretolytisch und expektorierend. Bei trockenem Katarrh sollten sie trotzdem nicht verwendet werden. Die Inhalation von vernebelten Antibiotika (Aerosole) ist nur wenig erfolgversprechend.

### 14.2.2 Chronisch hyperplastische Laryngitis

**Ursache:** Auf der Grundlage einer bestehenden chronischen katarrhalischen Laryngitis können sich hyperplastische Veränderungen an der Kehlkopfschleimhaut ausbilden. Hinzu kommt eine entsprechende konstitutionelle Schleimhautdisposition.

**Symptome:** Heiserkeit, Räusperzwang.

**Befund:** Diffuse, rote, granulierende Veränderungen im Bereich der gesamten Kehlkopfschleimhaut oder umschriebene tumorartige Verdickungen einzelner Stimmlippenanteile (*Chorditis tuberosa*), der Taschenfalten usw. Infolge der Verdickungen oder durch Pressen können sich die Taschenfalten bei der Phonation berühren = unerwünschte Taschenfaltenstimme. Evtl. bilden sich zusätzlich *Pachydermien*.

**Therapie:** Siehe chronische katharrhalische Laryngitis, Seite 230. Die Behandlung gestaltet sich jedoch noch schwieriger als bei dieser.

- Zur *Sekretionsförderung* Instillation von Lugol'scher, Mandl'scher oder Turiopinlösung.
- *Adstringierend* wirken Collargol und Targesin.

- *Inhalation* ätherischer Öle, insbesondere Mentholöl. Ätzung der Granulationen mit Trichloressigsäure. Cortison bleibt wirkungslos.
- *Dekortikation* bei starker Heiserkeit oder Pachydermien (s. Seite 202); jedoch strenge Indikationsstellung; mit einem Rezidiv muß gerechnet werden.

**Prognose:** In 10% der Fälle Entwicklung eines **Kehlkopfkarzinoms.**

**Differentialdiagnose:** Tuberkulose, Karzinom. Sicherung der Diagnose ggf. durch Probeexzision.

Sonderform der chronischen hyperplastischen Laryngitis:

**Reinke-Ödem** der Stimmlippen. Es handelt sich um ein auf die Stimmlippenoberfläche begrenztes subepitheliales Ödem.

**Befund:** Glasige, lappig-ödematös veränderte Stimmlippen mit glatter Oberfläche, deren Ränder bei der Atmung in der Glottis flottieren können (Abb. 62).

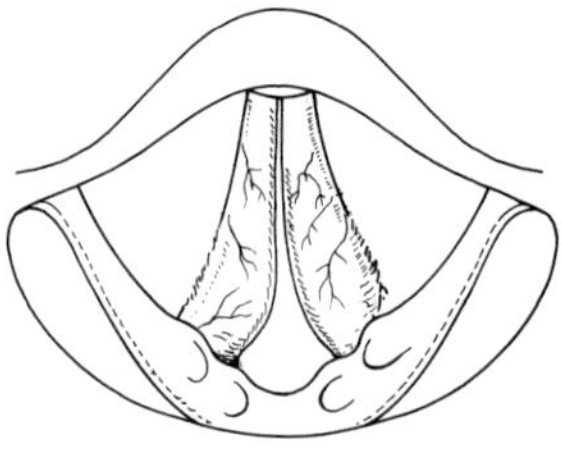

Abb. 62: *Reinke*-Ödem der Stimmlippen.

**Therapie:** Dekortikation der Stimmlippen. Anschließend logopädische Behandlung zur Beseitigung der sekundären hyperfunktionelle Symptome und zur Erzielung eines vollständigen Stimmlippenschlusses.

**Prognose:** Gut. Maligne Entartung sehr selten.

**Differentialdiagnose** des *Reinke*-Ödems:

*Randkantenödem* infolge Stimmüberlastung bei hyperfunktioneller Dysphonie.

Entzündlicher *Schleimhautprolaps* des Sinus *Morgagni* zwischen Stimmlippe und Taschenfalte. Therapie: Abtragung.

### 14.2.3 Stimmlippenpolyp

**Ursachen:** Kombination von *chronischer Entzündung, mechanischen* Faktoren (Stimmüberlastung, Phonationstrauma) und lokaler *Veranlagung*. Zusätzlich spielt Tabakrauch eine Rolle.

Stimmlippenpolypen sollen sich auch aus *Stimmlippenknötchen* entwikkeln können.

**Entstehung:** Zunächst Wandschädigung der subepithelialen Kapillaren im Reinkeschen Raum mit subepithelialem Ödem, dann umschriebene Schleimhauthyperplasie mit unverändertem Epithelbelag.

**Befund:** Die Stimmlippenpolypen sitzen breitbasig oder gestielt auf der Stimmlippenoberfläche (vordere beide Stimmlippendrittel), der Stimmlippenunterfläche, dem freien Stimmlippenrand, subglottisch oder im Bereich der vorderen Kommissur. Gestielte Polypen können beim Atmen oder Phonieren in den subglottischen Raum fallen oder sich zwischen den Stimmlippen einklemmen (Flottieren); dadurch wechselnde Heiserkeit.

Formen:

*Teleangiektatischer* Polyp von rot-dunkelrotem Aussehen. Er besteht aus einem Konvolut kavernöser Bluträume mit Thromben. In der Umgebung zeigen sich oft gelbrote Streifen als Folge von submukösen älteren Blutungen.

*Gallertpolyp.* Aussehen: grauweiß, durchscheinend. Er besteht aus Bindegewebe, das mit Schleimmassen durchtränkt ist (Abb. 63).

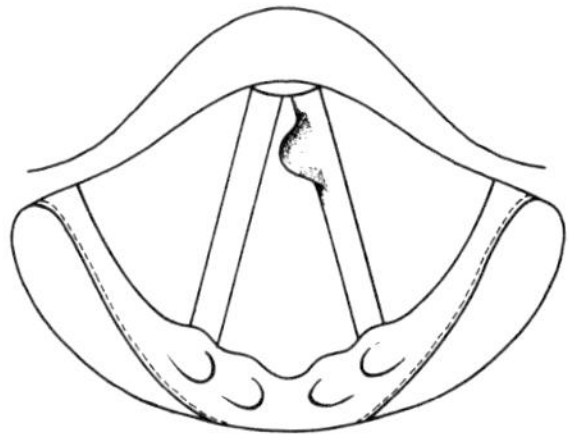

Abb. 63: Stimmlippenpolyp.

**Therapie:** Abtragung in Intubationsnarkose bei direkter Laryngoskopie.

**Differentialdiagnose:** Stimmlippenknötchen, Zyste; bei großen breitbasigen Polypen: einseitiges *Reinke*-Ödem.

**Prognose:** Rezidive möglich.

### 14.2.4 Stimmlippenknötchen

Es handelt sich um meist *doppelseitige Knötchenbildungen* (Ödeme oder Fibrome) *am Übergang vom vorderen zum mittleren Stimmlippendrittel* (siehe Abb. 44a u. b, Seite 136).

**Ursachen:**

- Hyperfunktionelle Dysphonie mit hartem Stimmeinsatz (Stimmüberlastung und Stimmfehlbelastung), s. auch Seite 134.
- Sprechen im Lärm.

Verschlimmernd wirken chronische Laryngitis, Rauchen, Alkohol.

Stimmlippenknötchen treten *gehäuft* auf:

Bei viel und laut sprechenden *Kindern* (bei Knaben häufiger als bei Mädchen),

bei in *Sprechberufen* tätigen erwachsenen Personen (fast nur bei Frauen) und bei *Sängern* (Tenor, Sopran).

**Symptome:** Heiserkeit, Diplophonie, Räusperzwang, Fremdkörpergefühl. Bei Sängern kann der Stimmklang *normal* sein.

**Befund:** Anfangs nur Fibrinausschwitzungen an korrespondierender Stelle der Stimmlippenränder am Übergang vom vorderen zum mittleren Stimmlippendrittel. Später Ausbildung *weicher* Knötchen mit ödematösem Charakter (leicht verdicktes Epithel über einem durch Ödem aufgelockerten submukösen Bindegewebe) und rascher *Rückbildungstendenz;* später fibromatöse Umwandlung (Faservermehrung), die eine *operative* Abtragung erforderlich macht. Unterscheidung durch *Mikrostroboskopie* möglich.

Kleinere Knötchen sind oft asymmetrisch; möglicherweise spricht dies für eine primär unilaterale Entstehung; das Knötchen auf der kontralateralen Seite stellt dann evtl. nur eine Kontaktveränderung dar. Bei harten Knötchen kann auf der einen Seite eine *Kegelform,* auf der anderen eine *Kraterform* vorliegen.

Gelegentlich findet man, besonders bei *Kindern, breitbasige spindelige Verdickungen* über der Mitte der Pars membranacea der Stimmlippen; sie sind selten einseitig. Infolge fehlenden Glottisschlusses (Sanduhrglottis) entweicht während der Phonation „wilde Luft". Die Tonhaltedauer ist verkürzt.

Bei *Kindern* sind oft zusätzlich die Stimmlippen infolge reaktiver Hyperämie gerötet. Der Ausschluß sekundär entzündlicher Veränderungen wie Rachenmandelhyperplasie oder chronische Rhinitis ist erforderlich.

**Therapie:** Bei Erwachsenen mit weichen *Knötchen konservativ;* bis zu 2 Wochen Stimmruhe und Psychopharmaka, z. B. Librium 5, 2(3) × 1 Tbl. tgl. Bei Sprechberufen Krankschreibung. Falls Rückbildung der Knötchen erkennbar, anschließend Stimmtherapie zum Abbau der falschen Atem-, Stimm- und Sprechtechnik (s. Seite 136) und weitere Krankschreibung für 3 Wochen.

Bei harten *Knötchen operative* Abtragung bei direkter Laryngoskopie in Intubationsnarkose unter dem Mikroskop. Eine Exkavation der Stimmlippe infolge zu radikaler Abtragung führt zu irreparabler Heiserkeit. Anschließend sind 1—2 Wochen Stimmruhe und logopädische Nachbehandlung zur Vermeidung eines Rezidivs notwendig. Ein exaktes Abtragen am Stimmlippenrand ist erforderlich.

Bei *Kindern* bis zum 10. Lebensjahr ist eine Stimmbehandlung meistens *zwecklos,* da die gezeigte Stimmtechnik nicht angewandt wird. Die Eltern müssen auf Stimmschonung achten. Die Stimmlippenknötchen verschwinden oder bessern sich oft von selbst; spätestens während des Kehlkopfwachstums bei der Mutation in der Pubertät. Nur in *Einzelfällen* ist eine *Abtragung* erforderlich, so, wenn die Stimme sehr heiser, die Knötchen sehr groß und das Epithel sehr dick geworden ist.

**Prognose:** Bei Erwachsenen 13% Rezidive.

**Differentialdiagnose:** *Stimmlippenzyste; Stimmlippenpolyp;* beide sind meist einseitig; wenn sie doppelseitig auftreten, dann besteht ein Größenunterschied.

*Anmerkung:* Bei zahlreichen vermeintlichen Stimmlippenknötchen handelt es sich nach der mikroskopischen Abtragung um kleine Zysten oder Polypen.

### 14.2.5 Kehlkopfpapillomatose des Kindes

**Ursache:** Wahrscheinlich virusbedingt.

**Symptome:** Heiserkeit, Atemnot.

**Befund:** Blumenkohlartige blaßrote Gebilde, die rasenförmig im Bereich der gesamten Kehlkopfschleimhaut auftreten (Abb. 64).

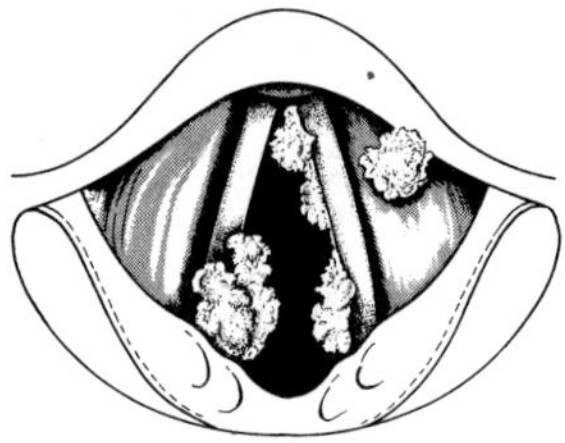

Abb. 64: Kehlkopfpapillomatose.

**Therapie:** Abtragung in direkter Laryngoskopie.

**Prognose:** Die Papillome *rezidivieren* bis zur Pubertät, zuweilen auch darüber hinaus. Bei Auftreten von Atemnot sind erneute Abtragungen, evtl. mit zusätzlicher Pinselung mit Efudix® (5-Fluoro-Uracil) erforderlich. Keine maligne Entartung. (s. auch S. 242)

### 14.2.6 Pachydermie und Leukoplakie

Es handelt sich bei beiden Begriffen histologisch um *Epithelverdickungen* (Epithelhyperplasien) mit unterschiedlichem Aussehen, die daher klinisch verschieden bezeichnet werden. Die Epithelhyperplasien gehen oft mit einer Verhornung (Hyperkeratose) der obersten Epithelschichten einher.

**Ursachen:** Chronische Laryngitis, Tabakrauch, Alkohol, Stimmüberforderung.

**Symptome:** Heiserkeit, tiefere mittlere Sprechstimmlage, Stimmermüdung.

**Befund:** Weißlich-graue, erhabene Flecke im Bereich der Stimmlippen (Abb. 65). Die Leukoplakien werden nach der weißlichen Farbe der veränderten Bezirke bezeichnet.

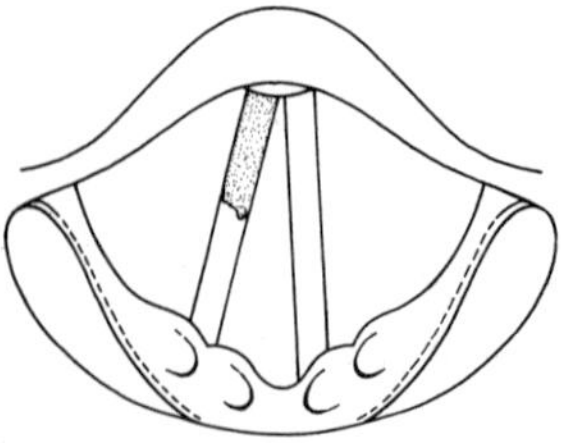

Abb. 65: Leukoplakie der rechten Stimmlippe.

**Therapie:** Dekortikation.

**Prognose:** Es handelt sich um Präkanzerosen, d. h. es besteht die Gefahr der Entwicklung eines *Karzinoms*.

*Anmerkung:*

Histologische Einteilung der Epithelhyperplasien nach *Kleinsasser:*

Stadium I: Einfache Plattenepithelhyperplasie.

Stadium II: Plattenepithelhyperplasie mit vereinzelten örtlichen Zellatypien.

Stadium III: Präkanzeröses Epithel *(Carcinoma* in situ) mit Kernatypien, atypischen Mitosen, Reifungsstörungen des Epithels, jedoch ohne infiltrierendes Wachstum.

### 14.2.7 Kontaktulcus

Es handelt sich um eine *Laryngitis ulcerosa*. Nur Männer werden davon befallen.

**Ursachen:** Zusammenschlagen der Processus vocales (Hammereffekt) bei Stimmüberforderung.

**Symptome:** Heiserkeit, gelegentlich etwas Blut im Sputum, Schmerzen beim Schlucken, Kratzen in der Tiefe des Halses.

**Befund:** Zunächst kleine *Schleimhautdefekte* auf einer oder auch auf beiden Seiten an der Spitze der Processus vocales der Aryknorpel, die bei der Phonation aneinanderstoßen. Stroboskopisch findet sich oft nur dorsal ein Stimmlippenschluß, während vorn ein schlaffer Spalt offen bleibt.

Das Ulcus wird später von *Granulationsgewebe* ausgefüllt oder überragt; die Umgebung ist entzündlich verändert. Das Granulom kann in Narbengewebe übergehen. Dadurch entstehen lippen- oder *schüsselartige Wülste,* die mit stark verdicktem Plattenepithel überzogen sind. Sie schützen den Processus vocalis vor den „Hammerschlägen" der anderen Seite. Das verdickte Epithel kann sogar verhornen.

An der gegenüberliegenden Stimmlippe kann eine Pachydermie entstehen, oder es können sich zwei wulstartige Schleimhautlippen ausbilden (Kontaktreaktion), zwischen die sich das Granulom der anderen Seite bei der Phonation hineinpreßt.

Typischer Befund:

Kontaktulcus (= schlüsselförmige Ulceration im Bereich des Processus vocalis), gegenüberliegend Pachydermie (Abb. 66).

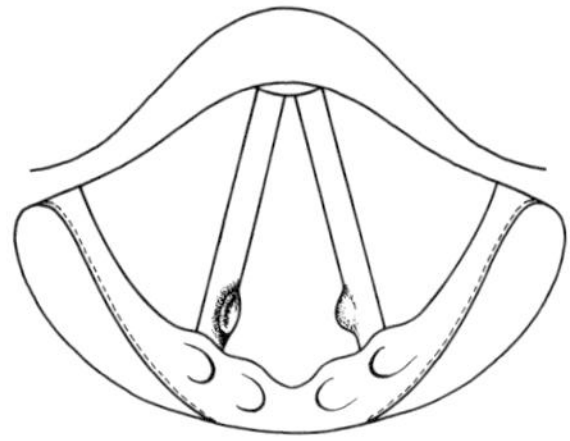

Abb. 66: Kontaktulcus. Ulceration am rechten Processus vocalis; links Pachydermie.

**Therapie:** Stimmruhe und Stimmbehandlung. Falls keine Rückbildung erfolgt, Abtragung des Granuloms in direkter Laryngoskopie. Ist es bereits zur Ausbildung von Pachydermien gekommen, so soll man nur die Narbenwülste abtragen, während der epithelisierte Grund unberührt bleibt.

**Prognose:** Bei länger bestehenden Granulomen große Rezidivneigung.

### 14.2.8 Chronisch atrophische Laryngitis

Es handelt sich um eine trockene Entzündung verschiedenen Schweregrades: *Laryngitis sicca, Laryngitis atrophicans, Ozaena laryngis*. Sie kann in Verbindung mit einer Pharyngitis sicca und Rhinitis sicca vorkommen.

**Ursachen:**
- Konstitutionell oder
- Vorübergehendes Auftreten im Rahmen einer Schwangerschaft (erbliche Disposition) ohne primär entzündliche Veränderungen = *Laryngopathia gravidarum* (siehe auch Seite 165).

**Befund:** Infolge Gewebeschwundes und Untergang der Schleimdrüsen bleibt die Kehlkopfschleimhaut trocken mit zähen Schleimauflagerungen, manchmal Borkenbildung. Die Stimmlippen sind dünn, schlaff mit ovalärer Spaltbildung.

**Therapie:** Nur symptomatische Maßnahmen sind möglich. Aufweichen der Borken durch *Inhalationen* mit Emser Salz, *Instillation* von 1—2%iger Natriumbikarbonatlösung oder Tacholiquin® (proteolytische Wirkung), oder Mandl'scher Lösung

(Jod-Jodkali-Glycerin); Verhinderung neuer Borkenbildung durch Instillation von Olivenöl. Inhalation oder Instillation von Bisolvon®-Lösung oder Fluimucetin®. Oder Instillation von Lugol-Turiopin (Kal.jodat., Jod, Ol. Pini, Ol. Eucalypti, Ol. Foeniculi, Ol. Thymi, Menthol usw.).

Bei gleichzeitiger Rhinitis und Pharyngitis sicca Turipol® Nasentropfen (Ol.Eucalypti, Ol.Foeniculi, Ol.Thymi, Ol.Pini, Ol.Anisi, Vitamin A, Campher usw., gelöst in Paraffin).

Keine Menthol- oder Kamilleanwendungen wegen austrocknender Wirkung.

**Prognose:** Die Schleimhautveränderungen sind irreversibel, abgesehen von der Laryngopathia gravidarum; hier Rückbildung nach der Geburt.

### 14.2.9 Kehlkopftuberkulose

Es handelt sich um eine spezifische chronische Laryngitis.

**Ursachen:** Meist Infektion der Kehlkopfschleimhaut durch tuberkelbazillenhaltiges Sputum bei offener Lungentuberkulose. Selten hämatogene Entstehung bei miliarer Aussaat.

**Symptome:** Heiserkeit, starke Schluckschmerzen, die zum Ohr ausstrahlen (Ramus auricularis des N. vagus).

**Befund:** Einseitige *(Monochorditis)* oder doppelseitige Rötung, insbesondere der Stimmlippen, der Kehlkopfhinterwand oder der Taschenfalten mit blaßroten Infiltraten, Bildung von Granulationen oder Ulzerationen. Stroboskopisch verkürzte Schwingungsamplituden; die respiratorische Beweglichkeit der Stimmlippen kann eingeschränkt sein.

**Diagnose:** Probeexzision, Untersuchung des Sputums auf Tuberkelbakterien, Röntgenaufnahme der Lunge.

**Therapie:** Tuberkulostatika, z.B. INH (Isonikotinsäurehydrazid), PAS (Para-Aminosalicylsäure), Rifampicin, Streptomycin (ototoxisch), Thiosemicarbazon.

**Differentialdiagnose:** Karzinom, Monochorditis vasomotorica.

### 14.2.10 Dermatomyositis

Es handelt sich um eine *Kollagenkrankheit* mit Entzündungen und später Degeneration der Muskulatur.

**Ursache:** Unbekannt. Auftreten nach einer akuten Infektion oder einem Karzinom.

**Symptome:** U. a. Heiserkeit, Schwäche der Zunge, Schluckbeschwerden, Kreatinurie.

**Befund:** Infolge Muskelatrophie große ovaläre Spaltbildung bei Phonation, Rötung der Stimmlippen, Speichelsee in den Recessus piriformes. Motilitätsstörungen im Bereich des oberen Ösophagusdrittels.

**Diagnose:** Muskelbiopsie.

**Therapie:** Prednison.

**Differentialdiagnose:** Sklerodermie, Lupus erythematodes, Poliomyelitis, Myastenia gravis, Polyneuritis, Morbus ADDISON.

### 14.2.11 Sklerodermie

Es handelt sich um eine Erkrankung des kollagenen *Bindegewebes*. Selten werden auch Kehlkopf und Artikulationsorgane befallen.

**Ursache:** Unbekannt.

**Formen:** *Umschriebene* Sklerodermie. Sie heilt oft spontan ab und greift nur selten auf die Schleimhäute über.

*Diffuse* Sklerodermie. Sie befällt außer der Haut alle Organe, die kollagenes Bindegewebe enthalten.

Stadieneinteilung: 1. Ödematöse Schwellung, 2. Infiltration und Induration, 3. Atrophie.

**Symptome:** Stimme heiser bis aphonisch. Tonhaltedauer verkürzt. Stimmumfang eingeschränkt. Schluckbeschwerden. Offenes Näseln.

**Befund:** Die Kehlkopfschleimhaut zeigt umschriebene zuckergußartige ödematöse Verdickungen infolge von Wucherungen des kollagenen Bindegewebes, Stimmlippenbeweglichkeit eingeschränkt (muskulär bedingt), unvollständiger Stimmlippenschluß, weiße, sklerodermische Plaques der Mundschleimhaut, Zungenbeweglichkeit eingeschränkt, keine Artikulationsstörungen. Beweglichkeit des Gaumensegels herabgesetzt, Motilitätsstörungen im Bereich des gesamten Ösophagus.

**Verlauf:** Das ödematöse Stadium dauert nur kurze Zeit, die Stimme wird anschließend wieder etwas besser.

# 15 Tumoren des Kehlkopfs

## 15.1 Gutartige Kehlkopftumoren

### 15.1.1 Stimmlippenzyste

Es handelt sich bei den Zysten um einen dünnwandigen Sack mit serösem oder grützbeutelartigem Inhalt.

**Ursache:** Die Entstehung ist unklar. Angenommen wird u.a. der *Verschluß* eines *Drüsenausführungsganges* (Retentionszyste).

**Befund:** Meist *einseitige* punktförmige Vorwölbung am freien Stimmlippenrand oder am subglottischen Abhang im *vorderen Stimmlippendrittel*. Stimmlippenzysten sind von *durchsichtigem* Aussehen (der Inhalt besteht aus wässerig-schleimiger Flüssigkeit) oder von *gelblicher* Farbe (Inhalt gelblich, dickflüssig mit cholesterinreichen bröckeligen Massen = Epidermoidzyste). Die Erkennung erfolgt am leichtesten in Respirationsstellung der Stimmlippen. Die der Zyste gegenüberliegende Seite der anderen Stimmlippe kann als Folge des Gegendrukkes verdickt sein.

**Therapie:** Ausschälung bei direkter Laryngoskopie.

**Differentialdiagnose:** *Stimmlippenknötchen.* Bei doppelseitigem Auftreten spricht eine Größendifferenz für Zysten.

### 15.1.2 Chondrom

Es handelt sich um *Knorpelgeschwülste,* meist der Ringknorpelplatte.

**Symptome:** Heiserkeit, Atemnot, Schluckbeschwerden.

**Befund:** Harte, subglottische, meist hinten gelegene *Anschwellung* mit glatter Oberfläche (Abb. 67). Später ein- oder doppel-

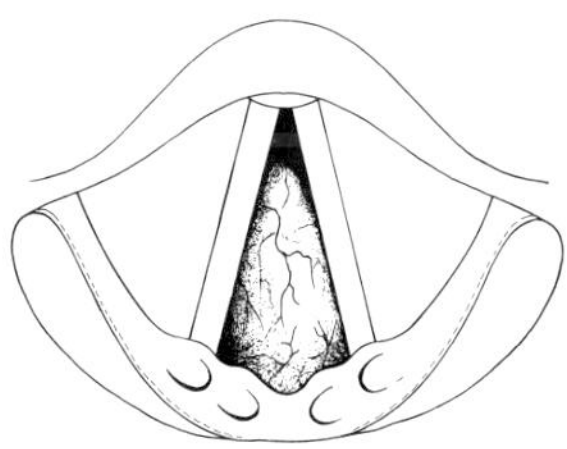

Abb. 67: Chondrom der Ringknorpelplatte.

seitige *Stimmlippenlähmung* infolge mechanischer Behinderung oder Läsion des N.recurrens durch Dehnung.

**Diagnose:** Röntgenaufnahme, Probeexzision.

**Therapie:** Exstirpation nach Thyreotomie.

### 15.1.3 Dyschylischer Pseudotumor

**Ursache:** *Verschluß* oder Verengung der in den Sinus *Morgagni* mündenden *Drüsenausführungsgänge* der Taschenfalte infolge einer chronischen Laryngitis.

**Befund:** Infolge Stauung des Sekretes glatte Vorwölbung der Taschenfalte.

**Therapie:** Thyreotomie (Spaltung des Schildknorpels) und submuköse Ausschälung aus der Taschenfalte.

**Differentialdiagnose:** Innere Laryngozele, Tumor des Sinus Morgagni, Taschenfaltenprolaps.

### 15.1.4 Papillom des Erwachsenen

Die Papillome des Erwachsenen sind bezüglich der Entstehung und der *Prognose* von den kindlichen Papillomen scharf abzugrenzen.

**Ursache:** Echte fibroepitheliale Geschwülste.

**Symptome:** Heiserkeit, Atemnot.

**Befund:** Rötliche, höckerige, blumenkohlartige Bezirke an den Stimmlippen und auch der übrigen Kehlkopfschleimhaut, die die Glottis einengen können (s. Abb. 64, Seite 236).

**Therapie:** Abtragung in indirekter Laryngoskopie oder nach Thyreotomie. Die Folge sind narbige Veränderungen und Substanzverluste im Bereich der Stimmlippen mit Heiserkeit, auch wenn keine Papillome mehr vorliegen. Logopädische Nachbehandlung zur Vermeidung einer Taschenfaltenstimme.

**Prognose:** Rezidivneigung. Bei 20% der Patienten maligne Entartung.

### 15.1.5 Laryngozele (s. Seite 155)

### 15.1.6 Varizen der Stimmlippen

**Ursache:** Auftreten nur bei Patienten mit Stimmberufen.

**Symptome:** Das Ausmaß der Stimmstörung wechselt mit dem Füllungszustand der Varizen. Bei Beginn einer Stimmbeanspruchung tritt daher zunächst nur eine Diplophonie auf. Später folgen Heiserkeit, Druckgefühl und Spannungsgefühl im Kehlkopf. Es besteht kein Zusammenhang zwischen Ausmaß der Stimmstörung und Menstruation.

**Befund:** Auf der Stimmlippenoberfläche oder am freien Rand findet sich eine Art Blutblase (Varix), die im Gegensatz zum teleangiektatischen Polyp ausdrückbar ist. Zu dem Varix, bzw. von ihm weg, führen erweiterte Venen (Abb. 68). Seltener ist eine Varicosis beider Stimmlippen.

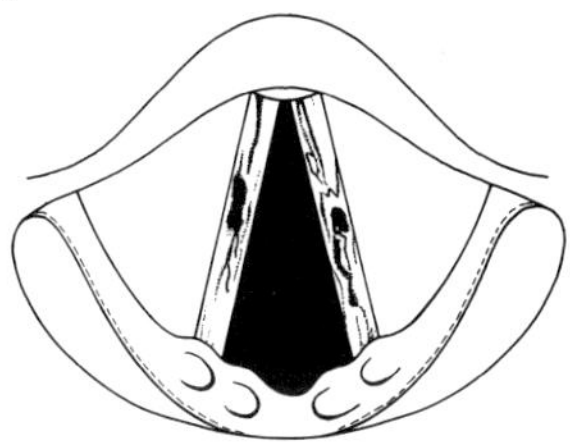

Abb. 68: Varicosis beider Stimmlippen.

**Therapie:** Exzision.

## 15.2 Bösartige Kehlkopftumoren

**Ursachen:**

- Zigarettenrauchen
- Chronische Laryngitis
- Leukoplakien
- Papillome des Erwachsenen

Histologie: meist verhornende Plattenepithelkarzinome.

### 15.2.1 Hypopharynxkarzinom (äußeres Kehlkopfkarzinom)

*Lokalisation:* Recessus piriformis, Hypopharynxseitenwand und -hinterwand, Postcricoidgegend.

**Symptome:** Schluckbeschwerden, Lymphknotenmetastasen am Kieferwinkel. Heiserkeit erst bei sekundärem Einwachsen in das Kehlkopfinnere.

**Therapie:** Laryngektomie mit Hypopharynxteilresektion und Neck dissection. Nachbestrahlung.

**Prognose:** Sehr schlecht, da anfangs uncharakteristische Symptome und frühe Metastasierung.

### 15.2.2 Kehlkopfkarzinom (inneres Kehlkopfkarzinom)

- **Supraglottische Karzinome**

*Lokalisation:* Laryngeale Epiglottisfläche oder Taschenfalte.

**Symptome:** Druckgefühl im Kehlkopf, Schluckbeschwerden, später Heiserkeit.

**Therapie:** Horizontale supraglottische Teilresktion nach *Alonso*.

**Prognose:** Besser als beim Hypopharynxkarzinom.

- **Stimmlippenkarzinom** (Abb. 69)

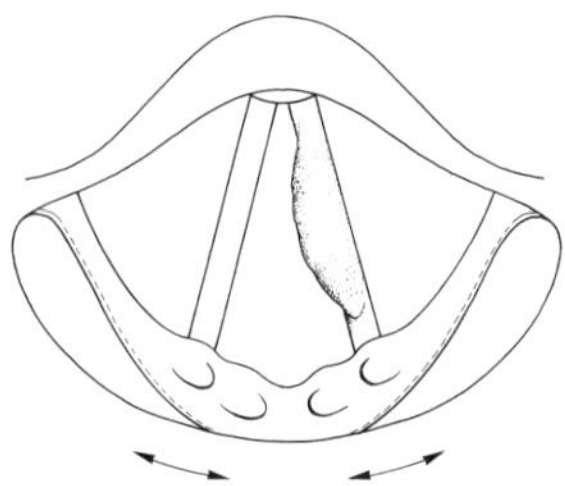

Abb. 69: Stimmlippenkarzinom.

**Symptome:** Heiserkeit, später Luftnot.

**Therapie:**

*Thyreotomie* und Chordektomie oder Telegammabestrahlung bei erhaltener Beweglichkeit der Stimmlippe und freier vorderer Kommissur.

*Frontolaterale Teilresektion* bei Übergreifen auf die vordere Kommissur und das vordere Drittel der Stimmlippe der anderen Seite.

*Laryngektomie* bei Fixation der Stimmlippe.

**Prognose:** Relativ günstig, da Heiserkeit als Frühsymptom auftritt. Späte Metastasierung, weil die Stimmlippen wenig Lymphbahnen enthalten.

- **Subglottisches Karzinom**

**Symptome:** Luftnot, Heiserkeit.

**Therapie:** Laryngektomie.

Die Einteilung nach Ausdehnung der bösartigen Tumoren erfolgt nach dem TNM-System:
**T**umor, **N**odulus (= Lymphknotenmetastase), **M**etastase (= Fernmetastase).

Beispiel: $T_1$, $N_o$, $M_o$ = Tumor auf die Stimmlippe begrenzt, Stimmlippe beweglich, keine Halslymphknoten- oder Fernmetastasen.

# 16 Begutachtung

*Stimmstörungen* beruhen auf Erkrankungen organischer, funktioneller, hormoneller oder psychischer Genese. Sie treten bei Kindern, Jugendlichen und Erwachsenen auf. Es handelt sich um Krankheiten im Sinne der RVO.

*Ausnahme:* Stimmstörungen nach Einnahme von Ovulationshemmern gelten dann nicht als Krankheit im Sinne der RVO, wenn die Ovulationshemmer nur der Kontrazeption dienten.

*Anmerkung:* Krankheit im Sinne der gesetzlichen Krankenversicherung (2. Buch der RVO) ist jeder regelwidrige körperliche oder geistige Zustand, der eine Heilbehandlung notwendig macht oder zugleich oder ausschließlich Arbeitsunfähigkeit zur Folge hat.

Stimmstörungen können zur Arbeitsunfähigkeit, zur Berufseinschränkung und zur Berufsunfähigkeit führen.

Als *Behandler* von Stimmstörungen kommen in Betracht:

Stimm- und Sprachärzte (Phoniater) als ärztliche Untersucher und Sachverständige und Ärzte mit der Zusatzbezeichnung „Stimm- und Sprachstörungen"; Logopäden als Mitarbeiter von Stimm- und Sprachärzten mit überwiegend medizinisch-naturwissenschaftlichen Tätigkeitsmerkmalen.

Andere Therapeuten besitzen — mit wenigen Ausnahmen — nicht die Voraussetzungen dafür.

Für die Behandlung von Stimmstörungen jeder Genese kann man eine obere Richtzahl von 30 Einheiten annehmen.

Minderung der Erwerbsfähigkeit **(MdE)** bei Stimmstörungen:

*Verlust des Kehlkopfes*

| | |
|---|---|
| je nach Stimme und körperlicher Belastbarkeit | 50—70% |
| zeitlich | bis 100% |

*Dauerkanülenträger* nach Luftröhrenschnitt

| | |
|---|---|
| mit reizlosem Tracheostoma und guter Sprechstimme (Sprechkanüle) | 30% |
| mit stärkeren Begleiterscheinungen (Tracheitis, Bronchitis) | 40% |

mit erheblicher Beeinträchtigung der Sprechstimme — 50%

mit aufgehobener Sprechfähigkeit und erheblichen Begleiterscheinungen (Tracheitis, Bronchitis) — 40%

mit erheblicher Beeinträchtigung der Sprechstimme — 50%

mit aufgehobener Sprechfähigkeit und erheblichen Begleiterscheinungen — 60—70%

*Einseitige Stimmlippenlähmung*

in Median- oder Paramedianstellung ohne Exkavation, kompensiert mit guter Stimme — 0—10%

in Intermediärstellung — 20%

mit sog. Kadaverstellung und Aphonie — 30%

*Beiderseitige Stimmlippenlähmung*

je nach Atembeschwerden — 30—50%

mit Notwendigkeit, eine Dauerkanüle zu tragen — 40—50%

Zustand nach einseitiger Laterofixation mit mäßig guter Stimme und Atmung — 30%

*Reine Stimmstörungen* bei geistig und körperlich Arbeitenden

mit Heiserkeit bei Belastungen — 10%

mit dauernder Heiserkeit — 20%

mit Aphonie — 30%

*Reine Stimmstörungen* bei Rednern, Sängern und anderen Sprechberufen — bis 50%

# Anhang

## 17 Verwendete Literatur


*Bauer, H.:* Klinik der Stimmstörungen. In: Phoniatrie und Pädoaudiologie. Georg Thieme Verlag. Stuttgart 1974.

*Beckmann, G.:* Akute und chronische Entzündungen des Kehlkopfes. In: Hals-Nasen-Ohren-Heilkunde Band II/Teil 2. Georg Thieme Verlag. Stuttgart 1963.

*Berendes, J.:* Funktionsstörungen des Kehlkopfes. In: Hals-Nasen-Ohren-Heilkunde Band II/Teil 2. Georg Thieme Verlag. Stuttgart 1963.

*Boenninghaus, H.-G.:* Hals-Nasen-Ohrenheilkunde, Springer Verlag. Berlin, Heidelberg, New York 1977.

*Böhme, G.:* Stimm-, Sprech und Sprachstörungen. Gustav Fischer Verlag. Stuttgart 1974.

*Coblenzer, H., u. F. Muhar:* Atem und Stimme. Österreichischer Bundesverlag für Unterricht, Wissenschaft und Kunst. Wien 1976.

*Dalhoff, K., u. P. Kitzing:* Bemerkungen zur Akzentmethode nach Smith für die Behandlung von Stimm- und Sprachstörungen. HNO Bd. 25 (1977), Seite 102.

*Egenolf, H.:* Die menschliche Stimme. Paracelsus Verlag. Stuttgart 1959.

*Fernau-Horn, H.:* Zur Übungsbehandlung funktioneller Stimmstörungen. Folia Phoniatrica Bd. 6 (1954), Seite 239, S. Karger Verlag. Prinzip der Weitung und Federung in der Stimmtherapie. HNO Bd. 5 (1955/56, Seite 365. Springer Verlag. Die Sprechneurosen. Hippokrates-Verlag. Stuttgart 1977.

*Gillert, O.:* Niederfrequente Reizströme in der therapeutischen Praxis. 8. Auflage, Richard Pflaum Verlag KG. München.

*Gundermann, H.:* Die Berufsdysphonien. VEB Georg Thieme. Leipzig 1970.

*Habermann, G.:* Stimme und Sprache. Eine Einführung in ihre Physiologie und Hygiene. Georg Thieme Verlag. Stuttgart 1978.

*Kittel, G.:* Physiologische Grundlagen der Phoniatrie. In: Phoniatrie und Pädoaudiologie. Georg Thieme Verlag. Stuttgart 1974.

*Kleinsasser, O.:* Mikrolaryngoskopie und endolaryngeale Mikrochirurgie. 2. Auflage. F. K. Schatthauer Verlag. Stuttgart-New York 1976.

*Luchsinger-Arnold:* Stimm- und Sprachheilkunde. Bd. 1, 3. Auflage. Die Stimme und ihre Störungen. Springer Verlag. Wien, New York 1970.

*Mündnich, K.:* Funktionswiederherstellende Eingriffe im Glottisbereich des Kehlkopfes. In: Kopf- und Hals-Chirurgie. Bd. 1, Georg Thieme Verlag. Stuttgart 1972.

*Nessel, P.:* Über das Tonfrequenz-Spektrum der pathologisch veränderten Stimme. Acta Otolarnyng. (Stockh.) Bd. 157 (1960), Seite 1.

*Pahn, J.:* Stimmübungen für Sprechen und Singen. VEB Verlag Volk und Gesundheit. Berlin 1968.

*Parow, J.:* Funktionelle Stimmschulung. Paracelsus Verlag. Stuttgart 1976.

*Schlaffhorst, C., u. H. Andersen:* Atem und Stimme. Möseler Verlag. Wolfenbüttel.

*Schönhärl, E.:* Die Stroboskopie in der praktischen Laryngologie. Georg Thieme Verlag. Stuttgart 1960.

*Weiss, D. A.:* The Pubertal Change of the Human Voice. Folia Phoniatrica. Bd. 2 (1950), S. 126.

*Wendler, J., u. W. Seidner:* Lehrbuch der Phoniatrie. VEB Georg Thieme. Leipzig 1977.

*Wirth, G.:* Sprech- und Sprachstörungen. Deutscher Ärzte-Verlag. Fachtaschenbuch Nr. 23, 1977.

# 18 Sachwortregister

**M**

**T**